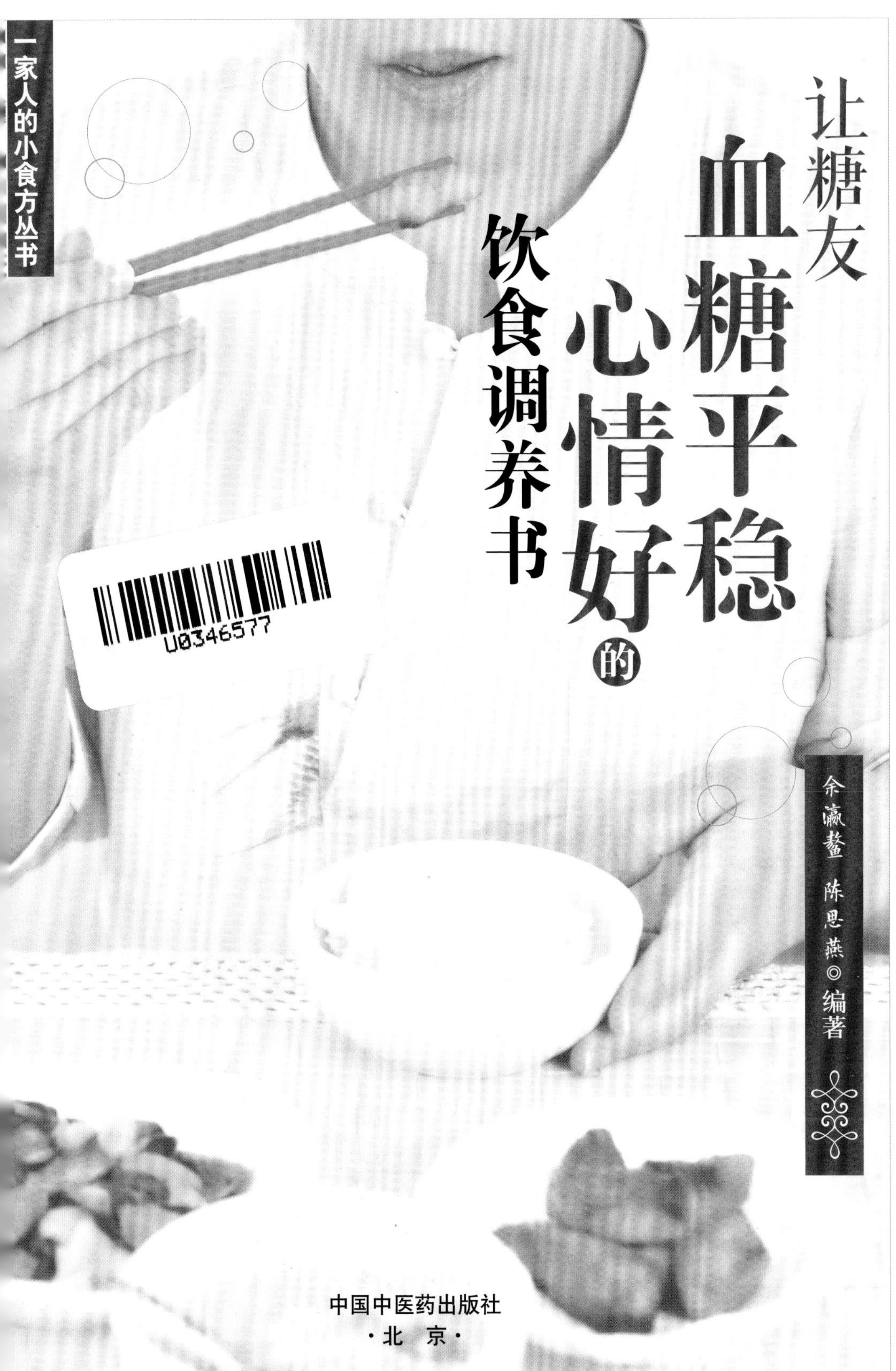

一家人的小食方丛书

让糖友血糖平稳心情好的饮食调养书

余瀛鳌 陈思燕◎编著

中国中医药出版社
·北 京·

前言

中医药博大精深，源远流长，是中华民族无数先贤的智慧结晶，其中不仅包括治病救人之术，还蕴含修身养性之道，以及丰富的哲学思想和崇高的人文精神，在悠久的岁月里，默默守护着华夏一族的健康，为中华文明的繁荣昌盛立下了汗马功劳。

到了现代社会，科技发达，物质丰富，人类寿命普遍延长，但很多新型疾病也随之出现，给人们带来了巨大痛苦。虽然医疗技术不断创新，但疾病同样“与时俱进”，在现代医疗技术与疾病的长期“拉锯赛”中，越来越多的有识之士开始认识到——古老的中医药并没有过时，而且，在很多疑难杂症、慢性疾病的防治方面，有着不可替代的优势。

正因如此，一股学中医用中医的热潮正在世界范围内悄然兴起，很多外国朋友开始尝试用中医治病，其中不乏一些知名人士。例如在2016年里约奥运会上获得游泳金牌的天才选手菲尔普斯，就曾顶着一身拔罐后留下的痕迹参赛，着实为中医免费代言了一把。在国内，中医药的简、便、廉、验，毒副作用小，也收获了大量忠实爱好者，他们极其渴望获得大量的中医药科普知识，但是，中医药知识深奥难懂，传承普及都不容易，这一现象也造成了此领域鱼龙混杂，给广大人民群众带来了一些伤害。

鉴于此，国家中医药管理局成立了“国家中医药管理局中医药文化建设与科学普及专家委员会”，其办公室设在中国中医药出版社。其成立目的就是整合中医药科普专家力量，深度挖掘中医药文化资源，创作一系列科学、权威、准确又贴近生活的中医药科普作品，满足

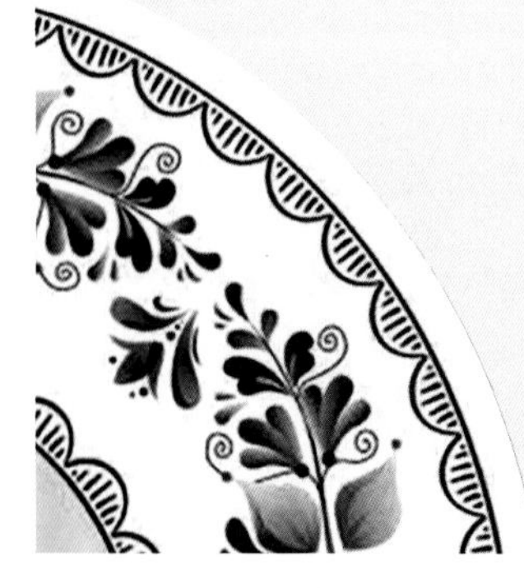

人民群众日益增长的中医药文化科普需求。

在委员会的指导下，我们出版了《一家人的小药方》系列丛书，市场反响热烈。如今，我们再度集结力量，出版《一家人的小食方》系列丛书。两套丛书异曲同工，遥相呼应，旨在将优秀的中医药文化传播给大众。书中选择的大都是一些简单有效、药食两用的食疗小方，很适合普通人在家自己制作；这些药膳小方有些来源于中医古籍，有些来源于民间传承，都经过了长时间的检验，安全可靠。在筛选这些药膳方子时，我们也针对现代人的体质特点和生存环境，尽量选取最能解决人们常见健康问题的方子，并且按照不同特点，分别编成8本书，以适合不同需求的人群。

为了更加直观地向人们展示这些药膳，我们摄制了大量精美图片，辅以详细的制作方法、服用注意事项。全书图文并茂，条理分明，让人们轻轻松松就能做出各种营养丰富、防病强身的药膳，只要合理搭配，长期食用，相信对大家的身心健康、家庭和睦都有巨大的帮助。

为了确保书中所载知识的正确性，我们特别邀请中医药专家余瀛鳌教授领衔编写本套丛书。余教授为中国中医科学院资深教授，曾任医史文献研究所所长，长期从事古籍整理，民间偏方、验方的搜集整理工作，有着极其深厚的学术功底，为本丛书提供了相当权威、可靠的指导。在此，我们对余教授特别致谢。

在本丛书即将出版之际，我在此对所有为本丛书编写提供指导的专家表示深深的感谢，对为本丛书出版辛苦工作的众多人员致以真切的谢意。最后，还要感谢与本丛书有缘的每一位读者。

祝愿大家永远健康快乐！

中国中医药出版社社长、总编辑　范吉平

2017年8月8日

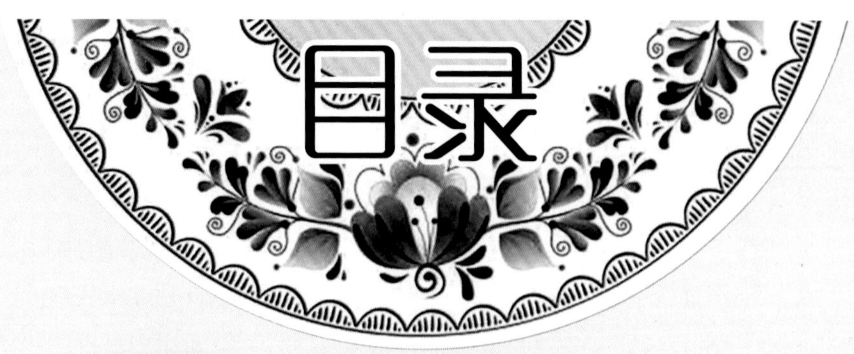

目录

壹 饮食调养糖尿病，关键还是管住嘴

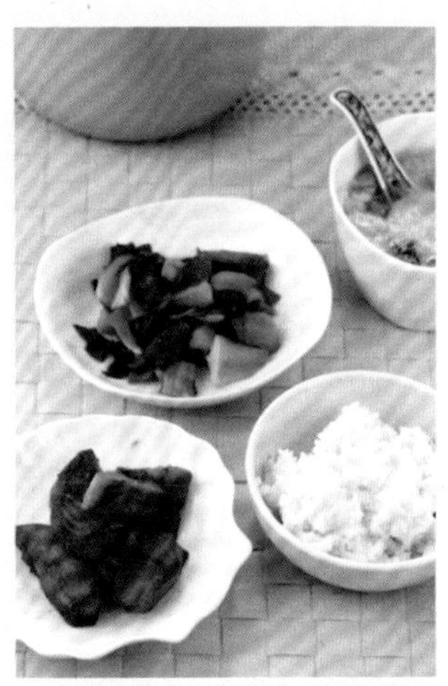

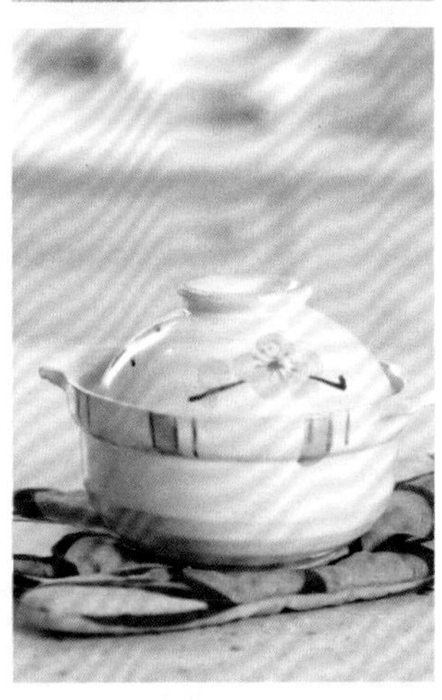

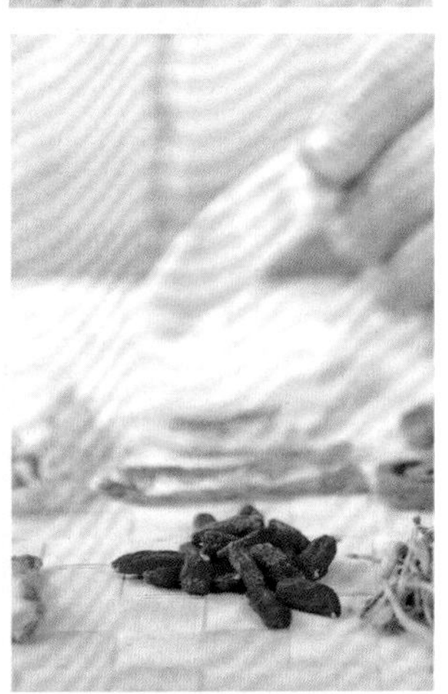

贰 家常饮食这样吃，就能让血糖平稳

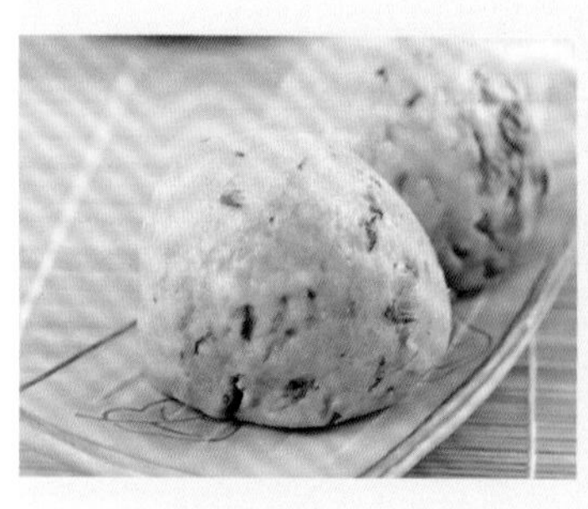
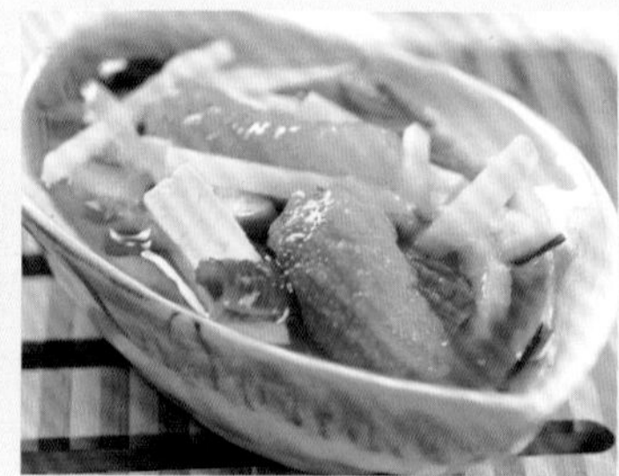
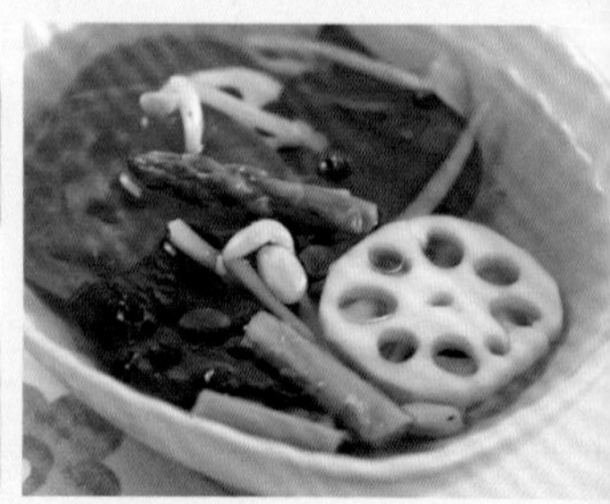

荤素菜肴，清淡烹调巧搭配…………88

一碗好汤，糖友也能享美食…………112

零食点心，控制血糖不可少…………128

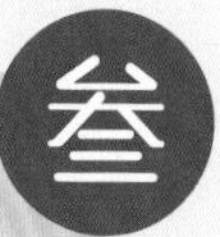

适当添加药膳，控制血糖更有效

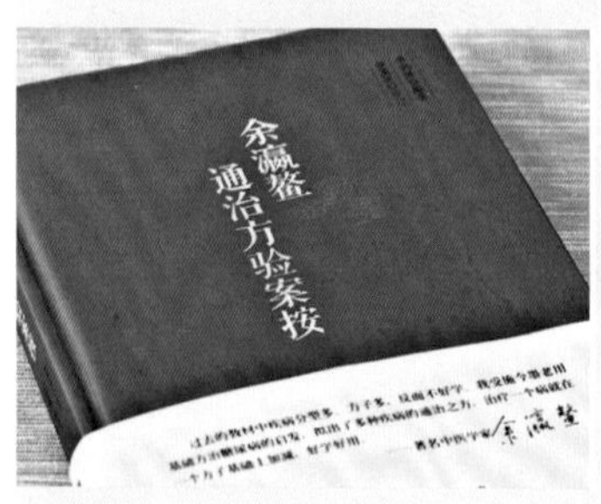

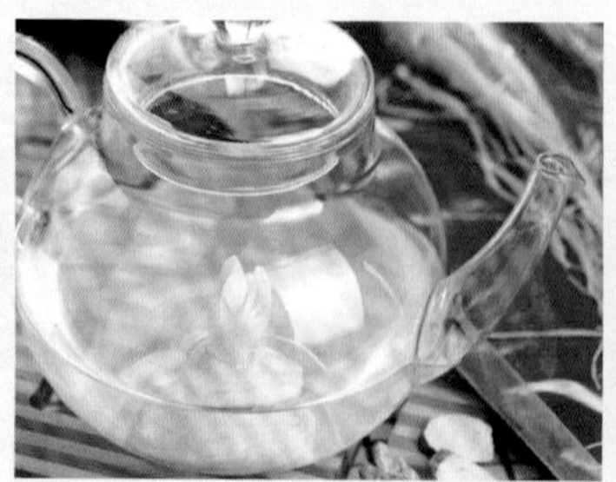

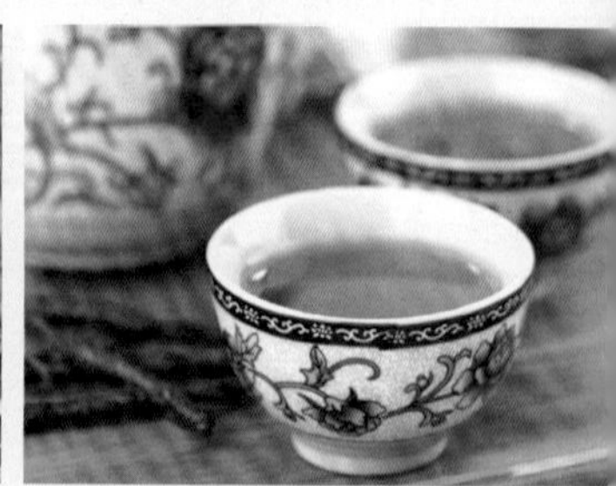

选对药材，药粥最宜老年人

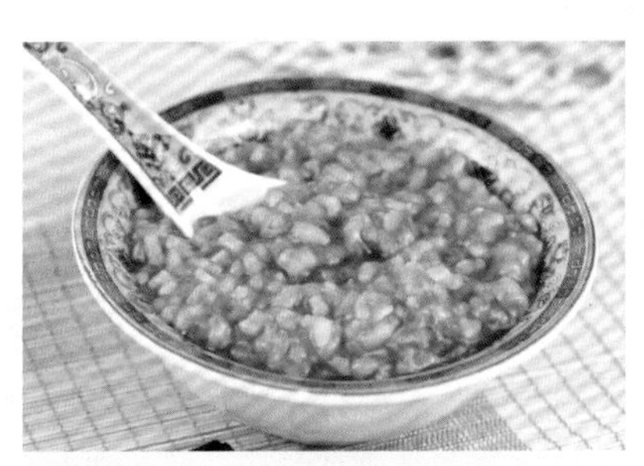

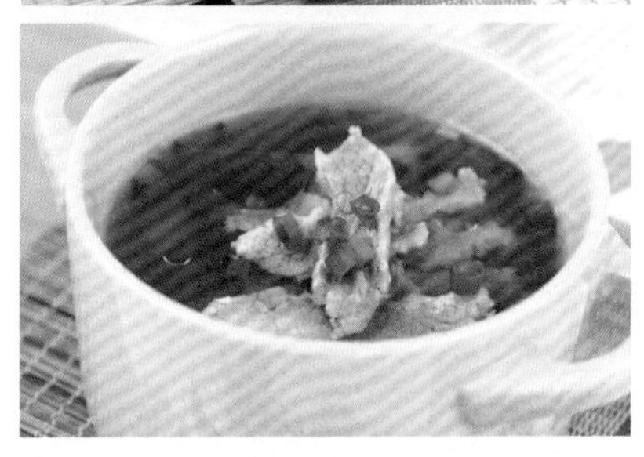

加味中药，汤羹胜似保健品

消渴顽疾，通用简方有疗效

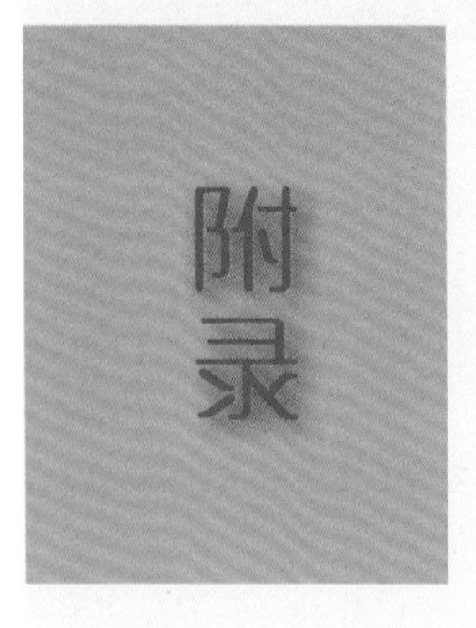

附录

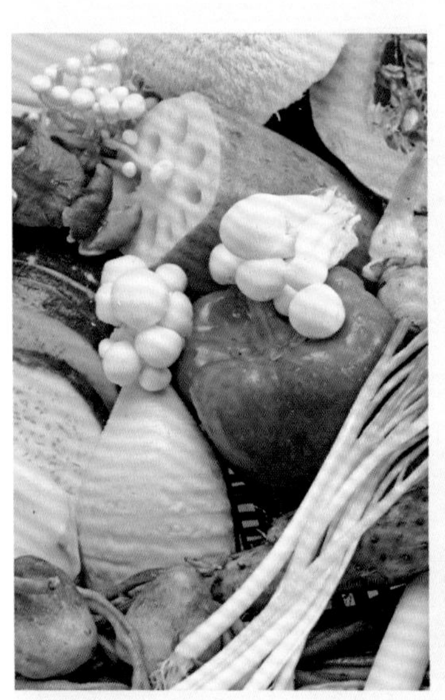

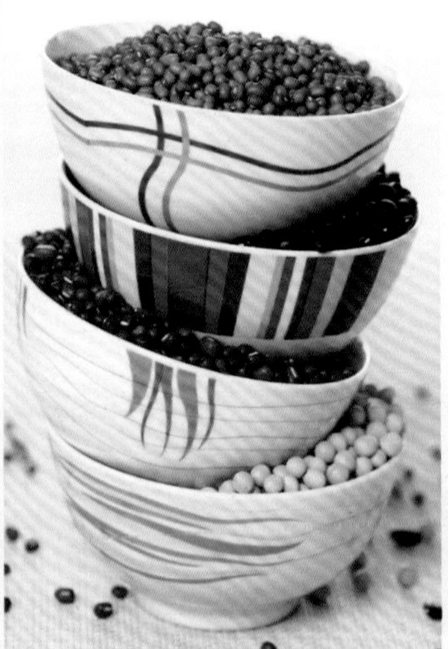

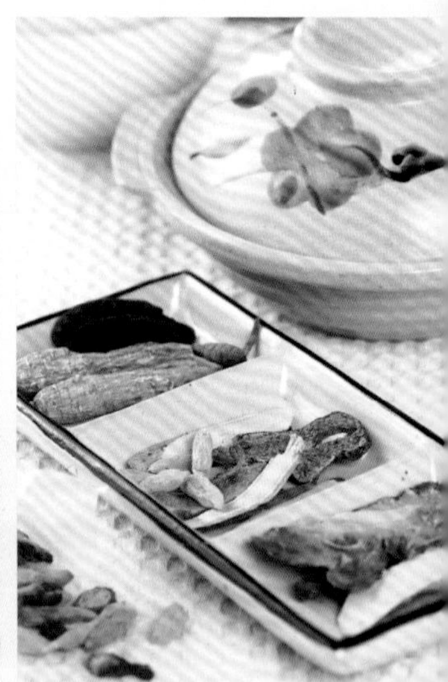

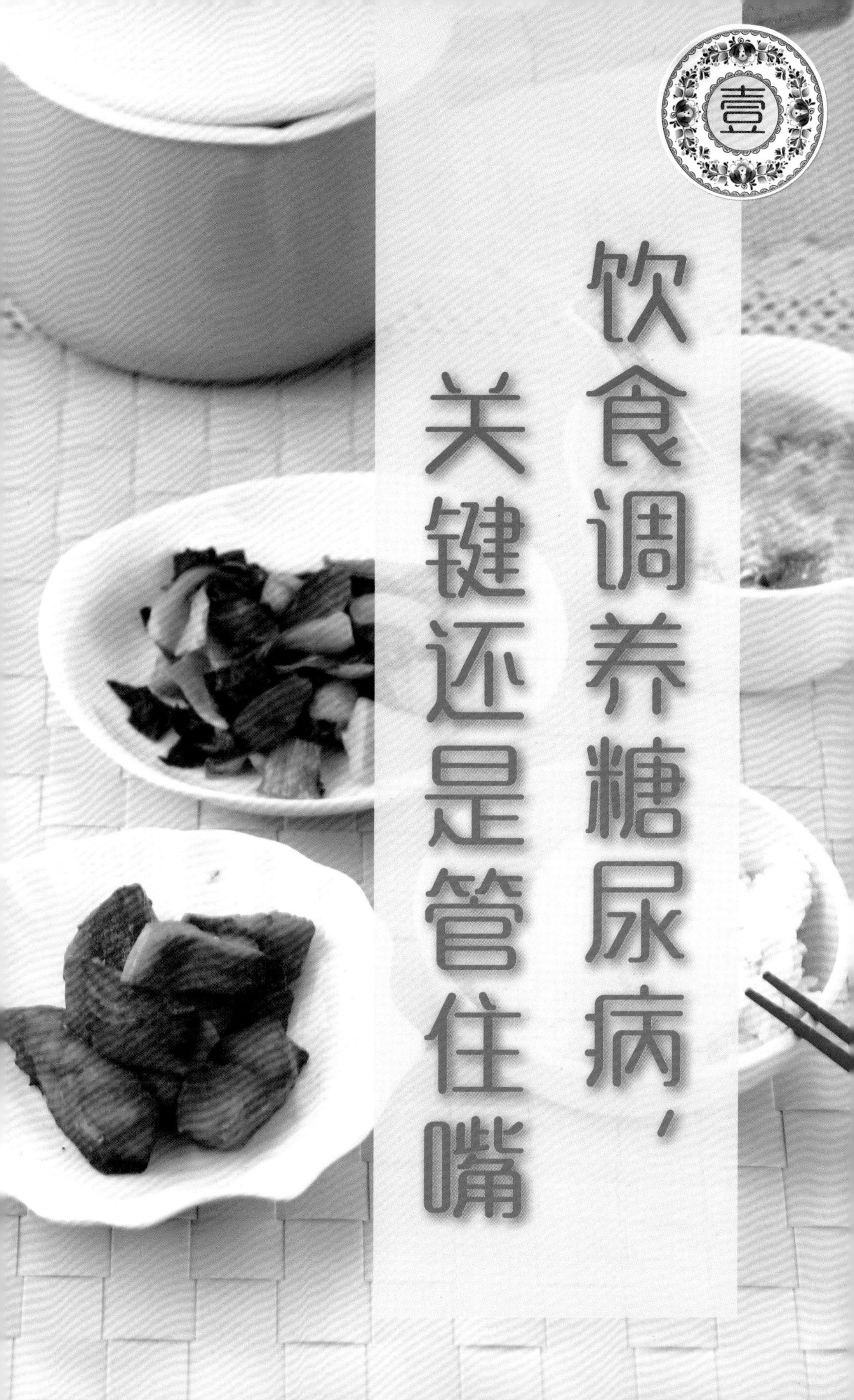

壹

饮食调养糖尿病，关键还是管住嘴

吃出来的富贵病

随着人们生活水平的不断提高，食物种类的极大丰富，近几年来，糖尿病在我国的发病率迅速攀升。在诱发糖尿病的诸多因素中，不合理的饮食结构是该病的主要根源之一。所以说，从某种程度上讲，糖尿病是一种“吃”出来的疾病，又称“富贵病”。

在我国，中医很早就认识到了饮食和糖尿病之间的关系，也认为饮食不节是其重要的致病因素。

糖友小记

- 《素问•通评虚实论》说：“肥贵人则膏粱之疾也。”
- 《素问•奇病论》说：“此肥美之所发也，此人必数食甘美而多肥也。肥者，令人内热；甘者，令人中满。故其气上溢，转为消渴。”
- 《景岳全书》说：“消渴病，其为病之肇端，皆高粱肥甘之变，酒色劳伤之过，皆富贵人病之，而贫贱者少有也。”

“三高”肥胖一起来，多与吃有关

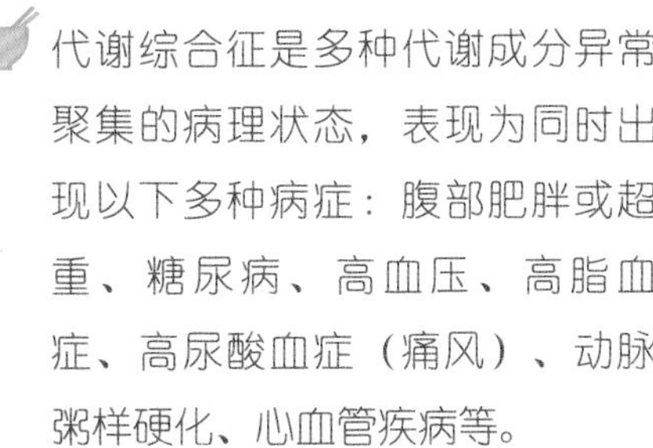

糖尿病是一种由多种病因引起的以高血糖为特征的慢性代谢紊乱性疾病。高血糖则是由于胰岛素分泌缺陷或其生物作用受损，或两者兼有引起。人体长期存在高血糖而得不到有效的控制时，会引起多种并发症，出现人体多系统的损害，如眼、肾、心脏、血管、神经等组织的慢性病变及功能性障碍，严重者会有生命危险。

糖尿病患者除了存在糖类代谢异常外，往往还伴有蛋白质、脂肪、水及电解质等代谢异常，这些异常聚集出现在同一个体中，即为代谢综合征，表现为“三高”，即高血糖、高血压、高血脂，且患者多为体形肥胖者。

代谢综合征的发生多与“吃”有关。由于人体在饮食中过多摄入了高糖分、高油脂、高热量的食物，远远超过了身体正常的需要和消耗，无法代谢的物质就会堆积在体内，进一步削弱了人体的代谢功能，造成恶性循环，日积月累，疾病也就自然发生了。

糖友小记

- 代谢综合征是多种代谢成分异常聚集的病理状态，表现为同时出现以下多种病症：腹部肥胖或超重、糖尿病、高血压、高脂血症、高尿酸血症（痛风）、动脉粥样硬化、心血管疾病等。
- 从体形上也能常常判断出代谢综合征。患者一般多为腹部肥胖（中心型肥胖），表现为腹部明显松软多脂，腰围偏大，而下肢腿脚并无明显肥胖。一般男性腰围大于90厘米、女性腰围大于80厘米者就要注意了。

预防第一，这些人群要小心

随着人体器官的老化，代谢能力也会有不同程度的下降，因此，多数的糖尿病也是一种慢性老龄化疾病。当前的医学水平对糖尿病只能控制，还无法根治，治疗糖尿病就是为了预防和减少并发症的发生，因此，“预防第一”是控制糖尿病的重中之重。

在日常生活中，人们只要能节制饮食、加强锻炼、控制体重，就能够保持人体良好的代谢能力，使血糖达到或接近正常水平，消除或减轻症状，推迟和延缓并发症的发生、发展。

中国人有糖尿病的易感性。当性别、年龄、肥胖程度相同时，亚裔人（特别是东亚人）患糖尿病的风险为白人的 1.6 倍。所以，国人更需要严格地控制体重、建立良好的生活方式、重视自我监控，才能有效降低患糖尿病的风险。

糖友小记

糖尿病有以下类型。

- 1型糖尿病：先天因素较大，常为胰岛素绝对缺乏，需终身接受胰岛素治疗。多在16岁之前发病，成年人比较少见。起病突然，血糖水平高，不少患者以酮症酸中毒为首发症状。
- 2型糖尿病：占糖尿病患者的绝大多数（约占95%），常见于中老年人，多伴有肥胖、高血压、高血脂、动脉硬化等疾病。起病隐匿，早期症状不明显，容易被忽视。此类糖尿病的病因多样复杂，也是我们需要防治的重点。
- 妊娠糖尿病：妊娠中晚期出现的糖尿病，产后大部分患者可自行康复，但日后患糖尿病的概率大。
- 其他糖尿病：由其他疾病引起的继发性糖尿病等。

目前，糖尿病的病因尚未完全明确，其公认观点是：糖尿病不是由单一病因所致的单一疾病，而是由多种病因所引起的综合征，主要与家族遗传、肥胖、年龄、饮食习惯、生活方式、自身免疫系统及环境因素等有关。

如果你有下列任何一项及以上的情况时，就是糖尿病的高危人群。由于糖尿病病程发展缓慢，患者早期可能没有典型的症状，所以要注意定期检测血糖，做到早发现、早控制、早治疗。

- 一级亲属中有 2 型糖尿病家族史者
- 超重或肥胖者，尤其是腹部（中心型）肥胖者
- 年龄超过 40 岁者
- 有糖调节受损史者
- 妊娠期有糖尿病史的妇女
- 有巨大婴儿（4.1 千克以上）生产史
- 缺少运动者
- 高血压者
- 血脂异常者
- 动脉粥样硬化性心脑血管疾病患者
- 有脂肪肝者
- 长期嗜酒或吸烟者
- 嗜甜食者
- 有一过性类固醇糖尿病病史者
- 多囊卵巢综合征患者
- 长期接受抗精神病药物、抗抑郁药物治疗者

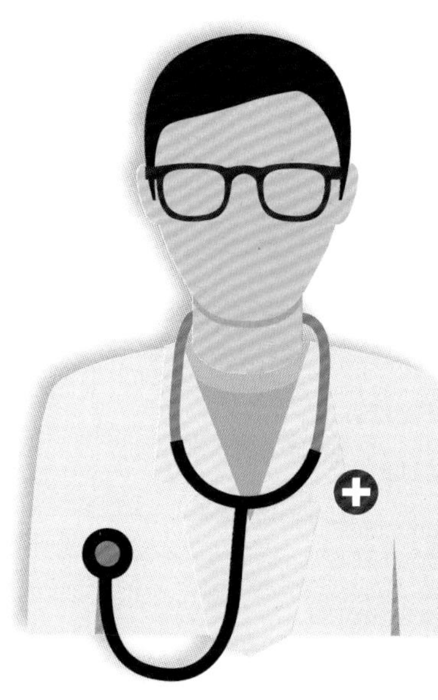

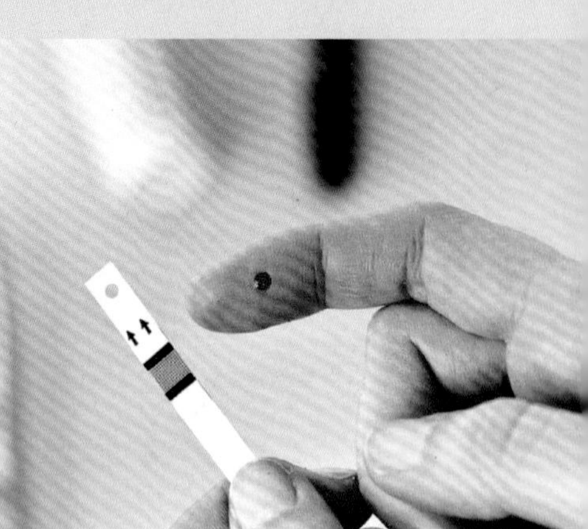

出现这些症状，快去查查血糖

如人体有以下症状，要警惕是否为糖尿病及其并发症的出现，并及时检查。

- 经常口干、口渴，喝水很多
- 小便次数频繁，且尿量多
- 食欲旺盛，饭量增加，但体重下降
- 短时间内由胖变瘦，变化明显
- 经常感觉疲乏无力，精力、体力有所减退
- 四肢麻木，感觉迟钝
- 皮肤患疖肿而不易治愈
- 饥饿感明显，没到饭点就出现手抖、头晕等低血糖症状
- 过早出现视力障碍，视力明显减退
- 不明原因的肌腱反射减弱或消失
- 女性外阴瘙痒
- 经常便秘

1期糖尿病（隐匿期）可能没有典型症状，或仅有轻度口渴、乏力，伴有超重或肥胖。血糖增高不明显者需做血液检查才能确诊。

2期糖尿病（症状期）出现典型多饮、多尿、多食、体重减少（三多一少）症状，伴有乏力、体力减退。

重症糖尿病患者容易发生酮症酸中毒等急性并发症，并容易出现血管、神经、眼部、肾脏、肢端坏疽等慢性并发症。

看懂血糖指标

空腹血糖、餐后2小时血糖和糖化血红蛋白是诊断糖尿病的三个标准，三个标准均应达标及保持平稳。

参考下表的血糖值，看看你的血糖在哪个区间，血糖控制状况是否良好？

糖友小记

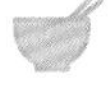

糖化血红蛋白可反映人体最近8～12周的血糖控制情况，不受抽血时间、是否空腹、是否使用胰岛素等因素干扰，是反映血糖控制好坏最有效、最可靠的指标，是糖尿病诊断和治疗监测的“金标准”。

血糖状况检测表　（单位：毫摩尔/升）

血糖状况 ＼ 血糖值	空腹血糖	餐后2小时血糖	糖化血红蛋白
正常	< 6.1	< 7.8	4% ~ 6%
空腹血糖受损	6.1 ~ 7.0	< 7.8	6% ~ 6.5%
糖耐量减低	< 7.0	7.8 ~ 11.1	6.5% ~ 7%
轻度糖尿病	7.0 ~ 8.4	≥ 11.1	7% ~ 8%
中度糖尿病	8.4 ~ 11.1	≥ 11.1	8% ~ 9%
重度糖尿病	> 11.1	≥ 11.1	> 9%

糖尿病的饮食调养原则

降糖求稳不求快

糖尿病是一种慢性病，降糖也要慢慢来，以平稳下降为佳，让身体慢慢适应较低的血糖水平也需要一定的过程和时间，否则，血糖下降太快、大幅波动，反而会加重身体损害，危害性甚至超过高血糖本身。研究发现，血糖波动对胰岛细胞功能以及糖尿病大血管和微血管病变都具有显著影响。即使血糖不是很高，但血糖波动大，同样会导致并发症，尤其是增加心脑血管病的发生率与死亡率。血糖下降过快还容易造成低血糖的问题，甚至有生命危险。因此，在控制好血糖的同时，一定要降低血糖的波动性，降糖“求稳不求快”，避免出现“欲速则不达”的状况。

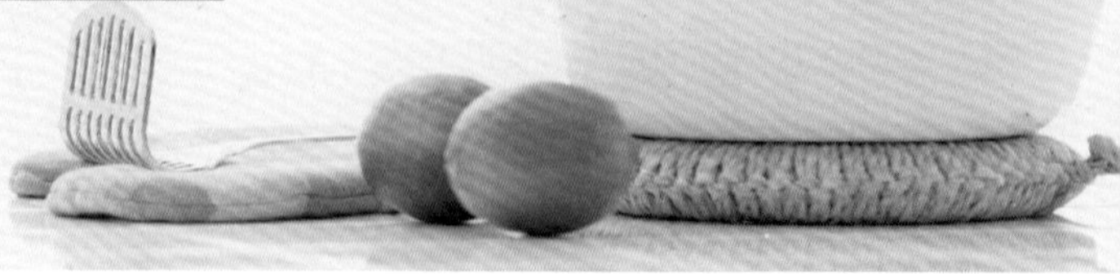

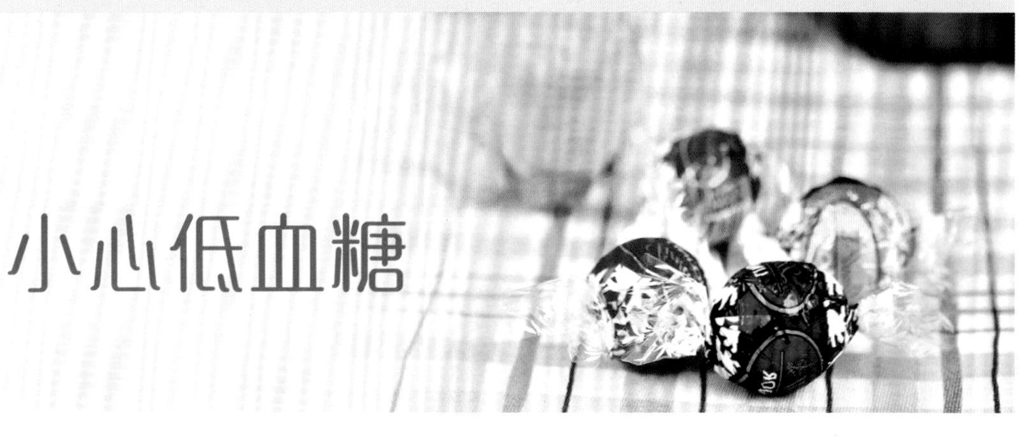

小心低血糖

“不怕血糖降得慢，就怕发生低血糖”。糖尿病低血糖是在糖尿病患者治疗过程中经常会遇到的现象，严重低血糖时会发生昏迷，对神经系统的影响极大，如不及时进行抢救治疗，短时间内就会造成不可恢复的脑组织损坏，甚至死亡，危害性远大于高血糖。

鉴于低血糖对人体的危害，对于年龄较大的糖尿病患者，尤其是高龄老人，血糖的控制不宜太严格，不必非要控制在标准范围内，只要日常活动正常，没有明显不适的症状，血糖适当偏高些反而更安全。

患者出现低血糖多数是在其服用某种降糖药或是注射胰岛素期间，因此，用药的患者需格外小心。

为了避免低血糖的出现，糖尿病患者在饮食上还应注意以下几点。

- 外出及运动时体力消耗较大，容易突发低血糖，应随身携带一些糖果、饼干或高糖饮料（可乐、果汁等），一旦突发低血糖，马上补充糖分自救。
- 白天少食多餐，否则在餐后3~4小时内没有进食的话，就容易发生低血糖。
- 晚上临睡前适当加餐，可预防夜间及清晨发生低血糖。

糖友小记

- 低血糖是指正常人空腹血糖浓度低于2.8mmol/L，糖尿病患者血糖值≤3.9mmol/L即为低血糖。
- 低血糖主要症状为心慌、出冷汗、面色苍白、饥饿、手发抖、头晕、头痛、嗜睡、疲倦乏力、视力模糊、恶心呕吐等，严重者还可出现情绪不稳定、躁动、易怒甚至昏迷。

保持标准体重

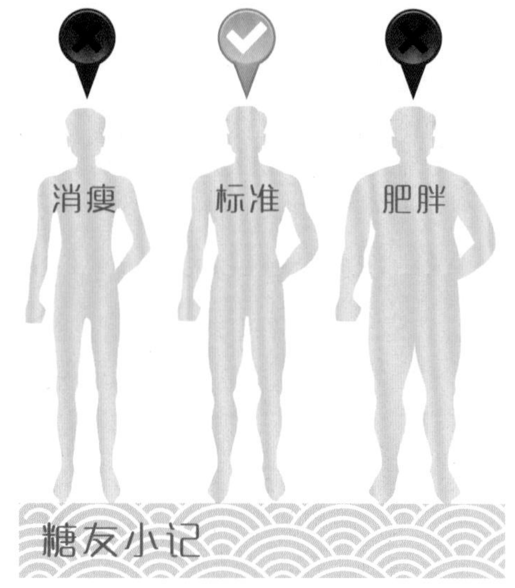

由于肥胖对糖尿病的发生、发展有着重要影响，而糖尿病发展到一定阶段后又会出现体重快速下降，所以，保持理想体重是防治糖尿病的重要原则之一。

一方面，我们要控制饮食，避免肥胖。已经超重或肥胖者要减少热量的摄入，加强锻炼，使体重下降，增加人体耐胰岛素的敏感性。达到理想体重后，人体的糖耐量往往会显著改善。

另一方面，我们要保证饮食营养充足，避免过度消瘦。出现快速消瘦现象者应适当提高热量的摄入，使体重回归正常标准，以保证营养供应，减缓身体消耗和脏腑损伤，避免出现身体虚弱而引发各种并发症。

糖友小记

标准体重有以下三种判断方法。

身高计算法

男：标准体重(kg)=身高(cm)-105

女：标准体重(kg)=身高(cm)-107

超过标准体重20%即为超重。

体重指数法

$$体重指数(BMI)=\frac{体重(kg)}{身高(m)^2}$$

BMI＜18.5为消瘦

BMI=18.5～24.9为标准

BMI=25.0～29.9为超重

BMI＞30.0为肥胖

一般男性BMI≥27、女性BMI≥26时，必须积极减重。

腰围测量法

男性腰围≥90cm、女性腰围≥80cm时，即为腹部肥胖（中心型肥胖），是糖尿病等代谢综合征的高危人群，此类人群必须控制体重。

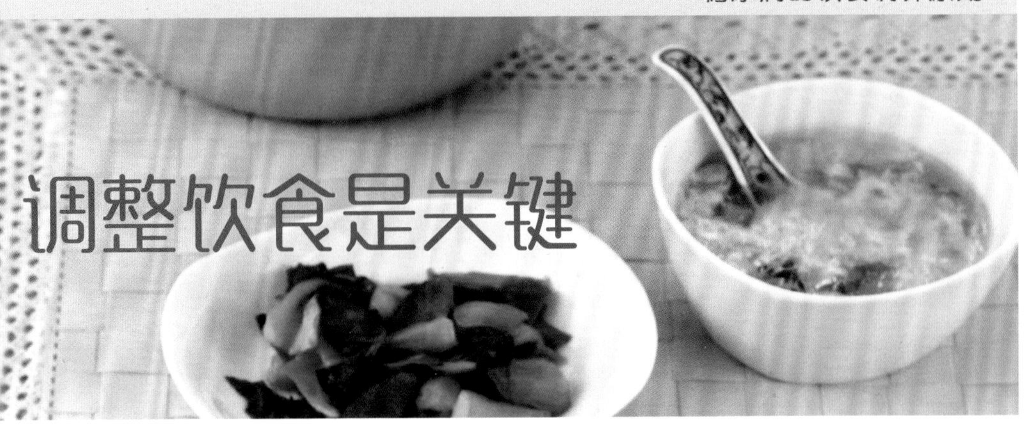

调整饮食是关键

在糖尿病患者的日常生活中，节制饮食是控制血糖的关键所在，也就是说，“管住嘴”是不可或缺的。既然是“吃出来”的疾病，就要通过“吃”来调节才有效。

饮食疗法是糖尿病治疗的“五驾马车”之一，是控制糖尿病的基础，也是糖尿病患者最关心的问题。不论是哪种类型的糖尿病，都应该把饮食疗法放在首位，有不少糖尿病患者只需单纯的控制饮食即可稳定住血糖。

控制饮食并不是“这也不能吃、那也不能吃”，更不是饥饿疗法，而是要吃得合理、吃得适度、吃得科学，这才是最重要的。食物本身并没有好坏之分，重要的是怎么吃、吃多少。饮食既可以“致病”，也可以“治病”，食疗就是利用食物来“治病”的过程。

对于糖尿病患者来说，多少都存在饮食结构不合理的问题，如每餐肉食太多、蔬菜较少，精米白面过多、粗粮过少，主食过多、副食过少等，均应采取措施调整。

糖尿病患者调整饮食的原则为：在控制总热量的基础上，合理分配糖类、脂肪、蛋白质的进食量，增加摄入粗粮和蔬菜的比例，减少甜食及油脂的摄入，保证食物多样化。

糖友小记

糖尿病患者不论病情轻重，除了遵照医嘱服药（或打胰岛素）治疗外，均应控制饮食。患者千万不要认为，已经服药了，就可以敞开肚皮随便吃，把降糖工作全部交给药物，这样不仅会增加人体对药物的依赖性，还会使病情加重，血糖难以控制，并发症提前到来，这对养病十分不利。

按"金字塔"来吃

糖尿病患者可以按照下面这个"饮食金字塔"的原则来调整自身的饮食结构，就能做到膳食平衡。越往塔尖，吃的量应越少，越往塔底，吃的量应越多。各类食物标注出的数值可供患者参考每日进食的食物量。

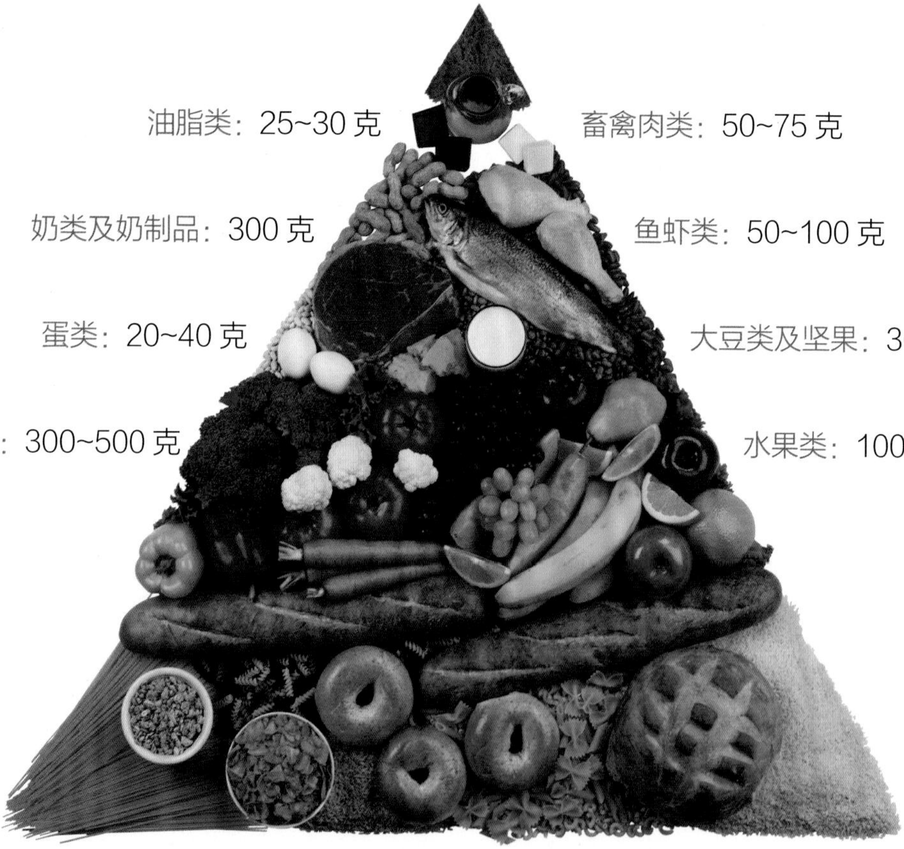

油脂类：25~30 克

畜禽肉类：50~75 克

奶类及奶制品：300 克

鱼虾类：50~100 克

蛋类：20~40 克

大豆类及坚果：30~5

蔬菜类：300~500 克

水果类：100~20

主食类（谷、薯及杂豆）：250~400 克

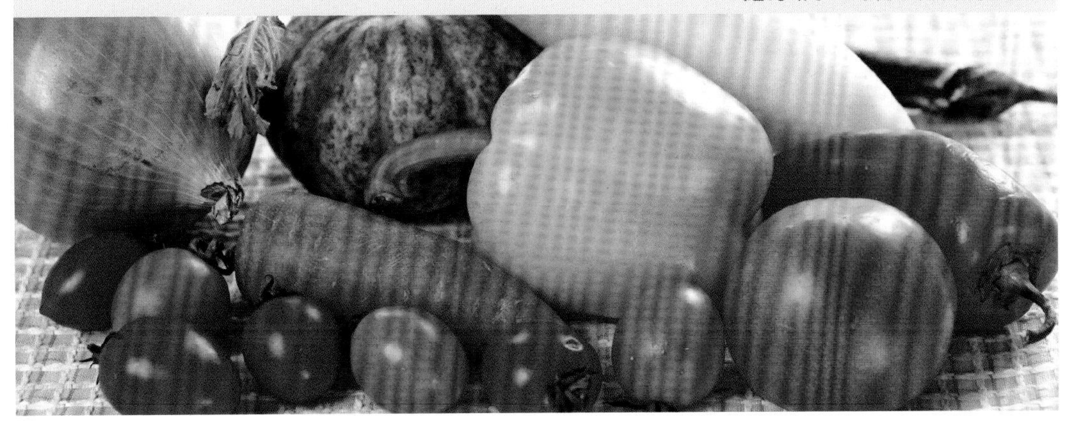

选择食物的原则

两高、四低、一平

两高：高膳食纤维、高复合碳水化合物。多吃蔬菜、粗杂粮、豆类等食物。

四低：低糖、低盐、低脂、低胆固醇。注意口味清淡，多吃低糖、低热量的食物，少食荤腥油腻。

一平：中等水平蛋白质。保证优质蛋白质的摄入。

多吃苦味食物

与甜对应的是苦，苦涩的食物对缓解“甜蜜的疾病”效果较好，如苦瓜、苦菊、茼蒿等。吃点苦，少吃甜，能起到一定的平衡作用。

多吃清热润燥的食物

此类食物能清热滋阴、生津润燥，对改善糖尿病患者的阴虚内热体质有很大的好处，并能缓解口干、口渴、烦热的症状，如冬瓜、黄瓜、番茄、木耳、银耳等食物宜多吃。

多吃健脾、助消化的食物

中医有“脾虚致消”的说法，认为脾虚是引发糖尿病的重要原因。吃些健脾食物，如山药、猪肚、莲子、豆制品、山楂、橙子等，可促进运化，对脾胃虚弱型的糖尿病患者十分有益。

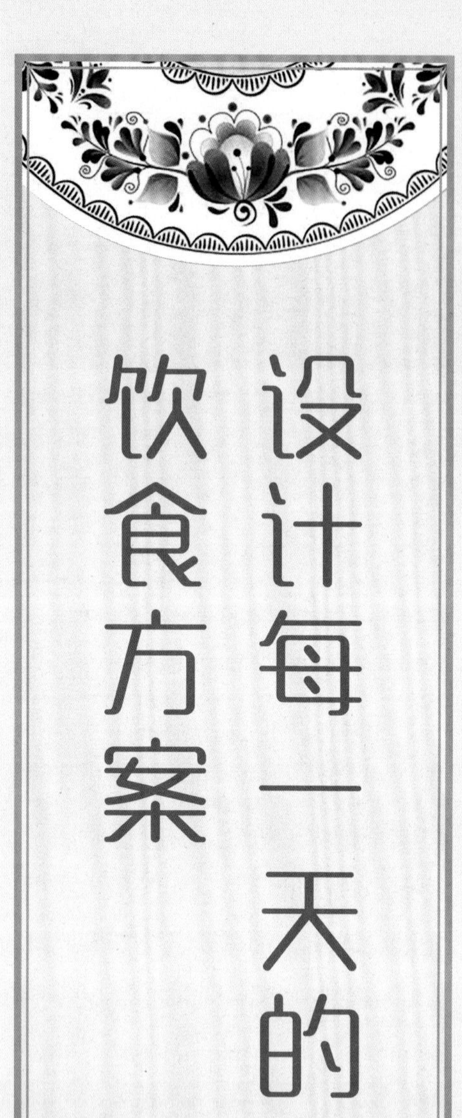

设计每一天的饮食方案

每天应摄入多少热量

食物中的糖类、脂肪、蛋白质在体内代谢后产生的热量，是人体热量的主要来源。合理控制每天总热量的摄入是控制饮食的第一步。

总热量需求是根据每个人的身高、体重、年龄、性别及活动水平决定的，因人而异。它既要稳住血糖，又要保证人体各项活动的需要。

对肥胖者，必须减少热量的摄入，以减轻体重、降低血糖、改善糖耐量；对消瘦或营养不良者，应提高热量的摄入，同时增加蛋白质的供给，以适当增加体重。

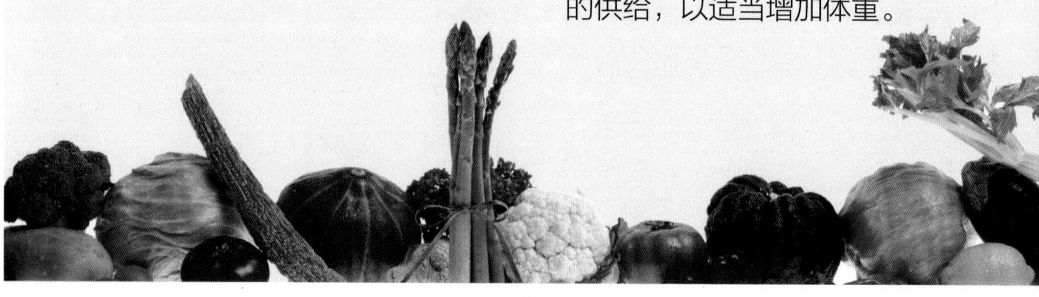

根据《中国居民膳食指南》提供的数据，以我国城市18~59岁的轻体力劳动者为准，每日平均应摄入的热量为：男性2200千卡，女性1800千卡。

读者可根据自身的情况调整摄入量。一般来说，超过60岁者要适当减少至此标准的60%~70%，即男性不超过1500千卡，女性不超过1200千卡。

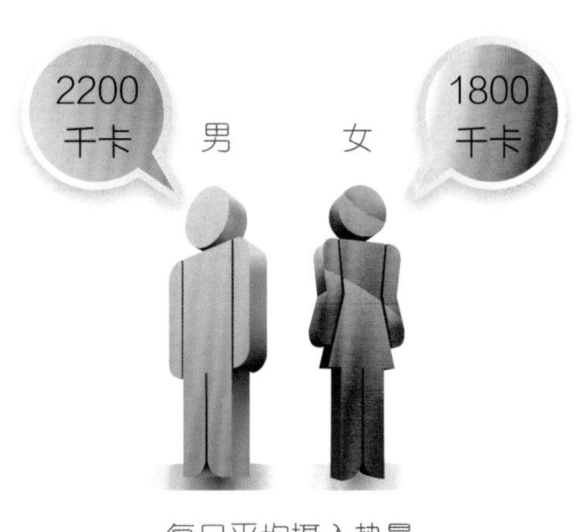

每日平均摄入热量

热量需求还与体形和劳动强度有关，身材瘦小、活动量小的人可适当减少，其中，标准体重参照第10页，每日单位体重所需热量参照下表。身材高大、活动量较大、体力劳动多的人可适当增加。具体计算方法如下。

每日所需总热量（千卡）= 标准体重（千克）× 每日单位体重所需热量（千卡 / 千克）

每日单位体重所需热量表

（千卡 / 千克）

体形	劳动强度			
	极轻劳动或卧床	轻度劳动	中度劳动	重度劳动
消瘦	20~25	35	40	40~45
标准	15~20	30	30	40
超重	20	25	30~35	35
肥胖	15	20~25	30	35

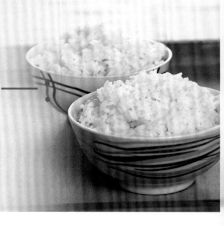

控制进食量法之一：主食固定法

主食固定法是根据糖尿病患者的基本情况，固定每日三餐的主食量，副食的量则根据总热量的变化而增减。在一个目标阶段里，副食的量应保持恒定，品种可以自由更换。

不少人认为，得了糖尿病就要少吃主食，多吃菜，甚至有些患者只吃青菜，不吃主食，其实这是严重的误解！

人体每日摄取的碳水化合物应占总热量的 55%~60%。主食以谷薯类食物为主，是碳水化合物的主要来源，是饮食结构的根基，人体能量之源，不可动摇。

糖尿病患者不能因为惧怕血糖升高就不吃主食。患者主食吃得过少，会出现血糖不稳定，甚至加重病情，容易出现酮症酸中毒及其他并发症，并诱发低血糖的发生。所以，糖尿病患者每日主食的摄入量不能低于250克，以保证血糖稳定。

糖友小记

- 糖尿病患者控制进食量的方法主要有两种，即“主食固定法”和“食品交换份法”，二者各有所长。
- 从方便性来讲，“主食固定法”简单方便，易于实施操作，“食品交换份法”计算和实施起来都有些麻烦。
- 从效果来讲，“食品交换份法”比较精确，控制血糖的效果更好，“主食固定法”比较粗放，控制血糖的效果差一些。

确定主食固定量的方法很简单：首先计算出个人每天应摄入的热量总值（计算方法见第15页）。然后按照每日所需热量，查下表，找到相应的每日主食量。

不同热量需求者的每日主食量

每日所需总热量	主食量
1200 千卡	3 两（150 克）
1300 千卡	3 两半（175 克）
1400 千卡	4 两（200 克）
1500 千卡	4 两半（225 克）
1600 千卡	5 两（250 克）
1700 千卡	5 两半（275 克）
1800 千卡	6 两（300 克）
1900 千卡	6 两半（325 克）
2000 千卡	7 两（350 克）
2100 千卡	7 两半（375 克）
2200 千卡	8 两（400 克）
2300 千卡	8 两半（425 克）
2400 千卡	9 两（450 克）

糖友小记

- 主食包括所有谷薯、杂豆类食材，如米、面、燕麦、小米、糙米、荞麦、玉米、土豆、红薯、绿豆、红豆等。
- 特别注意，日常当作蔬菜食用的土豆、芋头、红薯、山药、南瓜等高淀粉食物也要算入主食量。
- 主食量是指一天的全部主食量（包括三顿正餐和加餐）。
- 主食量是干生食材的克重，不是加工煮熟以后的克重。

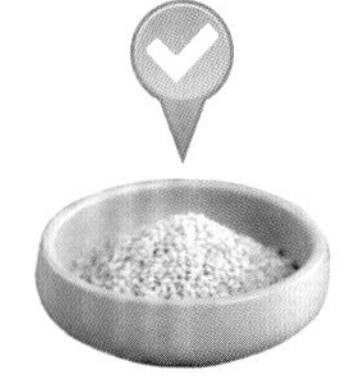
生米

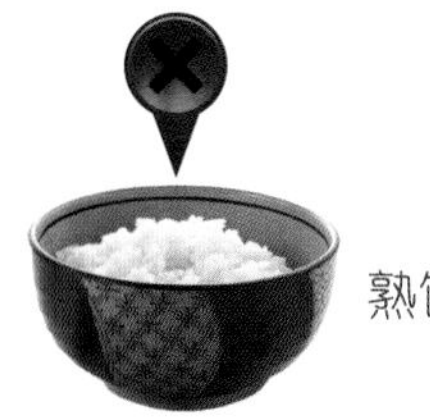
熟饭

控制进食量法之二：食品交换份法

“食品交换份法”是一种食物间热量值互相交换、替代的方法。

将各种食物按所含营养素的近似值分成6大类：谷薯类、蔬菜类、水果类、瘦肉类、豆乳类和油脂类。

在各类食物中，将能够提供90千卡热量的食物重量作为一个交换份。同类食物之间可以互相交换，不同类食物之间可以有条件地相互交换。

由此制定出每类食物一个交换份的重量及各类食物的等价交换表（“食物等价交换表”见本书附录）。每日进餐食物的品种可以在各类食物等价交换表中任意选择。

这种方法可在不增加全天总热量的前提下，将食物按照等热量和营养素相似的原则相互替换。一方面，便于控制总热量，另一方面，也让糖尿病患者有更多的选择。高热量美食不是不能吃，只要相应减少其他种类的食物量，保证全天摄入的总热量不超标，就完全没有问题。

糖友小记

不同食物之间“有条件”的互换是指：当不同食物的营养素结构相似时，可以互换；当营养素结构不同时，则不能互换。

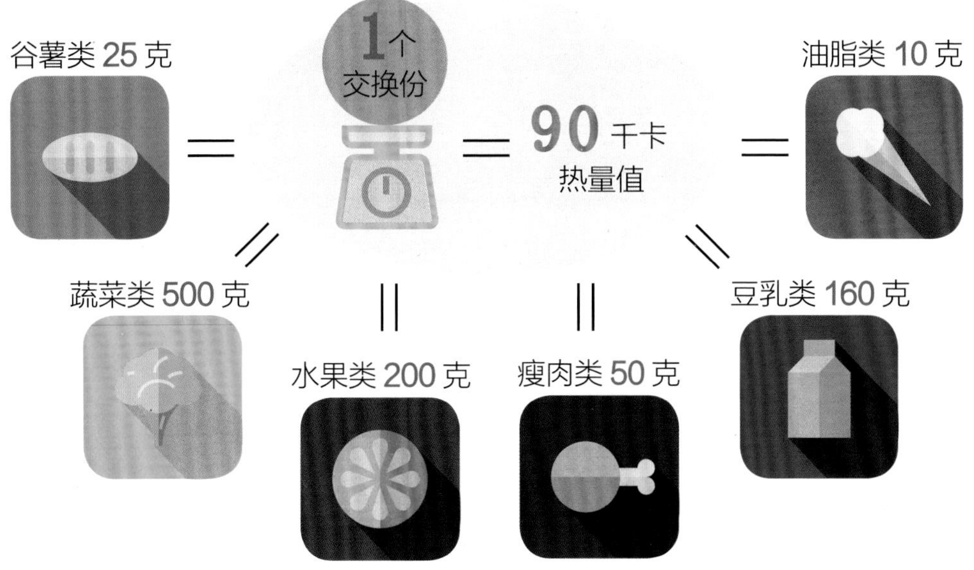

同类食物之间可以互换

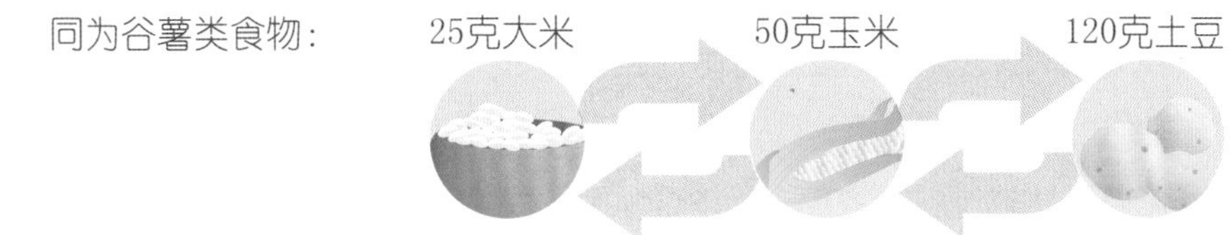

不同类食物之间可以有条件地互换

当不同类食物的营养素结构相似时，也可以互换：如牛肉为瘦肉类，豆腐为豆乳类，但其营养素均以蛋白质为主，可以互换。

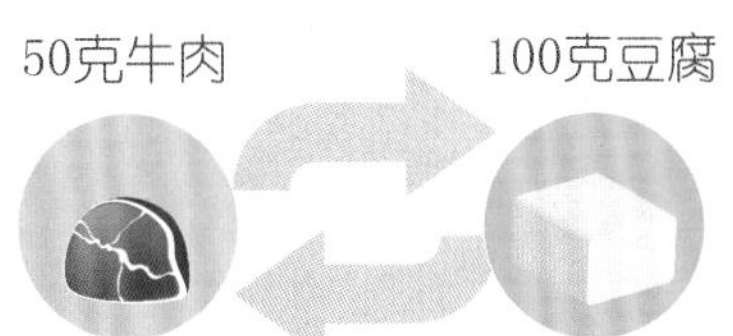

当营养素结构不同时，不能互换：如鱼为瘦肉类，以蛋白质为主，而大米为谷薯类，以碳水化合物为主，营养素结构不同，不能互换。

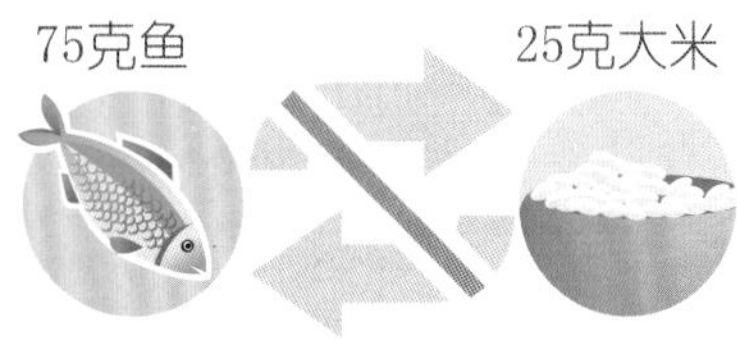

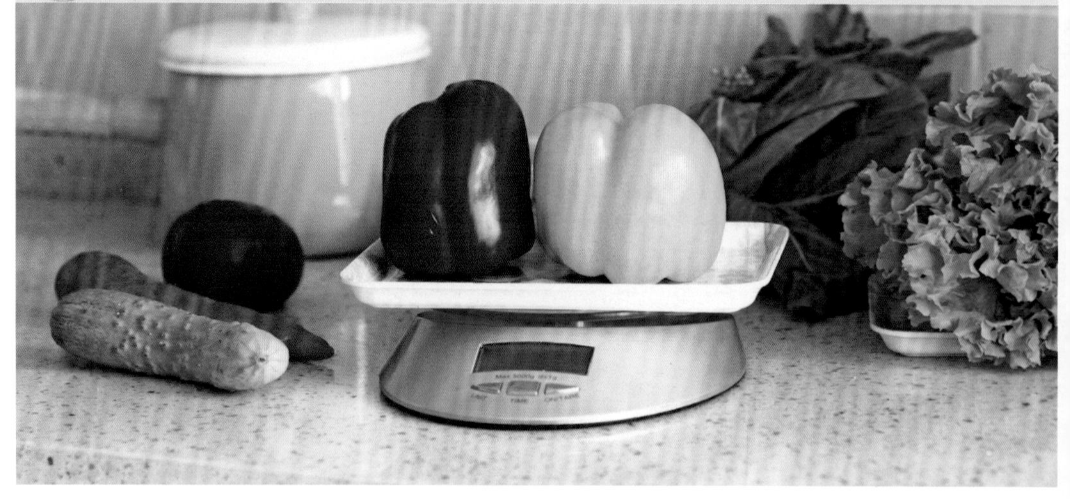

每天应吃的食物量

根据控制总热量摄入及“食物交换份法”，就可以算出每天应吃的食物份数，从而制订出符合每个糖尿病患者特殊需求的每日饮食计划。

$$\text{每日摄入的食物交换份（份）} = \frac{\text{每日所需总热量（千卡）}}{90\text{（千卡/份）}}$$

总热量决定进食量。在阶段性目标的饮食计划中，每天的进食量应保持一致。

计算出每日食物交换总份数后，再按一定比例分配到各类食物中去，计算出每日主要种类食物的摄入份数及进食量（克重）。具体数值可参考右表。

糖友小记

本书附录中有“食物等价交换表”，糖友们可以根据此表，在每类食物中自由互换品种，热量高的少吃一些，热量低的多吃一些。只要控制好总量，糖友们的日常饮食照样可以灵活搭配，丰富多彩。

不同热量需求的糖尿病患者每日食物供给份数和重量

热　量		1200千卡	1400千卡	1600千卡	1800千卡	2000千卡	2200千卡
每日总份数（份）		13	15.5	17.5	20	22	24.5
主食	份数(份)	7	8	8	10	11	13
	重量(克)	175	200	200	250	275	325
蔬菜	份数(份)	1	1	1	1	1.5	1.5
	重量(克)	500	500	500	500	750	750
水果	份数(份)			1	1	1	1
	重量(克)			200	200	200	200
瘦肉	份数(份)	1	2	2	2.5	2.5	3
	重量(克)	50	100	100	125	125	150
鸡蛋	份数(份)	1	1	1	1	1	1
	重量(克)	60	60	60	60	60	60
牛奶	份数(份)	1.5	2	2	2	2	2
	重量(克)	240	320	320	320	320	320
豆腐	份数(份)	0.5	0.5	1	1	1	1
	重量(克)	50	50	100	100	100	100
烹调油	份数(份)	1	1	1.5	1.5	2	2
	重量(克)	10	10	15	15	20	20

每餐如何分配食物量

计算出每日摄入各种食物的总量后，再合理分配到各餐当中去。三餐提供的热量占全天总热量的比例为：早餐25%~30%，中餐30%~40%，晚餐30%~40%。可根据职业、劳动强度和生活习惯进行适当调整。

从三餐质量上来看，应做到：早餐要吃饱，保证营养充足；午餐要吃好，品种要多样；晚餐要吃少，避免摄入高热量，而加重代谢负担。

对糖尿病患者来说，建议少食多餐，以保持血糖平稳，所以，适当加餐是必要的。若设置加餐，就应适当减少正餐的份额，也就是说，加餐摄入的热量应计入全天的总热量中。加餐应在上午和下午的两餐之间以及晚上临睡前。

6:30～8:00 早餐

占总热量的25%～30%

早餐要吃饱，营养要充足

10:00 上午加餐

补充早餐不足部分

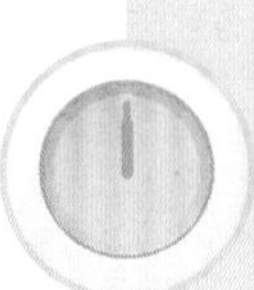

11:30～13:00 午餐

占总热量的30%～40%

午餐要吃好，品种要多样

15:00 下午加餐

补充午餐不足部分

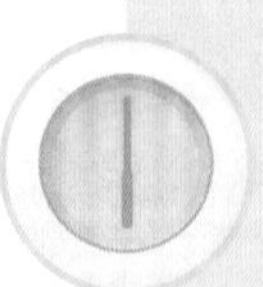

17:30～19:00 晚餐

占总热量的30%～40%

晚餐要吃少，避免高热量

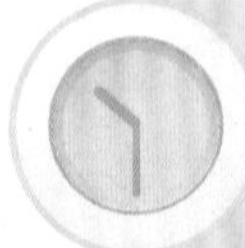

21:30 晚上加餐

补充晚餐不足部分

计算好每餐应摄入的食物份数后，再根据不同食物的每份等价交换重量来控制进食量。

以一个每日需要摄入1800千卡的人为例，每日应摄入20份食物（1800÷90=20，计算方法见第20页），分配到每餐中的食物量见下表。

每餐食物的交换份及克重

交换份与克重＼餐次		早餐	上午加餐	午餐	下午加餐	晚餐	晚上加餐
主食	10份 250克	2份 50克		4份 100克		3份 75克	1份 25克
蔬菜	1份 500克	0.2份 100克		0.4份 200克		0.4份 200克	
水果	1份 200克		0.5份 100克		0.5份 100克		
瘦肉	2.5份 125克			1.5份 75克		1份 50克	
鸡蛋	1份 60克	1份 60克					
豆腐	1份 100克			0.5份 50克		0.5份 50克	
牛奶	2份 320克	1份 160克					1份 160克
烹调油	1.5份 15克			1份 10克		0.5份 5克	
份数合计	20份	4.2份	0.5份	7.4份	0.5份	5.4份	2份

不妨记个“饮食日记”

记饮食日记能帮助糖尿病患者了解和控制饮食状况。当你把每天吃的每一样东西、吃了多少，都记录下来以后，才能真正发现自己的饮食风格，以此来判断是否需要改变你的饮食习惯和计划！

糖友小记

记“饮食日记”有以下作用。

- 设计有个人特点的饮食计划。
- 了解自身对每日或某一个阶段实际饮食中各种食物及用量所做出的反应。
- 与血糖记录和用药情况互相对照，以观察饮食对血糖的影响，为改善治疗方案提供依据。
- 控制运动或活动量，科学调整生活习惯。

“饮食日记”的内容

吃东西的时间

记录下所有正餐和加餐、吃零食的进食时间。

吃了什么，吃了多少

这是饮食日记中最难记录的一部分，尤其是“吃了多少”，但也是最重要的部分。记录准确才能制订出合理的饮食计划。可以使用标准的测量器具来测量，也可以凭经验目测或手测。

其他信息

包括运动活动量、备注等。备注可记录血糖监测值、体重、血压、脉搏、药物等事项。

糖尿病患者饮食日记示例

日期：2017 年 4 月 1 日　　星期三　　单位：克

时间	主食类		肉类		蔬果类		豆制品类		奶蛋类	
	品种	数量	品种	数量	品种	数量	品种	数量	品种	数量
07:30	全麦面包	50			芹菜	100			牛奶	250
									鸡蛋	60
10:00					苹果	100				
12:00	米饭	150	牛肉	50	洋葱	100				
					小白菜	50	豆腐	50		
					海带丝	50				
14:30					黄瓜	200				
18:00	二合面饼	60	平鱼	50	胡萝卜	50	豆腐丝	50		
	小米粥	100			番茄	100				
20:30									酸奶	150
	合计	360	合计	100	合计	750	合计	100	合计	460
全天油量		16	全天盐量		4					
运动活动量及时间	早晨步行上班1.5公里，30分钟 晚饭后步行1.5公里，30分钟 全天约7000步									

备注：早晨空腹血糖7.1，早餐后2小时血糖11

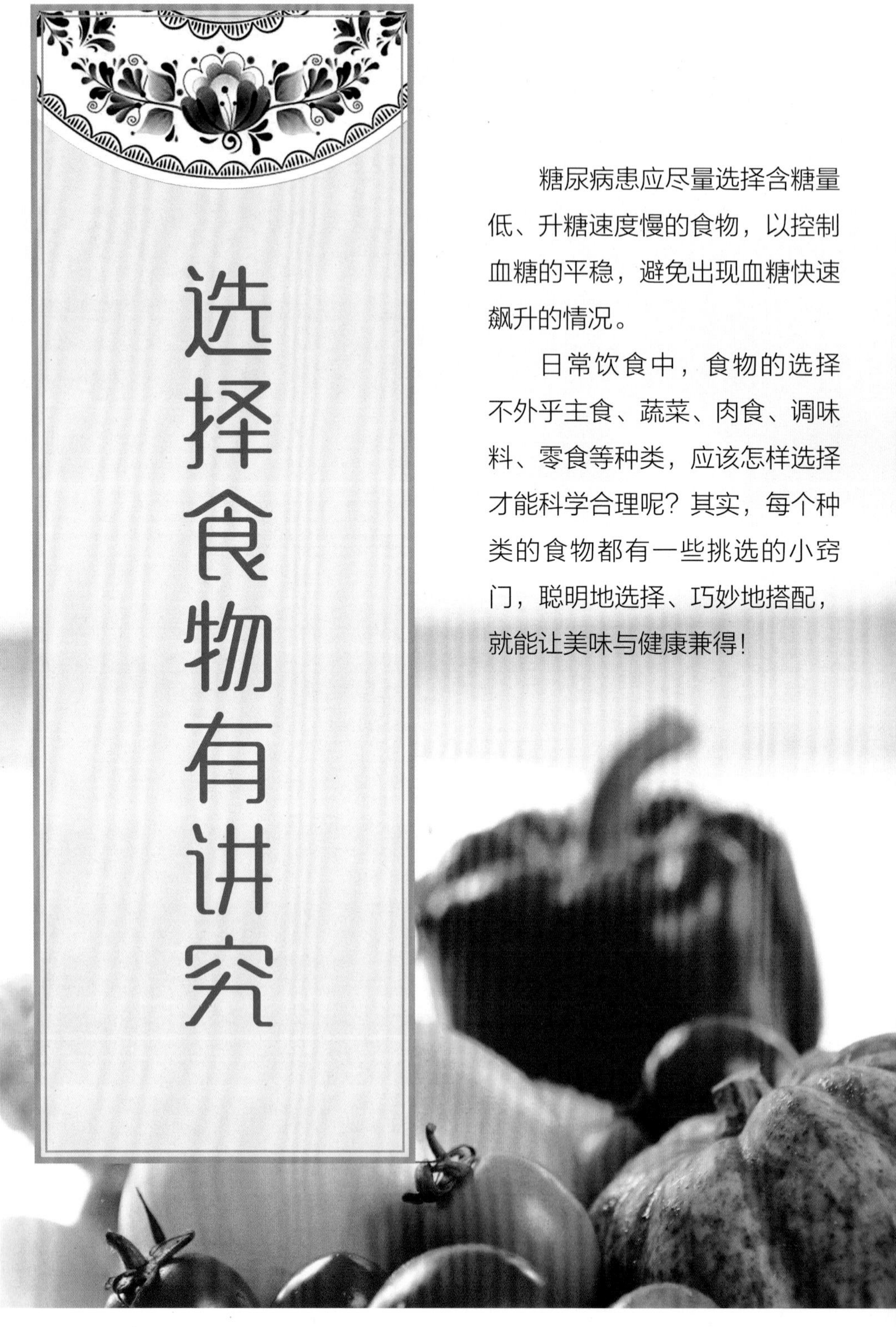

选择食物有讲究

糖尿病患应尽量选择含糖量低、升糖速度慢的食物，以控制血糖的平稳，避免出现血糖快速飙升的情况。

日常饮食中，食物的选择不外乎主食、蔬菜、肉食、调味料、零食等种类，应该怎样选择才能科学合理呢？其实，每个种类的食物都有一些挑选的小窍门，聪明地选择、巧妙地搭配，就能让美味与健康兼得！

糖友必知的“食物血糖生成指数”

食物血糖生成指数（GI，简称升糖指数）是指含50克碳水化合物的食物与相当量的葡萄糖在一定时间内（一般为2小时）引起体内血糖反应水平的百分比值。

不同的食物有不同的升糖指数。通常把葡萄糖的血糖生成指数定为 100，而升糖指数是一个相对而言的数值，反映了某种食物与葡萄糖相比，升高血糖的速度和能力。

不同糖类的血糖生成指数

糖类	GI
葡萄糖	100
麦芽糖	105
绵白糖	84
蔗糖	65
乳糖	46
果糖	23

食物中的碳水化合物进入人体后，经过消化分解成单糖，而后进入血液循环，进而影响血糖水平。由于食物进入胃肠道后消化速度不同，吸收程度不一致，葡萄糖进入血液的速度及数量也各异，所以，即使含等量碳水化合物的食物，对人体血糖水平影响也不同。

升糖指数能衡量食物中碳水化合物对血糖浓度的影响程度，是衡量食物引起餐后血糖反应的一项有效指标，可以作为糖尿病患者选择食物的依据。

GI＞70，为高GI食物，55~70，为中GI食物，GI＜55，为低GI食物。GI值越低，对餐后血糖影响越小；GI值越高，对餐后血糖影响越大。

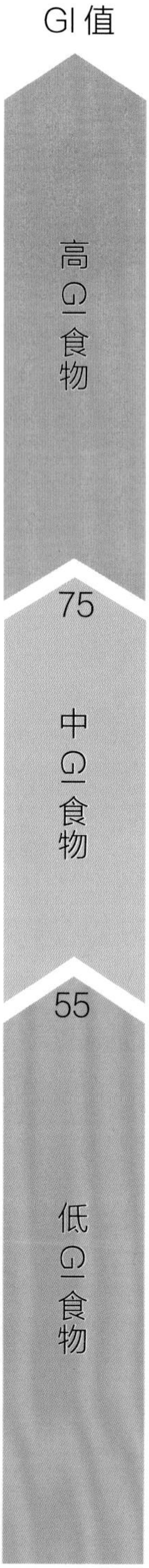

GI 值

高 GI 食物

GI>75

食物进入胃肠后消化快，吸收率高，转化为葡萄糖的速度快，人体餐后血糖迅速升高，血糖波动大，食用过多的话，不利于血糖控制。

75

中 GI 食物

55<GI<75

食物使人体血糖升高的速度属于中间状态。

55

低 GI 食物

GI<55

食物在胃肠中停留时间长，吸收率低，转化为葡萄糖的速度慢，餐后血糖升高较缓慢，有平稳血糖的效果。

低 GI 食物由于避免了血糖的剧烈波动，既可以预防高血糖，又可以改善低血糖，所以能有效地控制血糖。此外，低 GI 食物容易产生饱腹感，帮助身体融耗脂肪，减少脂肪的储存，从而达到平稳血糖、控制体重的目的。而高 GI 食物恰恰相反，易导致高血糖以及血糖波动过大，需要控制一次食用量。

利用 GI 指数，合理安排饮食，对于调节和控制血糖大有好处。一般来说，只要一半的食物从高 GI 替换成低 GI，就能获得显著改善血糖的效果。

一般来讲，豆类、乳类、蔬菜是低GI食物，而米、面等主食是高GI食物。由于谷粮类食物富含碳水化合物，所以，特别要关注此类食物的“升糖指数”。同为谷粮类食物，精米、白面的升糖指数高于粗杂粮及薯类食物。所以，糖尿病患者在选择主食时，可以吃得粗一些、杂一些，有利于降低升糖指数，可有效防治餐后血糖过高。

常见食物血糖生成指数（GI）速查表

低GI食物

GI≤55

食物	GI
燕麦	55
黑米饭	55
煮甜玉米	55
猕猴桃	52
香蕉	52
全麦面	50
柑橘	43
葡萄	43
黑豆	42
豆腐	42
莲藕	38
梨	36
苹果	36
腰果	29
桃	28
绿豆	27
四季豆	27
牛奶	27
柚子	25

中GI食物

55<GI≤75

食物	GI
南瓜	75
山药	75
油条	75
小米（煮）	71
胡萝卜	71
糙米饭	70
全麦面包	69
玉米粉	68
土豆（煮）	65
意大利面	65
麦片	64
芋头	64
栗子	60
荞麦面条	59
黑麦面包	58
白米稀饭	57

高GI食物

GI>75

食物	GI
富强粉面包	100
白面包	88
馒头	88
糯米饭	87
大米饭	83
面条	82
烙饼	80
玉米片	79
红豆饭	77
熟红薯	77

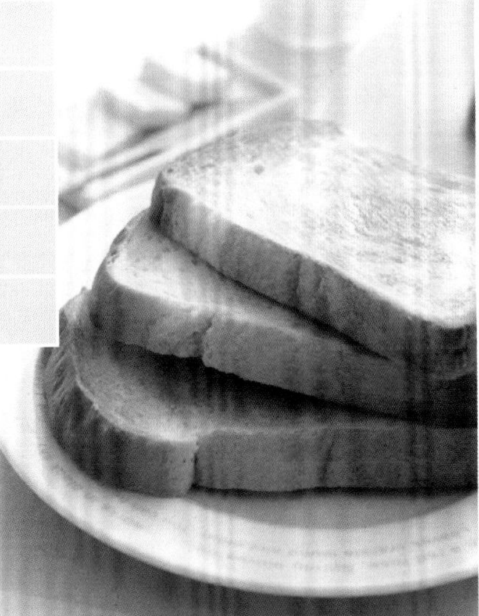

主食吃好更吃巧，粗细搭配不可少

糖尿病患者在选择主食的品种时，应多吃粗细搭配的复合主食，添加一些粗杂粮，一方面要增加粗粮的比例，另一方面，要适当增加一些加工精度低的米、面。这样做可以大大降低升糖指数，使餐后血糖更稳定，营养更均衡。

糖友小记

有些糖尿病患者听说粗粮好，就干脆将主食全部改为粗粮，不再吃细粮，这也不可取！粗粮与细粮相比，膳食纤维多、热量低、营养差、不容易消化，长期以粗粮为主食，容易造成人体营养不良、气血虚弱、饥饿、消瘦，免疫力下降，尤其对老年人来说，感染的机会增多，其危害远大于糖尿病，因此，主食一定要粗细搭配着吃。

下面是制作主食时的一些小技巧，糖友们可根据自己的口味选择。

1

煮白米饭或白米粥时，加入少量糙米、玉米、小米、燕麦、豆类、甘薯等一起煮。

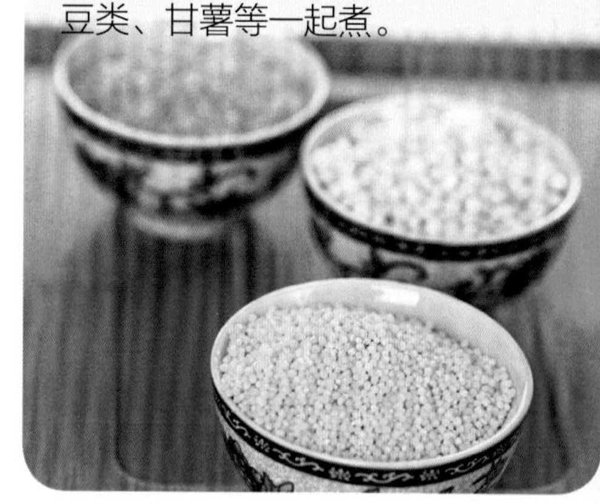

2

粥不要煮得过烂，淀粉糊化得越充分，升糖指数越高，血糖升得就越快。

3

每天有一餐用玉米、土豆、红薯、豆饭等代替主食。

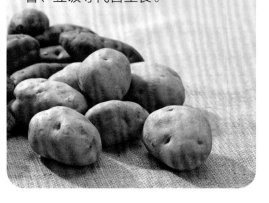

4

将白面包改成全谷物面包，将普通面条改成荞麦面。

5

在制作粗粮面食过程中，调入鸡蛋液，也可以改善口感，提高营养价值。

6

粗粮吃得过多会造成营养不良，所以，要注意平衡蛋白质和脂肪的摄入，搭配一些肉类，才能保证营养供应。

7

制作面食时，如馒头、花卷、窝头、面皮时，在面粉中掺入全麦粉、玉米粉、豆粉或荞麦粉，最高比例可达到 1：1。

8

将粗杂粮打成汁饮用，最好能搭配牛奶，做成小米乳、豆浆等粗粮饮料，口感更佳，对缺钙或牙齿不全的老年人尤其适合。

9

豆类及豆制品蛋白质含量很高，又被称为“植物肉”，最宜与谷类混搭食用，营养价值更高。

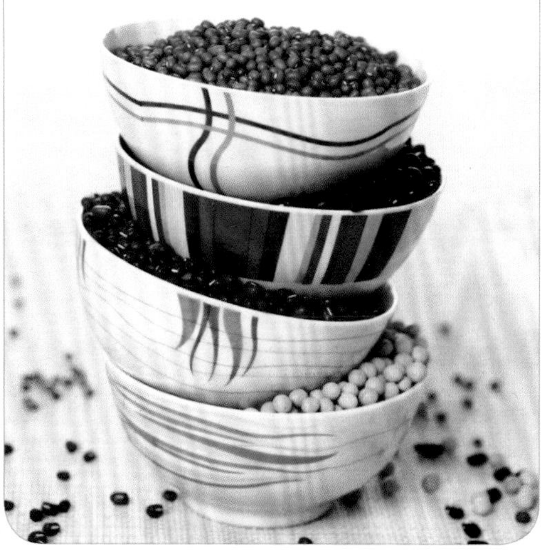

每天1斤菜，种类要多样

蔬菜一般所含热量较低，是维生素、矿物质、膳食纤维等人体必需物质的宝库，对调节人体内分泌、疏通肠胃、促进代谢、减肥瘦身有着不可或缺的作用，对糖尿病防治尤其有效。

糖友小记

- 膳食纤维可提高胰岛素受体的敏感性，提高胰岛素的利用率；能包裹食物的糖分，使其被缓慢吸收，有平衡餐后血糖的作用；能促进肠胃蠕动，改善便秘；能促进胆固醇排泄，起到降脂作用。可见，高膳食纤维饮食对改善糖尿病十分有利。
- 但膳食纤维也不能过度摄入，否则易影响人体对蛋白质及矿物质等营养素的吸收，造成人体营养不良、虚弱、免疫力下降，反而对身体健康不利。糖尿病患者千万不要把饮食控制走向极端，要平衡、适度才好。

健康的成年人每日应当摄入300~500克蔬菜，糖尿病患者应适当多吃一些，以500~600克为佳。用一个简单好记的说法就是“每天1斤菜”。

四大类蔬菜怎么分配

蔬菜可分为四大类：花叶类、茄果类、根茎类、菌藻类。一般来说，花叶类蔬菜是基础，应占全天蔬菜总量的一半，剩下的一半由茄果类、根茎类和菌藻类蔬菜平分，是比较合理的吃法。

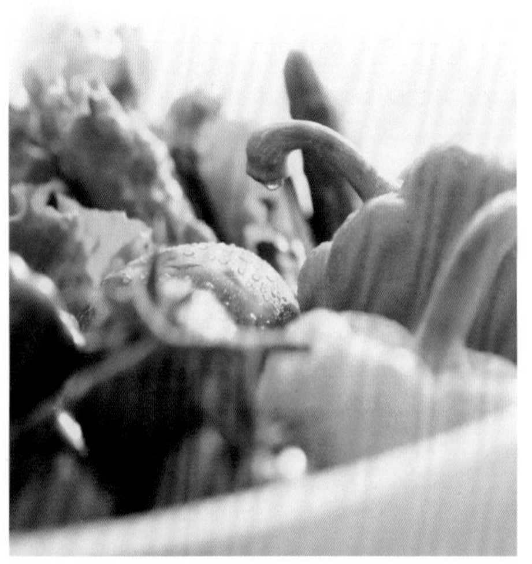

含蛋白质、脂肪、糖类很少，膳食纤维丰富。糖尿病患者，特别是伴有肥胖和血脂异常者多吃最为有益，如菠菜、西兰花、白菜、油菜、芹菜、芥蓝、卷心菜、马兰头、苋菜、空心菜等。

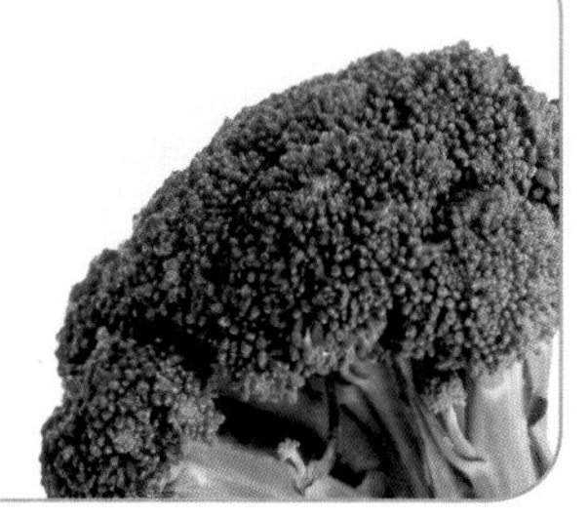

富含水分及维生素，润燥止渴，很适合糖尿病患者食用，如番茄、茄子、苦瓜、黄瓜、南瓜、冬瓜、青椒、丝瓜等。

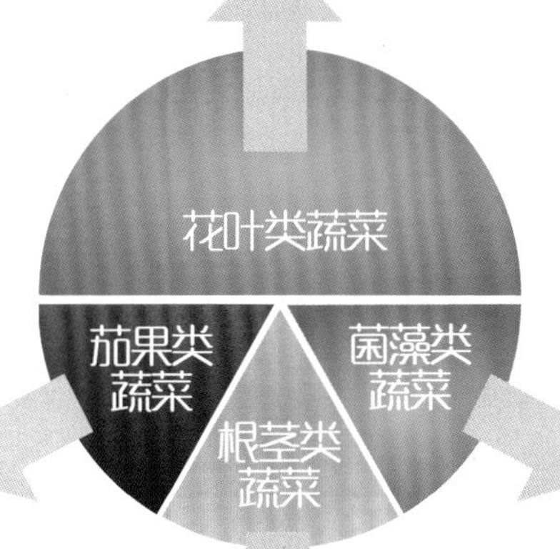

含膳食纤维及蛋白质、矿物质等，净肠胃、降三高作用较强，如海带、紫菜、木耳、银耳、香菇等。

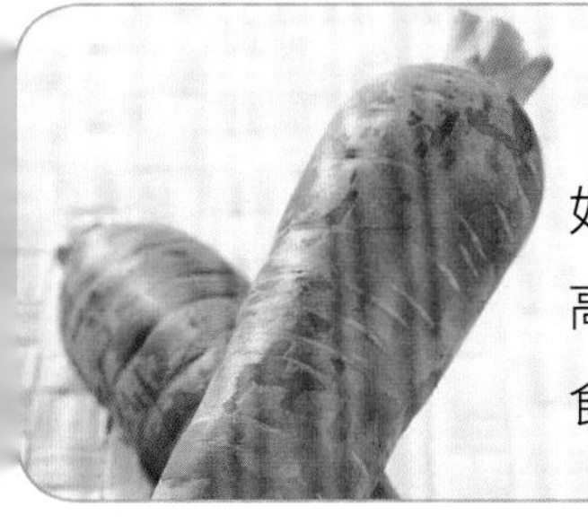

此类蔬菜不包括薯类，含糖量稍高，应限量选用。如芋头、莲藕、胡萝卜等。芋头、莲藕等淀粉含量偏高，应扣减部分主食量。（土豆、甘薯等薯类则计入主食，不计入蔬菜类）

每天3~6种蔬菜

蔬菜的选择和搭配应做到品种丰富，类别多样。每天可选择3～6种不同类别的蔬菜，使人体的营养摄入更全面均衡。

五色搭配更有益

中医认为，不同颜色的蔬菜有不同的保健作用，如青入肝，红入心，黄入脾，黑入肾，白入肺。所以，在搭配食用蔬菜时，五种颜色俱全，最有利于五脏调和。

保证营养，不用和肉蛋奶说再见

肉、蛋、奶等动物性食物是人体必需营养素——蛋白质、脂肪、脂溶性维生素和矿物质的重要来源，是平衡膳食的重要组成部分。

古人说“五畜为益”，适当的肉食对健康非常有益。对于糖尿病患者来说，关键在于“适当”，科学地吃动物性食品，既可以控制脂肪摄入，又可保证优质蛋白质的供给，防止出现人体营养不良、虚弱、体重快速下降的状况。尤其是高龄老人，不提倡长期全素饮食。每天应摄入肉类（包括畜肉、禽肉、鱼肉）2个交换份（约180千卡）比较适当。

鸡蛋营养价值高，但考虑到胆固醇的影响，适当少吃一些（每天不超过1个）。

牛奶不仅提供蛋白质，还是补钙首选，每天一袋奶（250毫升）非常必要。

选择肉类的原则

1

减少脂肪摄入

脂肪所产生的热量是糖类的2倍多，高脂饮食会妨碍糖的利用，促进产生酮体，诱发和加重酸中毒，且过多的胆固醇易引起动脉硬化。因此，糖尿病兼肥胖者应严格控制脂肪（尤其是饱和脂肪酸）的摄入量。

2

多吃白肉，少吃红肉

畜肉被称为“红肉”，脂肪含量大，饱和脂肪酸比例高，应少吃。鱼、禽类被称为“白肉”，脂肪含量低，不饱和脂肪酸比例高，宜多吃。

3

海鱼肉更有益

海鱼肉类中富含蛋白质、钙、磷、铁及不饱和脂肪酸成分，可降低高血压和脑卒中的发病率，对预防血脂异常和心脑血管疾病有一定作用，有助于预防糖尿病并发症。

多吃瘦肉，少吃肥肉

瘦肉所含的脂肪及热量相对较低，蛋白质比例较高，因此提倡吃瘦肉。

在不同品种的肉中，猪肉较肥，牛肉较瘦。此外，不同部位脂肪率也不同。如猪肉、牛肉中，都是五花肉最肥，里脊肉、腰脊肉及大腿肉最瘦。鸡肉中，鸡皮、鸡翅最肥，而鸡胸肉最瘦。

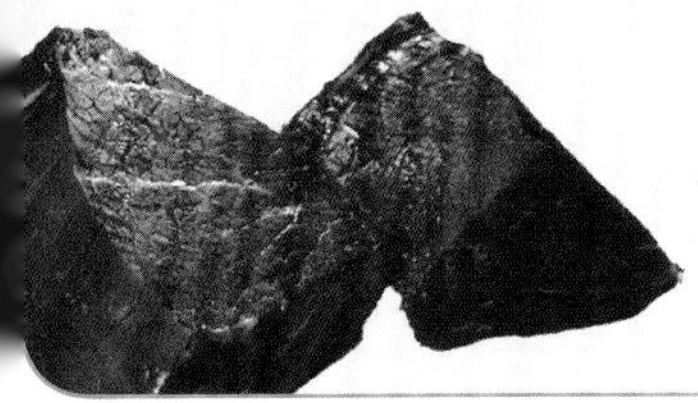

5

少吃内脏

动物肝、肾等内脏中脂溶性维生素、B族维生素和微量元素含量丰富，但胆固醇及饱和脂肪酸含量很高，对血脂及心血管健康不利，糖尿病患者少食为佳，以免发生或加重并发症。

6

选择肉类的顺序

首选鱼肉（河鱼、海鱼均可），其次是鸡肉、鸭肉等禽肉，再次是牛肉，最后是猪肉。

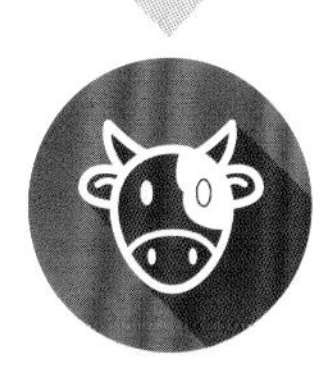

羊肉属性比较燥热，内热燥渴的糖尿病患者应尽量少吃。

各类动物性食物的营养价值

	主要品种	蛋白质比例	脂肪比例	胆固醇比例
鱼类	鲤鱼、青鱼、银鱼、鲢鱼、鳗鱼、黄鱼、鲈鱼、鳕鱼等	平均为18%，肉质细嫩，蛋白质利用率高	含量低，平均为5%，且多为不饱和脂肪酸	中等偏低
其他水产品	牡蛎、墨鱼、鱿鱼、扇贝、虾、蟹等	平均为15%	含量很低，平均为1%	偏高，但含牛磺酸丰富，有清除“坏胆固醇”的作用
禽肉	鸡、鸭、鹅、鸽、鹌鹑	平均为18%，吸收率较高	鸭、鹅20%，鸡、鸽9%~14%，鹌鹑3%，不饱和脂肪酸较多	肌肉中等偏低，内脏是肉的3倍，属高胆固醇食物
蛋类	鸡蛋、鸭蛋、鹌鹑蛋等	全蛋为12%，蛋黄高于蛋清，蛋白质组成最完整，优于其他动物性蛋白	10%~15%，其中98%存在于蛋黄中	蛋黄中胆固醇含量高
畜肉	猪、牛、羊的肌肉及内脏	10%~20%，牛羊肉一般为20%，猪肉则偏低，为13%	猪肉18%，羊肉14%，牛肉4%，均以饱和脂肪酸为主	肌肉中含量中等，而内脏中含量非常高
奶类	牛奶、酸奶、奶粉、奶酪等	平均为3%，消化率高，属优质蛋白质	全脂奶3%，低脂奶含量在0.5%~2%，脱脂奶一般低于0.5%	偏低

怎样喝水和选择饮品

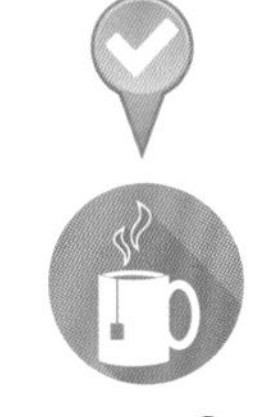

1 杯茶＝0 千卡

糖尿病患者常有口干渴、喝水多、排尿多的表现，为了减少排尿，不少人认为应该控制喝水。其实，糖尿病患者要认识到正确“补水”的重要性。

口渴是阴虚内热、津液耗损的表现。糖尿病患者限制饮水的话，会加重燥热、脱水，甚至引起酮症酸中毒或高渗性昏迷，非常危险。因此，一般糖尿病患者不要刻意限制饮水。

喝水以温白开水或矿泉水为佳。一般情况下，糖尿病患者每天饮水总量为2000～2500毫升。

饮品可以代替白开水，作为补水手段。一杯清茶是糖友们清热解渴的最佳选择。而在选择其他饮品时，就要参考下面的热量值了。如果汁、汽水、牛奶等热量较高的饮品，要计入每日总热量，相应减少其他食物量。

1 杯清咖啡 ＝ 0 千卡

1 杯三合一咖啡 ＝45千卡

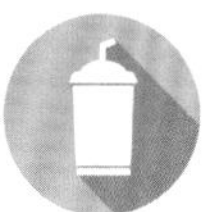

1 杯豆浆＝31千卡

1 杯脱脂牛奶＝71 千卡

1 杯普通牛奶＝132 千卡

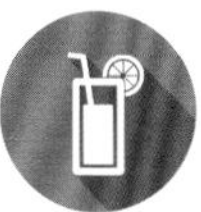

1 杯果汁 ＝ 120 千卡

（因水果品种不同有差异）

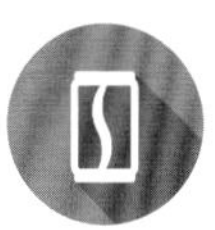

1 罐可乐 ＝ 145千卡

糖友小记

- 糖尿病合并严重的肾功能障碍、出现少尿、水肿者不宜多喝水。
- 晚上临睡前半小时内不宜多喝水，以免造成夜尿频多，影响睡眠。
- 冰镇、含气饮料最伤害脾胃，最好不要选用。
- 果汁等高糖饮料无异于“糖水”，不宜选择。

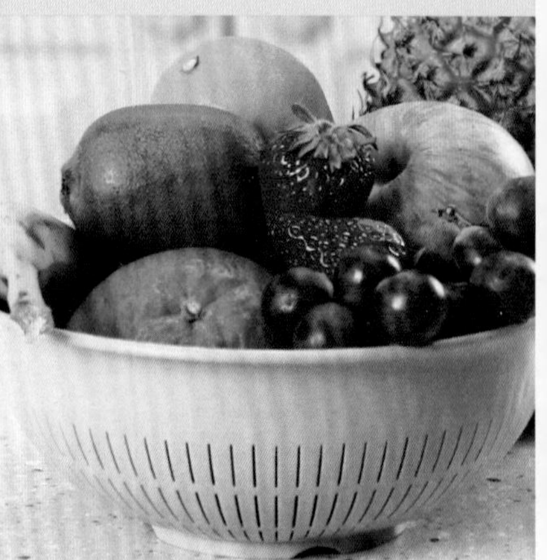

品种数量控制好 水果也能安心吃

一提起水果，很多糖友避之不及，觉得水果太甜，含糖量高，糖尿病患者不能吃。这是因为水果中所含的糖多为葡萄糖、果糖等单糖。单糖是糖类中最小的分子，甜度高，吸收速度快，这也是糖友们害怕吃水果的原因。

但另一方面，水果是饮食的重要补充，除了含糖外，还含有丰富的维生素、矿物质、果胶、纤维素等，且新鲜水果水分充足，其滋阴清热、生津润燥、促进消化、清肠排毒的效果突出，能缓解糖尿病患者烦热口渴、消化不良、便秘等症状，对降血压、降血脂也非常有利。

所以说，水果对糖尿病患者有弊也有利。只要有选择性地食用，并控制好食用量，把水果当作加餐适量食用是完全可以的。

糖友小记

糖尿病患者在血糖控制情况不佳时，确实应该慎食水果。当血糖降至正常水平且平稳一段时间后，适量进食部分水果是没有问题的。

把水果当加餐

水果不要和正餐一起吃，最忌餐后把水果当甜点马上食用，这样每餐的热量肯定会超标。水果最好作为加餐，在上午 10 点或下午 3 点左右食用。

但水果不宜在晚上作加餐吃。因为水果一般偏寒凉，晚间食用易伤人脾胃。

控制每日食用量

糖尿病患者每日食用水果的量一般不要超过 200 克（1 个食物交换份），同时要相应减少主食的量，才能保证血糖平稳。

按含糖量选择水果

选择水果时，应挑选含糖量相对较低和升高血糖速度较慢的。可根据水果的含糖量来调节食用量：低糖水果可以吃，中糖水果减量，高糖水果最好少吃。

低糖水果
每天可食用
150~200 克

每100克水果中含糖量少于10克的水果。如西瓜、椰子、木瓜、草莓、枇杷、樱桃、葡萄、梨、菠萝、哈密瓜、柚子、橙子、猕猴桃等。

中糖水果
每天可食用
100~150 克

每100克水果中含糖量为11~20克的水果。如苹果、桃子、柑橘、芒果、柿子、无花果等。

高糖水果
每天可食用
50~100 克

每100克水果中含糖量高于20克的水果。如香蕉、鲜荔枝、鲜龙眼、鲜枣、鲜山楂等。干枣、蜜枣、柿饼、葡萄干、杏干、桂圆、栗子等干果以及果脯、水果罐头，含糖量极高，应尽量少吃或不吃。

糖友小记

甜味的水果不一定含糖量高，如西瓜、葡萄、哈密瓜很甜，但其水分含量大，而含糖量和升糖指数并不高，属于低糖水果，远远比不上同样重量的香蕉。所以，不要以甜度来衡量水果，而要看它的含糖量。

糖友要控制的食物

糖尿病患者在饮食中并没有什么食物是绝对不可以吃的，只是有些食物热量、糖分、脂肪或胆固醇含量偏高，升糖速度偏快，需要比较严格地限制食用量，尽量少吃。如果吃了，每日其他食物摄入量就要相应的减少，以控制好每天摄入的总热量。

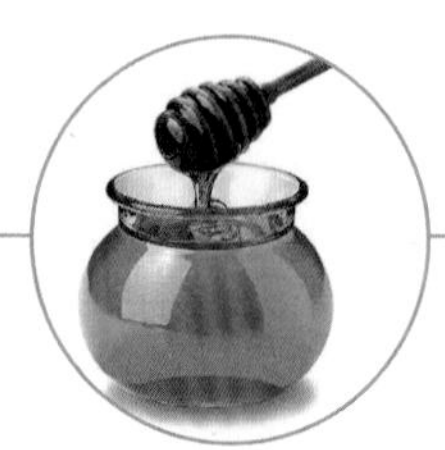

蜂蜜

蜂蜜的主要成分是葡萄糖、蔗糖和果糖，人体吸收较快，对血糖影响较大。

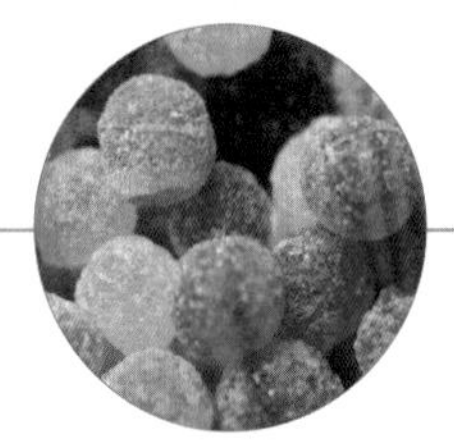

各种糖果

糖果包括各种水果糖、奶糖、巧克力糖等，这些糖果中含有果糖、蔗糖、麦芽糖等，进食后分解迅速，升糖较快，应控制食用。但为了预防随时可能发生的低血糖，糖果不失为一种应急的必备食物。

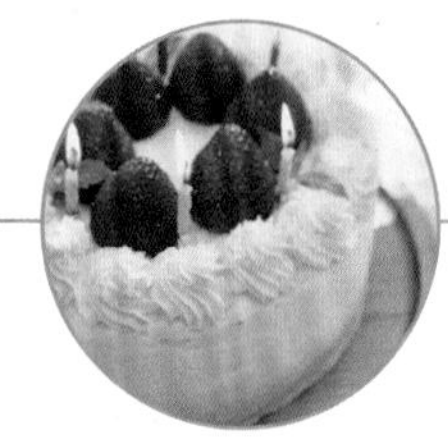

中西式糕点

不论中式糕点（尤其是酥皮点心、月饼等），还是西式糕点（奶油蛋糕），热量都极高，不利于血糖控制。

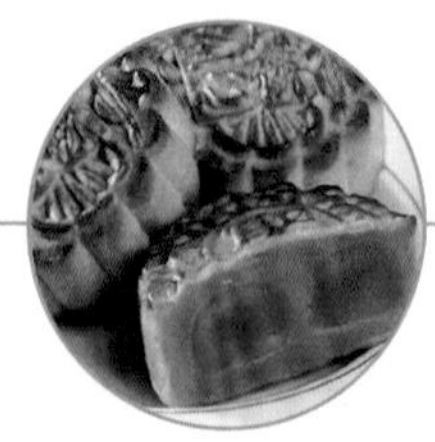

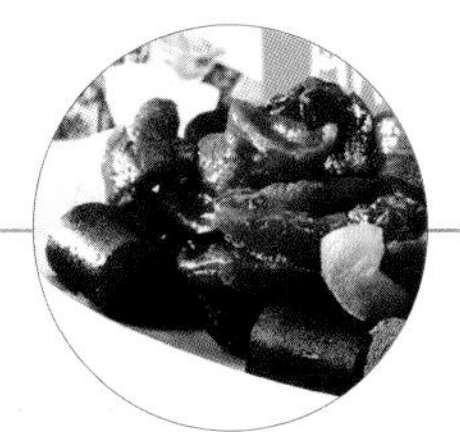

果脯、蜜饯等零食

一些经过糖、盐腌制而成的小零食，如果脯、蜜饯、冰糖杨梅、盐渍话梅、山楂片、水果罐头等，都含有大量的盐和糖，尽可能减免。

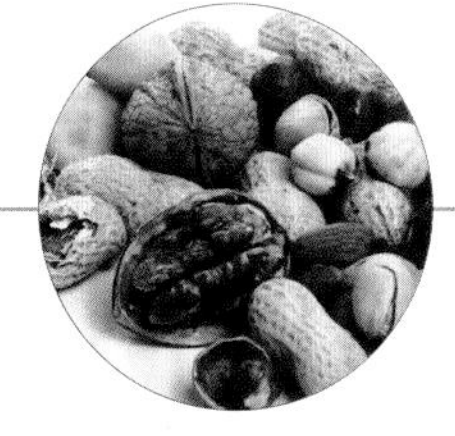

坚果种仁

核桃、瓜子、花生、腰果、松子、榛子等坚果种仁里含有大量的植物油脂，热量很高，应限量食用。

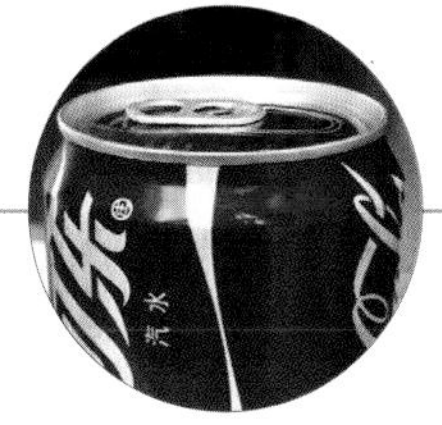

含糖饮料

可乐、果汁等饮料含糖量惊人，尽量少喝。

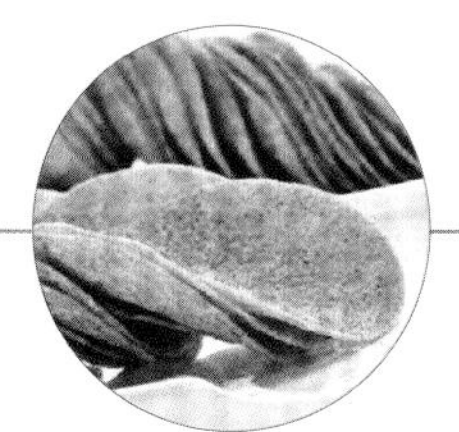

油炸食品

炸薯片、炸鸡排等食物含油量较大，最好少吃。

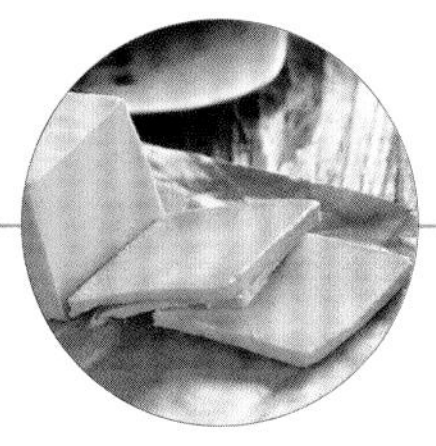

高脂肪、高胆固醇食物

猪油、黄油、奶酪、猪皮、鸡皮、鸭皮、动物内脏、蛋黄、鱼子、虾子、鱼子酱、沙拉酱等食物含脂肪和胆固醇偏高，尽量少吃。

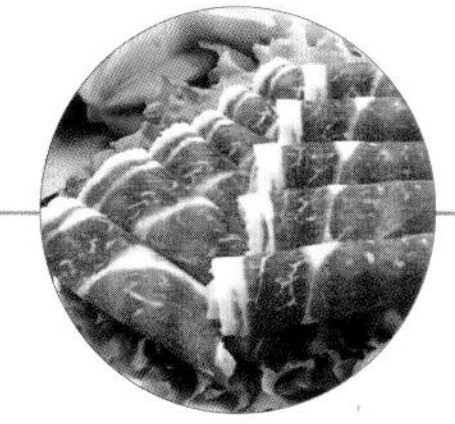

热性食物

狗肉、驴肉、鹿肉、羊肉、韭菜、茴香、辣椒等食物偏热性，容易助热生火、生燥伤阴，不宜多吃。

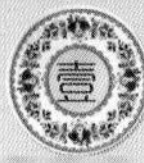

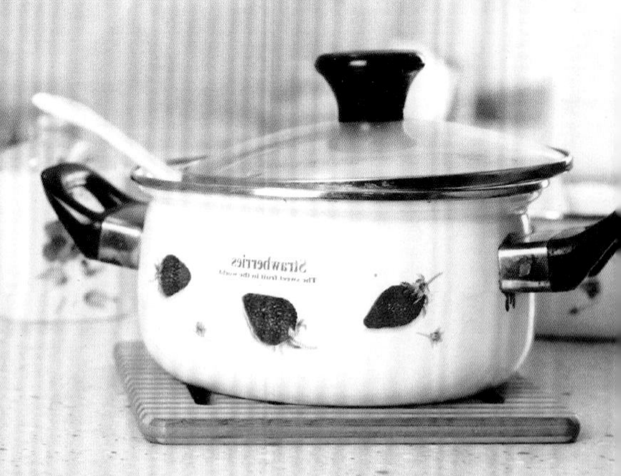

烹调方式宜忌

除了做好食物的选择和搭配外，采用何种烹调方法以及调味料的使用也很重要。合理的烹调方法可以减少营养成分的损失，尽量保留住食物原有的维生素、矿物质和膳食纤维，使蛋白质更容易吸收，减少脂肪的摄入。烹调方式不佳，往往会在不知不觉中摄入了过多的油、盐、糖，不仅口味过重，也会加重糖尿病患者的燥渴感，而且热量超标，对控制血糖十分不利。

从原则上讲，烹饪方法越简单、调味料用得越少，越能保证口味清淡、营养完整、热量不增加。

适合糖友的烹调方式

清蒸

清蒸为食物在锅上隔水加热，靠水蒸气熟化食物。这种烹饪方法不加油，能保持食物的原味和鲜嫩的口感，适合制作主食、鱼虾、海鲜等，无需太多调味，口感清爽。

快炒

快炒是将食物入热油锅快速翻炒至熟的方法，适合切成小块的肉类、蔬菜等。只要用油少、温度不过高，还是比较健康的。

涮、氽烫

涮和氽烫是将食物在开水中短时间加热至熟的方法。适合蔬菜、海鲜等易熟的食物，营养损失较少，但切忌蘸食口味过重的调料。注意，涮羊肉不宜多吃。

凉拌

凉拌菜多为蔬菜类，尤其适合可生食的蔬菜，稍加调味或不调味均可，或添加少许橄榄油，热量相当低。但应注意，少用沙拉酱、肉酱拌蔬菜，否则达不到减油脂、控热量的目的。

炖煮

炖煮为食物直接放在水中加热熟化的方法。适合肉类和部分耐煮蔬菜的烹调，需要一定的调味，但无需加油。炖煮的肉汤最好撇掉浮油，以减少脂肪的摄入。

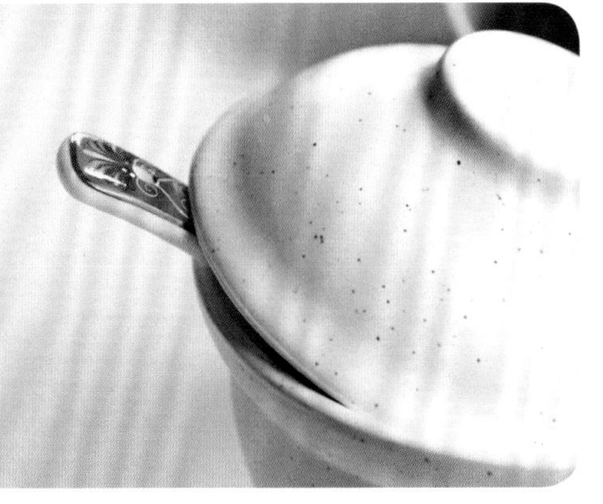

这些烹调方式最好避免

煎炸

煎炸是将食物用高温热油制熟的方法。煎炸过程中用油量很大，多吃会令人津伤口渴。如果是馒头、土豆等淀粉类食物，煎炸时会吸入大量油脂。煎炸肉类时常会裹一层面糊，更是“雪上加霜”，使油脂、淀粉、热量均超标。

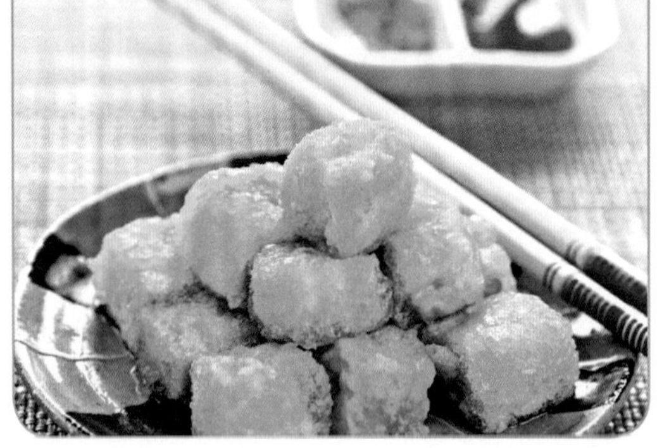

烧烤

烧烤是将食物架在火上加热制熟的烹调法，如烤羊肉串、烤肉等，还会刷上一层油和调料，口味较重，且火烤会加重食物的燥热，健康人吃多了都会感到口渴，糖尿病患者本就口渴多饮，更为不利。

腌渍

腌渍一般是用大量糖或盐将食物浸泡，以保证食物长时间保存的方法。如泡菜、咸菜、腌鱼、熏鱼、腌肉、熏肉等，这种做法的缺点是高糖、高盐，口味过重，高血糖、高血压患者均不宜多吃。

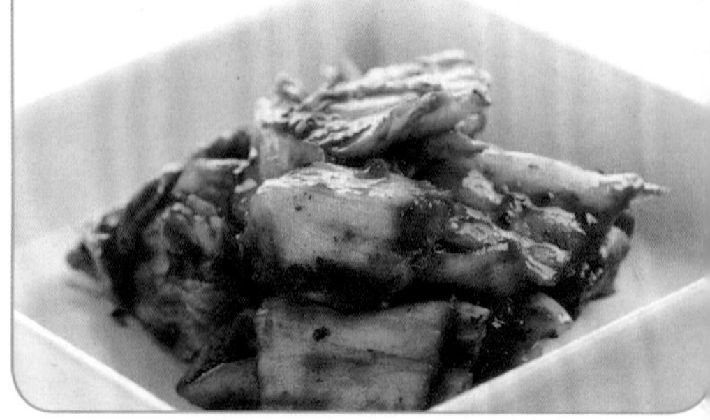

明油亮芡

中国菜讲究外观，上桌前常常要在菜上淋上明油和芡汁，使菜更亮、汤更浓。但淋油会增加油脂摄入，而勾芡用的是淀粉，无形中又增加了糖类的摄入，浓芡更为不宜。

红烧

红烧的过程比较复杂，一般要经过原料腌渍、煎炸、再煮透的过程，适合大块的肉类烹调。红烧菜的色重、汁浓、味香，含有大量的油、盐、糖，为了保证颜色好看，还有“炒糖色”的步骤，即把糖炒成棕红色，对需要饮食控糖者非常不利。

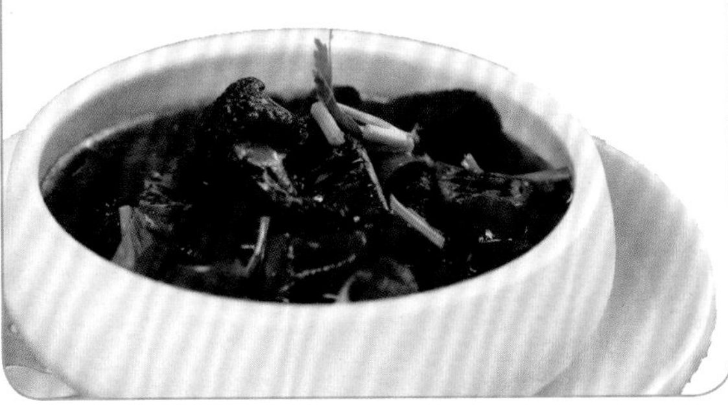

熬白汤

奶白色的鸡汤、鱼汤、排骨汤等香浓诱人，它是先将肉类油炸，然后再加水长时间熬煮，使肉类脂肪充分在汤中乳化而成，一般用于大块肉类。脂肪越多，汤色越浓白。这种方法做出的汤虽然鲜美可口，但高油、高脂，糖尿病患者不宜多喝。

熬粥加碱

很多人煮粥时喜欢放点食用碱，这样煮出的粥口感比较黏稠软烂。但这种方法不适合糖尿病患者，因为粥煮得过烂，使淀粉颗粒充分糊化，升糖指数会更高，不利于稳定餐后血糖。

辛辣调味

辣椒、胡椒、花椒、芥末等辛辣刺激的调料放太多，会耗伤阴津，使人身体燥热，加重糖尿病患者口干口渴的症状。麻辣火锅类的饮食法更是高油、高脂、高辣、高热量，可以说是“火上浇油”，糖尿病患者最好少吃。

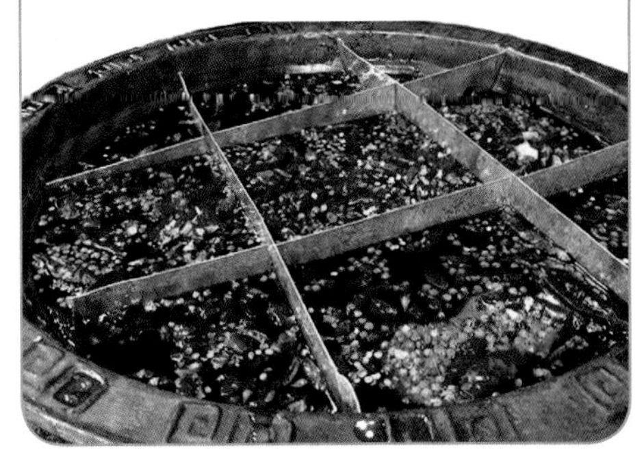

烹调选择什么糖

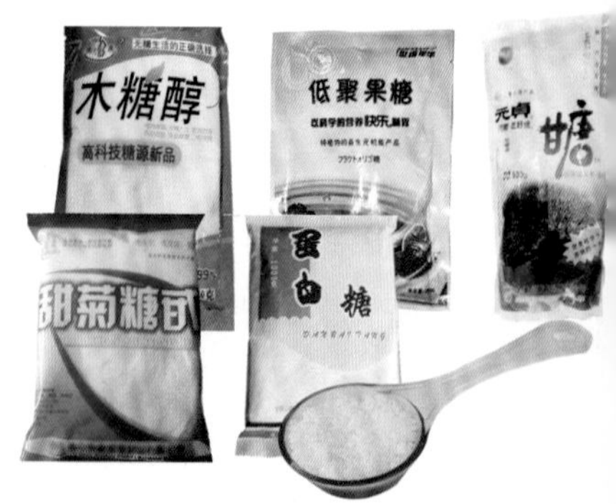

人们日常饮食的调味品以蔗糖为主，包括绵白糖、白砂糖、红糖、冰糖等。蔗糖属于双糖，人体分解吸收很快，容易引起血糖升高，糖尿病患者烹饪中少放糖为宜。偏爱甜味及血糖控制不佳者，烹调中最好用代糖品来替代蔗糖。

代糖品为低热量或无热量的甜味剂，主要有以下几种。

木糖醇

甜度是蔗糖的一半，升糖指数仅为葡萄糖的15%，吸收率低，在体内代谢过程中不需要胰岛素的参与。但它也会提供热量，因此要限制用量，每日用量不宜超过50克。

果糖

甜度是蔗糖的 1.5 倍，升糖指数为葡萄糖的 30%，是一种营养性甜味剂。少量食用既可以满足口感，又不至于引起血糖的剧烈波动。但同样不可放开吃，进食过多，还是会影响血糖的。

甜叶菊糖

甜度是蔗糖的 300 倍，不提供热量，不含营养素，不会引起血糖的波动，是理想的甜味剂。

氨基酸糖或蛋白糖类

甜度是蔗糖的200倍，同等甜度下，产生热量几乎可忽略不计，但不适于150℃以上的烹调方法。

元贞糖

元贞糖是由蛋白糖、甜菊糖、罗汉果糖及甘草甜素等制成的蔗糖代用品，是“三高”者的专用甜味剂。可作为牛奶、豆浆、咖啡等饮品的无热量白糖代用品，甜度高，糖尿病患者可放心食用。

怎样选择烹调油

日常食用的烹调油包括植物油和动物油。不论哪种油，脂肪、热量都是一样高的，因此，都要控制好总摄入量，做到每日烹调用油不超过25克。

糖友首选植物油

动物油一般炒菜更香，也常用于糕点制作，但对于糖友来说，不如植物油健康。动物油中，饱和脂肪酸和胆固醇含量高，而植物油中的不饱和脂肪酸含量更高，对降低血脂、保护心血管更为有利，有助于预防糖尿病并发症的发生，是“三高”人群的首选用油。

植物油品种轮换用

单一油种的脂肪酸构成不同，营养特点也不同。所以，应经常更换烹调油的种类，最好是多种植物油轮换着用，或选择调和油。

糖友小记

调和油是用2种以上的植物油调配而成，通过选择不同种类的植物油，合理配比脂肪酸的种类和含量，对人体健康更为有益。

动物油包括：猪油、黄油（牛油）、奶油等。

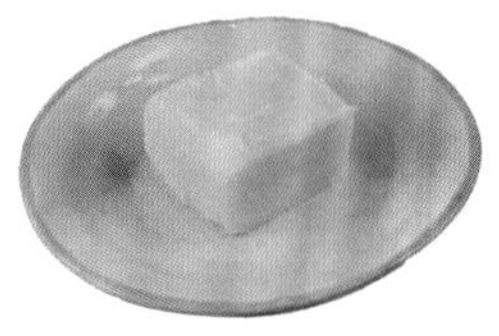

每日烹调用油不超过25克（约30毫升）

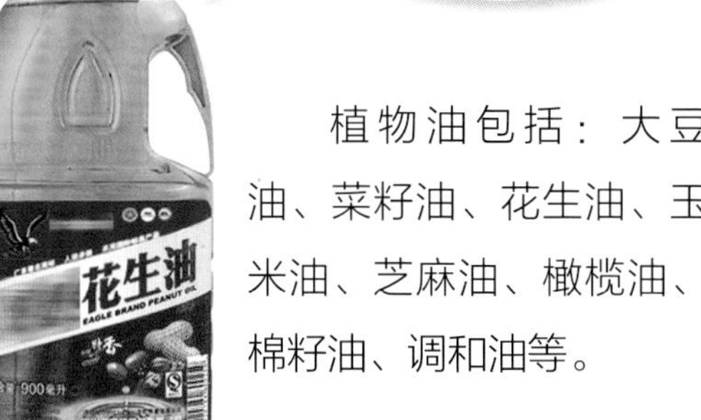

植物油包括：大豆油、菜籽油、花生油、玉米油、芝麻油、橄榄油、棉籽油、调和油等。

小心看不见的盐

北京市政府发放给市民的盐勺，
1勺盐 = 2克

食盐不仅能刺激食欲、增加饮食量，而且具有增强淀粉酶活性、促进淀粉消化和吸收的作用，可引起血糖浓度升高而加重病情。长期摄入过多的盐，还会诱发高血压、动脉硬化、冠心病、高脂血症和肾功能不全，加速糖尿病并发症的发展。因此，糖尿病患者必须采取低盐饮食，摄入量应控制在每日6克以下，如有高血压、高血脂等心血管并发症者，摄入量最好能控制在每日4~5克。

每日盐摄入量是指一天中所有进食的总盐量，包括酱油等调料和其他食物中的盐量。所以，减去这些“隐藏”起来的食盐摄入，真正在烹调中加入的盐应该再减少1克，4克左右比较合适。

用普通的啤酒瓶盖，去掉垫圈，盛满盐抹平，即为6克。不去掉垫圈，松松地抹平，即为5克。

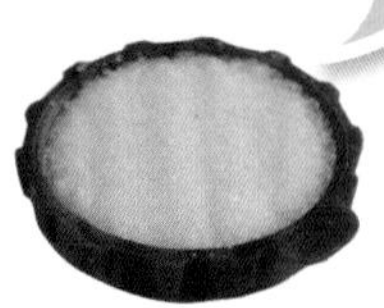

糖友小记

- 限盐也要适可而止，不要出现限盐过度的情况，否则会造成血钠、血钾过低，出现浑身无力、走路四肢发软、头晕眼花等脑供血不足等问题。
- 夏季出汗较多时，饮食中可适当增加些盐。
- 身高较高或体重较重者，盐的摄入也可适当增加。

小心高盐食物

计算每日盐的摄入量时，由于食物和调料中的盐都要算进去，所以，别光限定盐罐里的盐，其实还有大量看不见的盐被我们吃了进去。以下这些食物要格外小心。

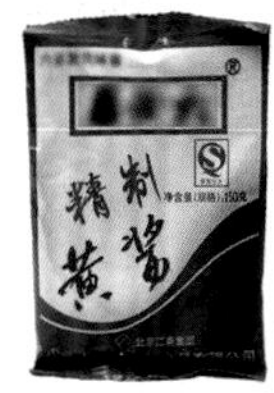

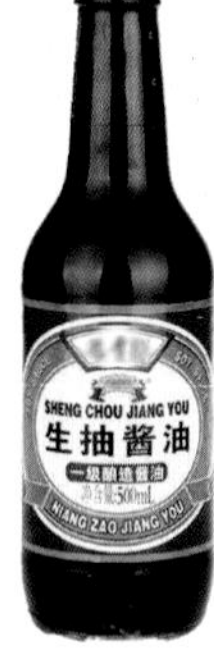

腌制食物，如腌肉、腊肉、咸菜、泡菜、酱菜、酱豆腐、咸鸭蛋等均为高盐食物。

方便面、炒饭、比萨、炸薯条以及香肠、火腿等熟食除了含盐量比较高外，脂肪、糖含量也均超标，不宜多吃。

加工食品含盐量较高，如罐装的肉、鱼、蔬菜等制品为了延长保质期，含盐量极高。

不少小零食，如话梅、饼干、果脯、海苔、咸味花生、肉松等，也含有大量的盐。

酱油、味精、鸡精、鱼露、美极鲜以及浓肉汁、调味汁、浓汤宝等调味品含盐量都较高，烹调中均不要多放。

北方人爱吃的黄酱、甜面酱、麻酱等，都含有大量盐分，在烹调和蘸食时均不宜多用。

虾皮、海鱼、贝类、海带、紫菜等海鲜类食物来自海洋，本身含盐量就比一般食物高，晒干后就更咸了，所以，不要把鱼干当零食。

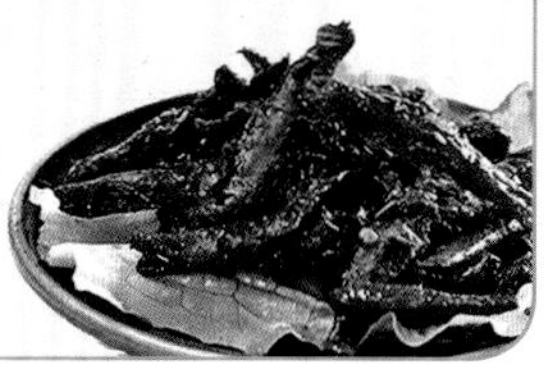

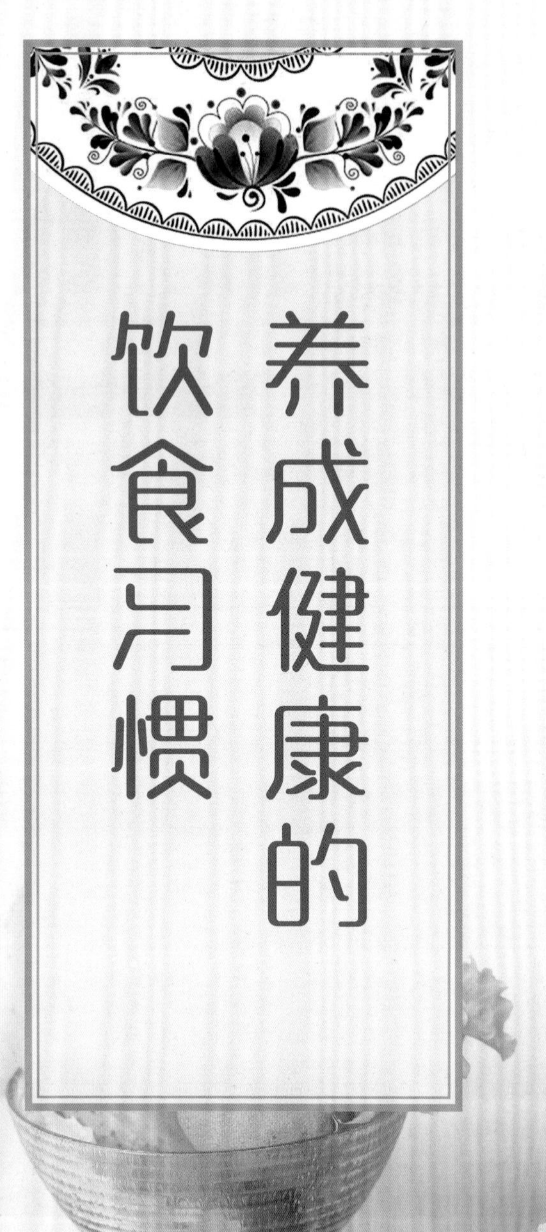

养成健康的饮食习惯

习惯的养成不是一朝一夕的事情，我们现有的饮食习惯往往是家族性的，比如从小就是这样吃，全家都是这样吃，习惯成自然，并不觉得有什么不妥，这才是最难改变的。而不良的饮食习惯日积月累，会对消化系统的健康造成极大的影响。

让我们认真检查一下自己的饮食规律和进食方式，看看其中有哪些不健康的因素，不妨全家人一起来改变，还能起到相互监督、相互促进的作用，对全家健康都有益。

糖友小记

研究表明，养成一个习惯的时间是21天。那么，就从现在开始，先定一个“小目标”：把健康的饮食习惯坚持21天。也许21天之后，你就能感受到意想不到的变化。

定时定量，切忌进食无规律

不少上班族来不及吃早餐，午餐将就一下，最丰盛的一餐是晚餐。有些经常出差在外的人，为了赶时间，长时间不进食，等到了目的地再大吃一顿。还有的工作狂加班到废寝忘食的程度，也有些人不得不赶赴酒宴，暴饮暴食，觥筹交错。这些都对健康非常不利。不按时按点吃饭，或有上顿没下顿、饥一顿饱一顿，最易影响血糖的平稳，还容易引起低血糖，是糖尿病患者的大忌。

要想控制好每天的总热量摄入，就要合理安排一日三餐的时间及食量，养成定时、定量进餐的生活规律，无论在家还是外出，都尽量不要打乱。

三餐及加餐如何安排时间和分配进食量，详见本书第 22 页。

养成定时、定量的进食习惯还可以从以下三个细节入手。

设置手机提醒

现在的智能手机功能很多，可以把理想的进食及加餐时间设定好，到时闹铃提醒，以免工作一忙就忘记了。

分餐进食

共同进餐前，先盛出自己食用的一份餐，吃完后不再加餐，以保证进食量固定，不会过多或过少。

不打扫剩饭

拒绝打扫残羹剩饭的工作，不要怕浪费，吃不完的宁可倒掉，也比吃出病来要强。

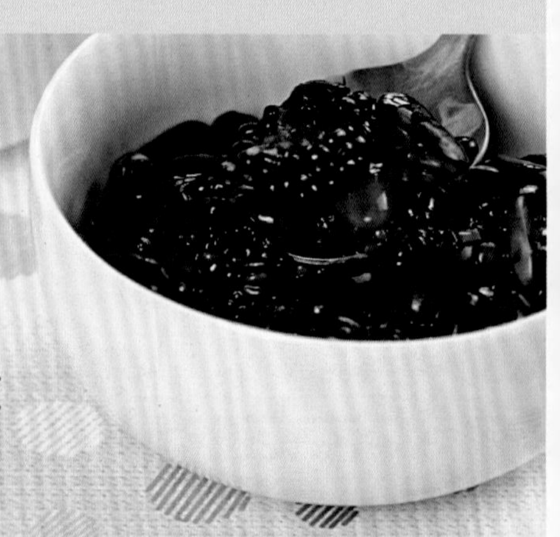

少食多餐，合理加餐稳血糖

糖尿病患者一次进餐太多、过饱的话，容易使餐后血糖升得过高，引起血糖大幅波动，不利于血糖控制。所以，提倡糖尿病患者采用少食多餐的进食法。三餐不要吃得过饱，切忌暴饮暴食，每餐以七八分饱为宜。

糖友小记

到底怎样才算是七八分饱呢？一般是感觉到饱，但还可以吃得下，不过再吃就觉得撑了。一般人的胃在已经七分饱的时候会给大脑发停止进食的信号，但是需要20分钟，在发信号的过程中，又继续吃了很多食物，肯定就过度了。所以，放慢进食速度、稍有饱感就放下碗筷，每餐少吃一两口，才是刚刚好。

正餐摄入不充足，会造成两餐之间有饥饿感，此时适当加餐，既减少了正餐的摄入量，使餐后血糖更平稳，同时又可以有效地预防低血糖的出现。特别是血糖极不稳定、经常发生低血糖和注射胰岛素的患者，适当合理地加餐能使病情稳定，并能减少药物的用量。

加餐的注意事项

如有特殊情况，如体力活动增加、高强度运动、远距离乘车、参加使人过度兴奋或过度悲伤的活动、加班等，最好能提前加餐，以预防低血糖的发生。

外出时随身携带点心、糖果，这对于糖尿病患者来说，也是一种应急的加餐形式，是预防突发低血糖所必需的自我保护措施。

加餐的时间最好能够相对固定。如果是注射中效胰岛素的糖尿病患者，不需要一日三次加餐，最关键的一次加餐应在下午 3~4 时。

加餐的热量都要计入全天摄入的总热量中去，也就是说，加餐是从上一顿正餐中匀出来的，而不是另加的，所以，必须相应减少正餐主食量。

加餐不可随意吃零食和小吃，尤其是花生、瓜子等休闲食品，往往一吃就停不下来，这类零食含油脂及热量都较高，任意食用会导致总热量超标，不利于血糖控制。实在想吃的话，一定要控制在手心一小把的量。

加餐吃什么，吃多少

上午、下午加餐　各 0.5 个交换份

100 克水果（如 1 个苹果、2 片西瓜等）或 250 克蔬菜（选择低糖、富含水分的蔬菜，如 1 根黄瓜、1~2 个番茄等）

晚间加餐　1~2 个交换份

25 克主食（如 1 个小花卷或小馒头、1 片面包、3 块饼干等）和 1 杯牛奶（或酸奶）。

糖友小记

- 水果、蔬菜比较寒凉，不适合作为晚间的加餐，白天吃最宜。
- 牛奶或酸奶是高蛋白食物，牛奶配淀粉类食物，最适合晚间加餐。可延缓葡萄糖的吸收，对预防夜间低血糖有利。

细嚼慢咽，有助于控制食量

狼吞虎咽、囫囵吞枣、进食过快是引发食量超标的重要原因。

有些人吃饭风卷残云、狼吞虎咽，5 分钟就完成进食。这可能是因为性子急，也可能是为了赶时间。且不论何种原因，如此咀嚼不充分，就会把更多的消化任务留给肠胃。而且，进食过快往往会造成进食过量，从而使热量超标，餐后血糖、血压均会飙升，不仅消化系统不堪重负，心脏负担也会加重，严重的甚至会引起突发性的心肌缺血而发生心肌梗死，危及生命。

还有一种情况，就是由于老年人牙齿不全、咀嚼困难，造成食物未经充分咀嚼就吞咽。长期如此，必然会增加肠胃的负担，人体消化和代谢能力都会受损。

所以，进餐时切记细嚼慢咽的原则，尽量吃得慢一点，每一口食物都要经过充分咀嚼再咽下。每餐的就餐时间应达20～30分钟为宜。这样可以减轻胃肠负担，也能给大脑留出接收“吃饱信号”的时间。

糖友小记

- 由于大脑需要20分钟才能收到吃饱的信息，吃得过快很容易在不知不觉中吃进太多食物，所以，进餐时要细嚼慢咽、充分咀嚼。这样有利于食物的消化，减轻肠胃负担，增强饱腹感。
- 有人说充分咀嚼的标准是：每一口要咀嚼30下再吞咽。当然无需这么夸张和教条，记得多嚼一会儿就可以了。

进餐时不要做这些事

带情绪吃饭

吃饭是一件愉悦的事，避免带着不良情绪吃饭，生气、悲伤、苦闷、思虑等都会影响人的食欲和消化功能。切忌在饭桌上发牢骚或教训孩子，也不要讨论复杂或令人扫兴的问题，可以谈论一些轻松愉快的话题，把烦恼暂时抛开。

一心二用

不少人一边吃饭一边用电脑，或玩手机；也有人虽然坐在餐桌旁进食，但脑子里想的全是工作。这样心思完全不在食物上，吃完也不知道吃了什么和什么味道，非常影响消化功能。

果汁饮料佐餐

市售的果汁饮料基本上就是糖水，一定要改掉正餐搭配果汁饮料的习惯，不妨喝些茶水来佐食。

餐后再来一份甜点

餐后甜点是西餐的传统，往往正餐吃完后再来 1 份冰淇淋等甜食。正餐已经获得了足够的热量，如果再吃高油、高脂的甜点，热量不超标才怪！

加糖蘸酱

江浙人不仅在烹饪中加糖多，在喝豆浆、粥时都要放。西南人无辣不欢，随时拿出一瓶辣酱佐餐。北方人吃烙饼、拌面、涮锅，都离不开又咸又甜的酱料。就餐时加料过多，会刺激口味，让人吃得更多，热量超标，重口味还会伤津耗液，加重燥热口渴症状，不利于糖尿病患者的健康。

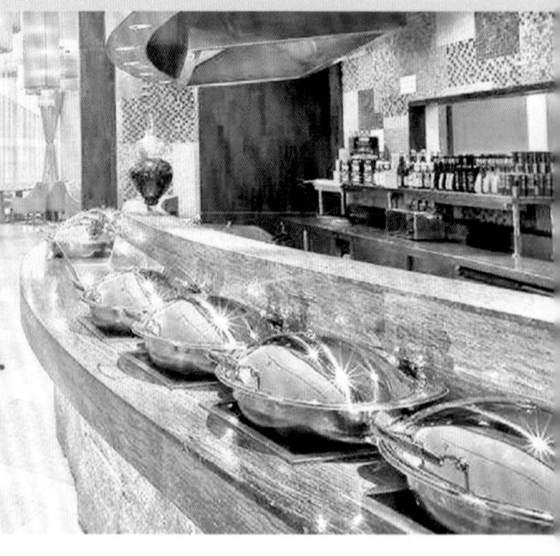

外出就餐，容易失控的环节

日常在家时，控制饮食还相对容易，而外出就餐时，面对一桌的美食，考验意志的时候就到了，要想“管住嘴”真的不太容易。有哪些方法能控制好这个容易失控的环节呢？

食堂或快餐店

上班族日常的工作餐一般都在食堂或快餐店购买，以套餐、盒饭、份饭为主，往往是荤素搭配，有主食（饭、面或汉堡）、菜、汤和水果。但对于糖尿病患者来说，一份套餐的量往往过大，超出了每餐的热量标准。此时你可以这样做。

- 套餐要小份，面要小碗。自选份饭中少要一份菜，或在吃之前先分一些给他人。
- 如果是有浓芡或汤汁的菜，尽量别用它来拌米饭，否则，你会摄入太多糖和油。
- 先喝汤，可以减少进食量。
- 吃快餐也不能太快，别忘了细嚼慢咽。
- 不要吃水果，把它留在下午3点当加餐吃。
- 吃中式快餐，面条或米粉点清汤的，不要点排骨汤等较油腻的汤底。不宜点油大的盖浇饭，如鱼香肉丝、地三鲜、烧茄子等。炒面、炒河粉热量很高，少吃为妙。
- 吃西式快餐，如巨无霸、派、奶昔和炸鸡腿、炸鸡块、炸薯条、大杯可乐等，尽量少吃。

自助餐

自助餐非常容易让人食量大增，要想食不过量是很难的。所以，糖尿病患者应尽量少吃自助餐，以远离诱惑。不得不去的时候，不要想着如何吃回成本，要谨记右面的原则，并努力遵守。这是有点考验意志，如果你做不到，请让与你同去的人监督。

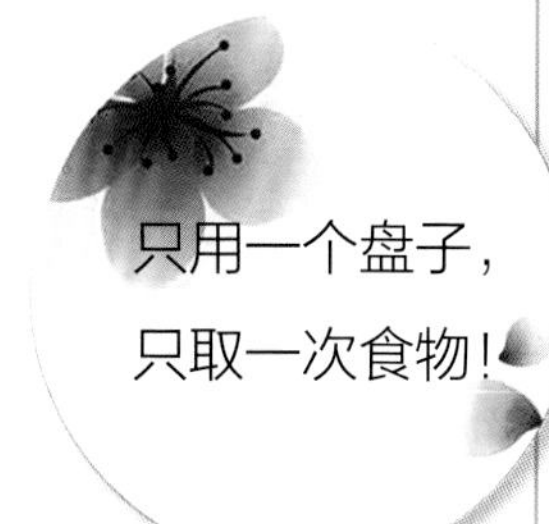

酒宴

酒宴是暴饮暴食的代名词，但有时也确实躲不开，如交际应酬、亲朋欢聚、喜庆节日，酒宴都是主旋律，糖尿病患者一定要有巧办法来应对。

- 别忘吃药。外出就餐时常常会因聊天分心而忘记吃降糖药。
- 注意上菜的时间和顺序。由于菜品较多，上菜和就餐时间漫长。一旦等餐时间过长，或凉菜时间过久、而热菜和主食迟迟不上，未及时进食，加上药物作用，就很容易发生低血糖。如果餐前已经用药，应主动要求先给自己加一份主食。
- 注意荤素搭配，别忘了多吃绿叶菜，记得吃主食，少吃煎炸和高油脂的食物。
- 过咸、过辣、过油的菜品要少吃，先吃菜、后吃肉，可以减少热量的摄入。
- 注意总量的控制，每道菜适可而止，靠咀嚼和聊天填充时间，低头闷吃最容易过量。
- 限量饮酒。一般饮用葡萄酒不超过100毫升，啤酒不超过350毫升，不要喝白酒，尤其不要空腹饮酒。可选择茶饮或白水，不喝或少喝含糖饮料。
- 吃不完的食物可打包带走，切莫勉强硬塞，撑到十二分饱。

中医药膳，传统的养生智慧

糖尿病是一种慢性病，用中医来调养是非常合适的。对于早期糖耐量异常者，通过一些药膳就能得到改善，可避免服药。对于已经在服降糖药者，配合药膳调理，也能起到改善不适症状、延缓病情发展、预防并发症的作用。中西医若能协调配合，相辅相成，对于糖尿病的控制和提高疗效可以起到意想不到的效果。

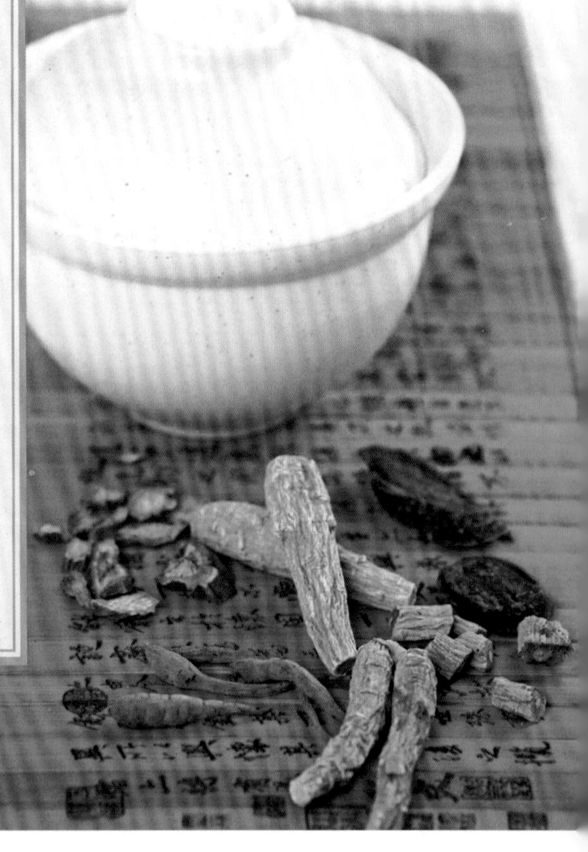

中医所说的“消渴”是怎么回事

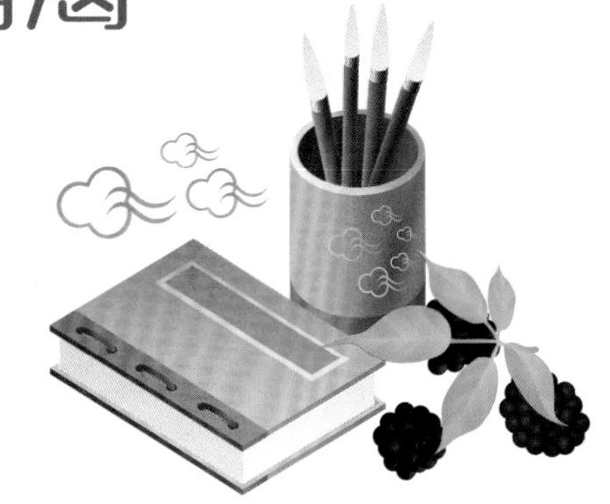

糖尿病在中医属于“消渴”的范畴，但又不完全等同于消渴。中医对消渴病的治疗积累了丰富的经验，自古就有很多相关的病例和方药流传。

中医典籍中的“消渴”

消渴作为病名，早在《黄帝内经》中就已有记载，最早见于《素问·奇病论》，但其中在多数情况下，称之为“消瘅（dàn）”，指内热、饮食不充肌肉，揭示了此病的主要病理和症候。又指其多见于“肥贵人”，所谓“肥贵人则膏粱之疾也”，揭示了此病的常见人群和饮食紧密相关的病因。

以消渴病作为专篇论述并介绍治法的，最早见于东汉张仲景的《金匮要略》，但其中所讲述的“消渴”与现代所说糖尿病或尿崩症并不完全吻合。

唐代孙思邈《千金方》和王焘《外台秘要》认识到消渴病有小便甜、易生痈疽等情况，为预防生痈疽，孙思邈提出“长服瓜蒌汁以除热”，这也可以看作是此病最早的日常药膳食疗法。

消渴症以难治著称。《素问·气厥论》中说：“肺消者，饮一溲二，死不治。”“缓则治其本”，多数情况下，消渴病是以缓图、治本为前提，而这也是中医药膳食疗最为擅长的领域。

三消的划分

《黄帝内经》将消渴分为上消、中消、下消。三消反映出消渴病表现各异的不同发展阶段。

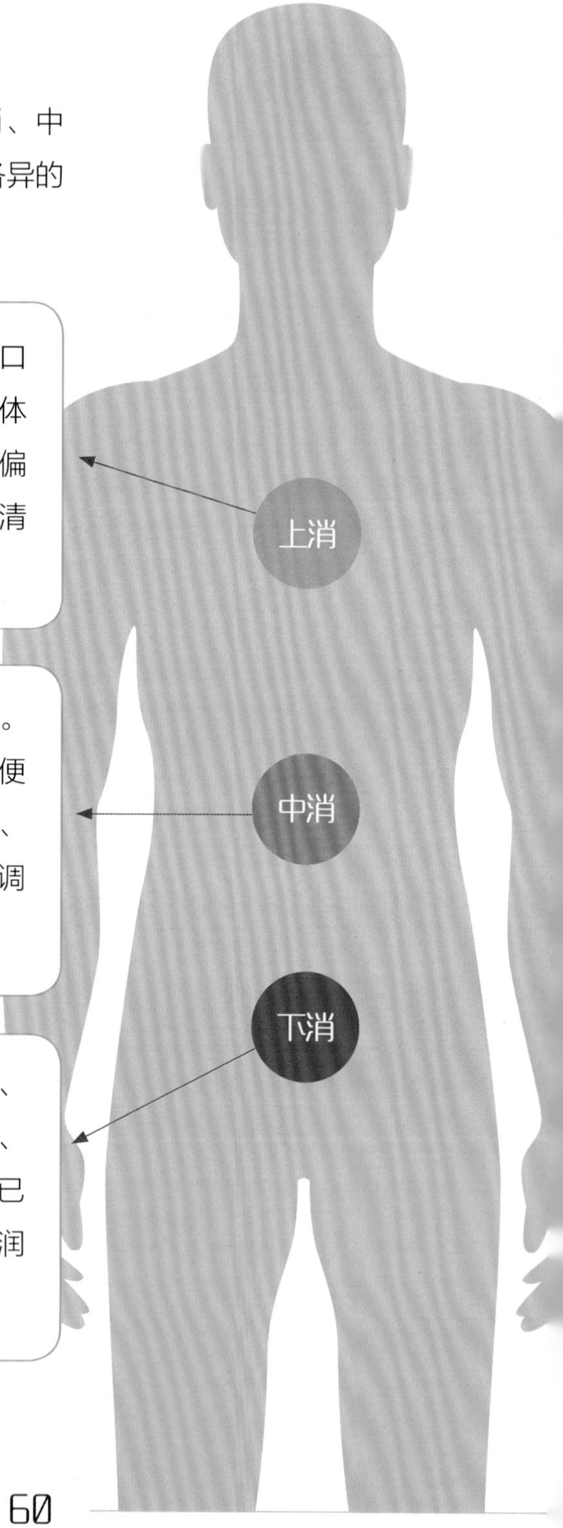

上消

属肺，肺热伤津。多饮而口渴、口干不止，小便如常，多形体肥满、体力减退，血糖、尿糖偏高。此时病情仍算轻微，调理以清热生津、润肺止渴为主。

中消

属胃，胃热炽盛，消谷善饥。进食多而容易饥饿，饮水多而小便短赤，消瘦、乏力、便秘，血糖、尿糖偏高。此时病已伤及内脏，调理以清胃泻火、养阴生津为主。

下消

属肾，肾阴亏虚或气阴两虚、阴阳两虚。口渴多饮且尿频量多、浑浊如膏，腰膝酸软。此时病情已趋严重，调理以补肾滋阴、益气润燥、调和阴阳为主。

《活法机要》描述了三消的症状及病理。“上消者，肺也。多饮水而少食，大便如常，小便清利，知其燥在上焦也。消中者，胃也。渴而饮食多，小便赤黄，热能消谷，知其热在中焦也。消肾者，初发为膏淋，谓淋下如油膏之状 ，至病成，面目黧黑，形瘦而耳焦，小便浊而有脂液。”

可以看出，消渴多从上消开始，越往下发展，病情越严重。发展到中消时，有明显症状，而发展到下消时，治疗起来就比较困难了。所以，早发现、早调理才是防病治病的关键所在。

调养原则

中医认为，消渴病以气阴虚为本，燥热为标，病变脏腑主要在肺、胃、肾，尤以肾为关键。三脏之中，虽有所偏重，但往往又互相影响。因此病的病程较长，且病因复杂、病情多变，需要根据个体情况，辨证治疗和调养。

但从总体调养的原则上看，应以调补气阴为主，健脾胃、补肾虚是重点，兼顾化痰瘀、通血脉，才能有效地控制和稳定病情，并减少合并症。

糖友小记

中医角度看，糖尿病有以下病因。

- 先天不足：母体胎养不足而致某些脏器的功能有损。
- 饮食不节：长期过食肥甘厚味使运化功能下降，“脾虚致消”，胃中燥热使消谷善饥加重。
- 形体肥胖：胖人多痰，耗损阴津，化生燥热。
- 劳逸失度：思虑劳神或体力损耗过度，暗耗阴血造成气阴虚，而体力活动过少引起肥胖也为失度。
- 房事不节：房事过劳、恣情纵欲而致肾精亏损者易发病。
- 情志失调，肝气郁结：长期的精神刺激、情志不和、烦忧恼怒易郁肝气、积心火、伤肺气、灼胃津、耗肾液而发病。
- 外感六淫，毒邪侵害：六淫（风、寒、暑、湿、燥、火六种外感病邪）、毒邪内侵，伤及脏腑，化燥伤津，也易致发病。
- 血瘀、久病：瘀血内停易化火灼阴，而致发病；“久病必瘀”，有其他慢性病日久者也易引发糖尿病。

药膳食疗，辅助降糖效果好

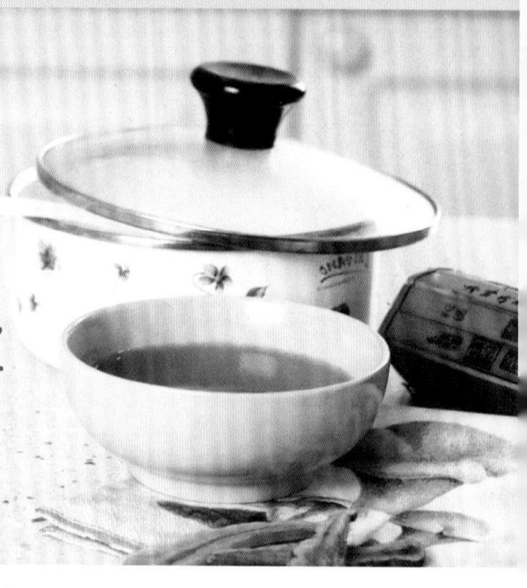

药膳是特殊食品

药膳疗法在我国有着悠久的历史，自古就有“医食同源、药食同源”之说。药膳是以中医药学的理论为指导进行药物和食物的配伍、烹调，遵循辨证论治的原则进行临床施膳。它既是营养丰富的食品，又是具有一定疗效的中药方剂，药物与食物紧密结合，兼营养身体和治疗疾病于一体，是中医传统疗法之一。

药膳取药物之性，食物之味，药借食力，循经入脏，调补功能较强；食助药威，治疾而不损正气，服药而未伤胃气；二者相辅相成，相得益彰，是治疗糖尿病这样的慢性疾病的最好方法。

药膳所用的材料一般以食物为主，药物的选用多为平和温缓之药，有些还是药食两用的材料（详见本书附录“降糖药膳常用中药速查”）。能够入食的中药材除了药效较温和外，一般都没有难以下咽的异味，是大多数人在日常饮食中可以接受的。因为药膳要常吃才见效，不好吃就一定会吃得少，或不能坚持。那么，药效当然也大打折扣了。药材的选择应做到少而精、疗效快、安全性高、副作用小、制作方便。

我国的医学典籍中不乏治疗糖尿病的药膳良方，民间也流传着不少降糖食疗方，稍作整理改良，也完全能在现代生活中实行。

降糖药膳的主要形式

降糖药膳根据加工成品的性状、成分和烹调方式的不同，分为以下几类。

主食

以面粉、粳米、小米、玉米面、黄豆面等为基本原料，加入一定量的药物，经加工制成米饭、粥、面食、糕点等。

其中，粥是药膳中比较多见的。因为药材可先煎煮成汁，再用此汁来煮粥，异味较少，容易入口，且药物成分保存完整。只要不是熬得太烂，是适合糖尿病患者食用的。

菜肴

以蔬菜、肉类、禽蛋类、水产品等为主要原料，配以一定的中药，经烹调制成。多采用可以药食两用的材料，以便入口食用。

汤羹

以肉类、禽蛋类、水产类、蔬菜等原料为主材，加入一定量的中药，经煎煮浓缩而成的药膳。所用中药一般都具有味美芳香、甘淡平和的特点。汤羹的长时间煎煮最能充分煮出药材的有效成分，与药汤的做法接近，非常适合疾病调养。

茶饮

茶饮有冲泡而成的，也有煎煮而成后代茶饮用的。茶饮的最大优点就是方便，糖尿病患者可以在日常感到口渴时随时饮用，时间上不受限制，长期饮用十分见效。

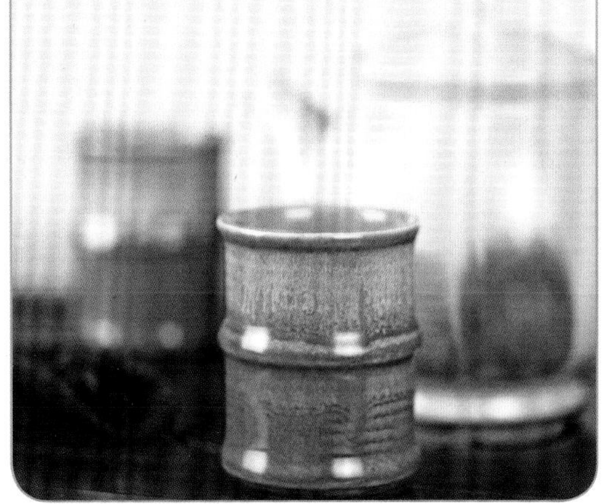

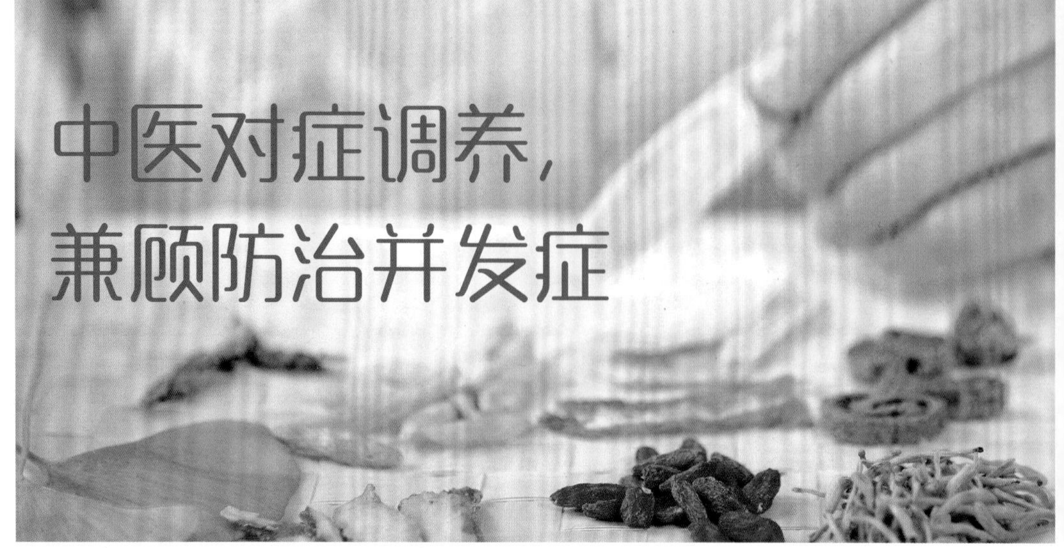

中医对症调养，兼顾防治并发症

中医认为，饮食不节是导致糖尿病的重要原因。在具体实施上，中医饮食调养并不像西医那样有严格的数字控制，计算斤两，被数值所累，而是以“富病穷养、七八分饱、粗茶淡饭”为原则，并重在辨证调理，改善不适之症。

中医调养的关键还在于“对症”，应当根据不同的病情，结合血糖及并发症情况，有的放矢、辨证用膳，并结合糖尿病饮食总量控制原则，才能获得到预期的效果。

糖尿病主要有肺胃燥热、阴虚津亏、阴阳两虚等类型。

肺胃燥热

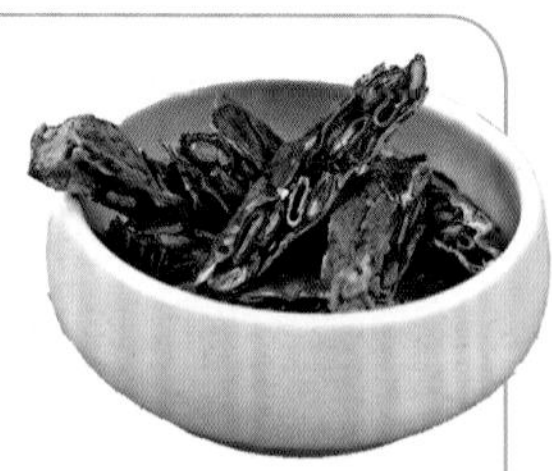

主要表现：烦渴多饮，消谷善饥，口干舌燥，身体消瘦，小便频数，大便燥结，舌红脉数。

调养原则：清泻肺胃燥热，养阴生津润燥。

常用药食：绿豆、水芹、百合、葛根、银耳、梨、山药、瓜蒌、枸杞子、麦冬、西洋参、桑椹等。

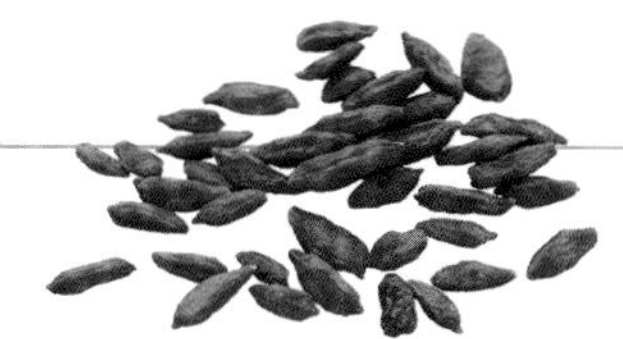

阴虚津亏

主要表现：口渴多饮，尿频色清，手足心热，口干舌红，脉沉细数。

调养原则：滋阴润燥，泻火补肾。

常用药食：鸭肉、海参、山药、桑椹、甲鱼、枸杞子、五味子、生地黄、沙苑子、葛根、乌梅、冬虫夏草等。

阴阳两虚

主要表现：尿频清长，口渴多饮，口干少津，舌淡苔白，脉沉迟。

调养原则：补肾温阳，固精缩尿。

常用药食：枸杞子、沙苑子、山药、核桃、莲子、芡实、鹌鹑、乌鸡、生黄芪、熟地黄、太子参、玄参、苍术等。

糖尿病持续发展的结果就是出现多种并发症，所以，中医调养的另一个重点是预防和延缓并发症的发生、发展，改善糖尿病患者的生活质量。

糖尿病合并高血压

主要表现：口渴多饮，头目眩晕，烦躁易怒，尿浊，舌质红，脉弦或细数。

调养原则：清肝泻火，滋阴潜阳。

常用药食：芹菜、冬瓜、菊花、桑叶、空心菜、玉米须、陈皮、海蜇、茯苓、生地黄、夏枯草、车前子、龙胆草、车前草、薏苡仁等。

糖尿病合并心脏病

主要表现：口渴多饮，尿频量多，心悸气短，舌质暗紫，脉细数或迟涩。

调养原则：养心滋阴，活血化瘀。

常用药食：鳝鱼、海带、山楂、丹参、太子参、三七、天花粉等。

糖尿病合并肾病

主要表现：口渴多饮，尿浊量多，腰膝酸软，或神疲乏力，畏寒怕冷，遗尿，脉沉迟。

调养原则：滋阴补阳，温肾健脾，益气固涩。

常用药食：山药、枸杞子、沙苑子、桑椹、莲子、核桃、芡实、金樱子、车前子、车前草、覆盆子、五味子、黄芪、苍术等。

糖尿病合并眼病

主要表现：口渴多饮，多食，尿浊量多，两目昏花，目赤涩痛，舌红脉细数。

调养原则：益气养阴，清肝明目。

常用药食：菊花、山楂、枸杞子、决明子、谷精草、桑椹、胡萝卜、沙苑子等。

糖尿病合并周围神经炎

主要表现：口渴多饮，心悸，眩晕，便秘或泄泻，汗证，腰膝酸软，四肢无力，健忘嗜睡，舌苔白，脉沉细。

调养原则：补元益气，对症治疗。

常用药食：山药、虾、扁豆、甲鱼、灵芝、玄参、冬虫夏草等。

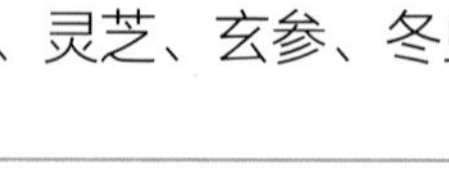

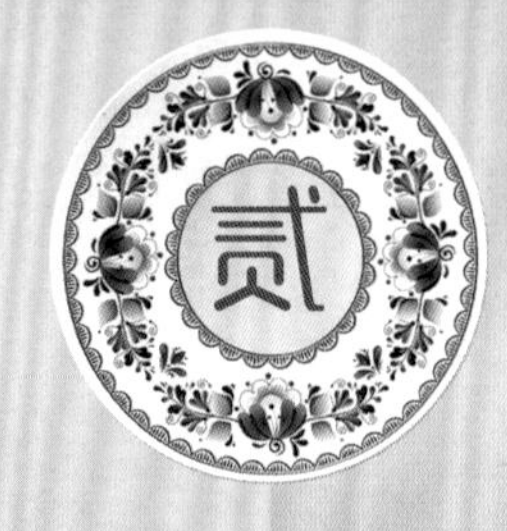

家常饮食这样吃，就能让血糖平稳

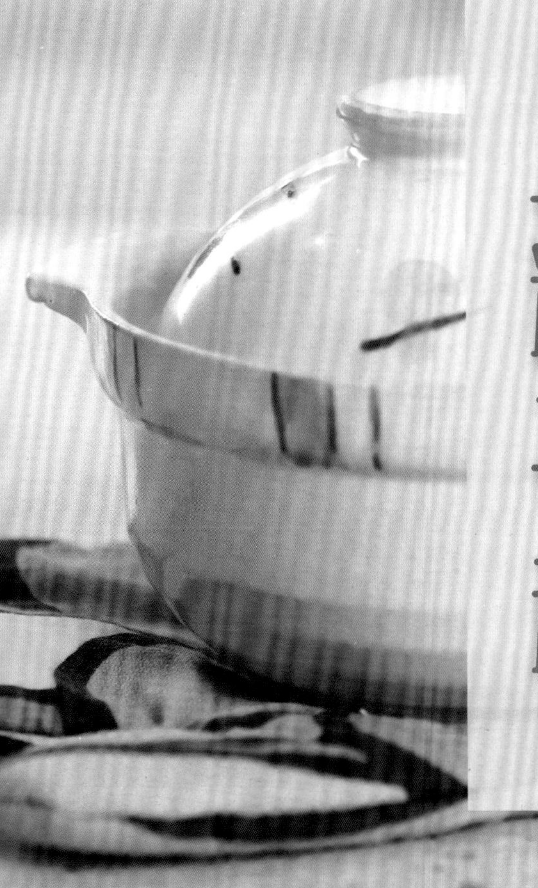

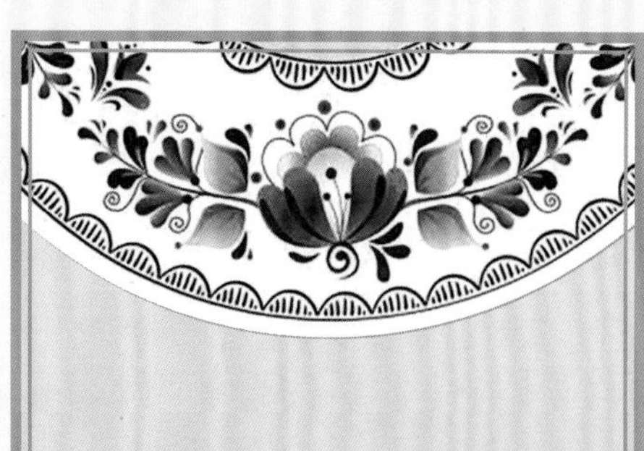

家常主食，花样翻新升糖慢

主食对于糖尿病患者非常重要，既不能吃得太多，也不能不吃，应注意控制好食用量。此外，注意粗细搭配、吃得粗一些、杂一些，可以降低升糖指数，有利于控制血糖。那么，具体要怎么做呢？糖友们可以参考下面的菜谱，让主食花样翻新，不再单调。

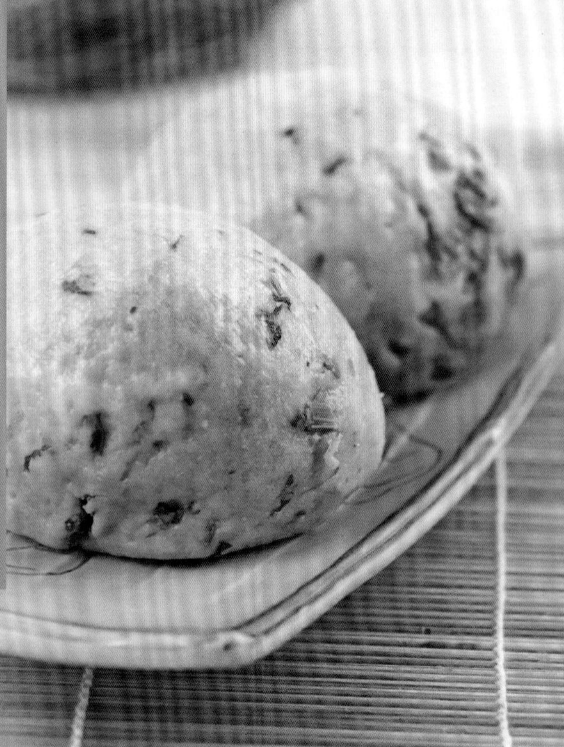

燕麦鱼片粥

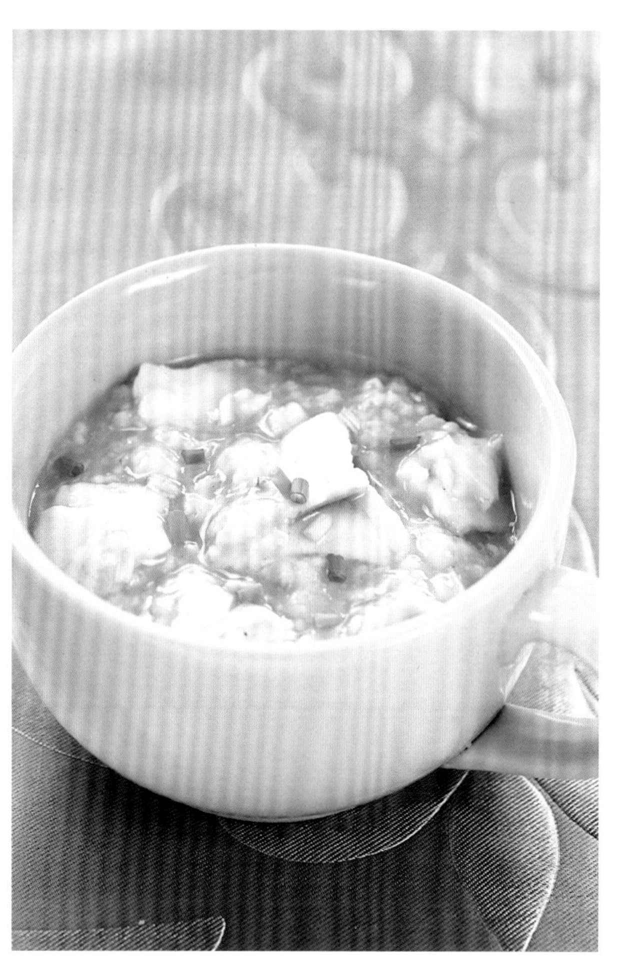

功效

控糖降脂，滋阴润燥。

材料

熟燕麦片、草鱼肉各100克，香葱末适量。

调料

料酒、淀粉各10克，盐适量。

做法

1 将草鱼处理干净，取肉切片，用料酒、淀粉上浆。

2 煮锅中放入燕麦片和适量水烧开，放入鱼片滑散，加盐，再煮沸后盛入碗中，撒上香葱末即可。

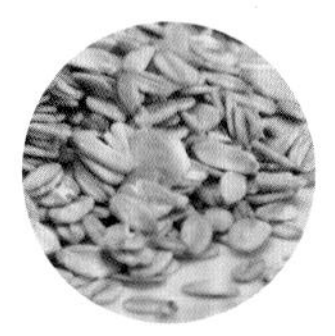

燕麦片

糖友小记

- 燕麦是营养丰富的粗粮，升糖指数比普通大米低得多，有助于控制血糖，且常吃燕麦还能保护心血管，降血压、降血脂，有利于通便、减肥，非常适合三高、肥胖的糖友。
- 鱼肉既能补充蛋白质，又能起到滋阴养血、生津润燥的作用，有利于改善糖尿病患者阴虚燥渴的症状。

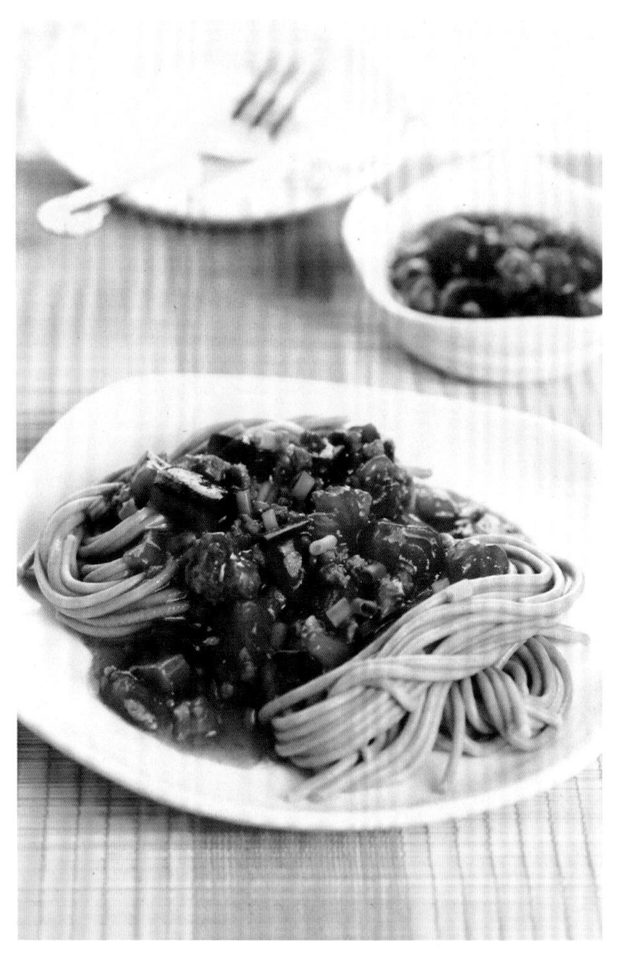

荞麦面

功效

平稳餐后血糖，控制体重。

材料

荞麦挂面、茄子各100克，猪肉馅、番茄各50克，香葱末少许。

调料

酱油、香油各10克，盐、鸡精、水淀粉各适量。

做法

1 将荞麦挂面煮熟后装盘。

2 将茄子、番茄分别洗净、切丁。

3 炒锅上火，倒入油烧热，下猪肉馅炒熟，倒入酱油和适量水，先放入茄子丁煮5分钟，再放入番茄丁，加盐、鸡精调味，勾芡后淋香油，浇在荞麦面上，撒上香葱末即可。

糖友小记

- 荞麦是粗粮，膳食纤维丰富，吸水膨胀后使人饱腹感增加，从而减少其他食物的摄取，平稳餐后血糖。以荞麦面代替普通面条，是糖友变化主食、稳定血糖的好方法。
- 荞麦面适合肥胖型糖尿病患者作为主食食用，有利于控制体重。但不可一次吃太多，否则容易引起腹胀、消化不良。
- 脾胃虚寒、易腹泻者不宜多吃。

赤豆糙米饭

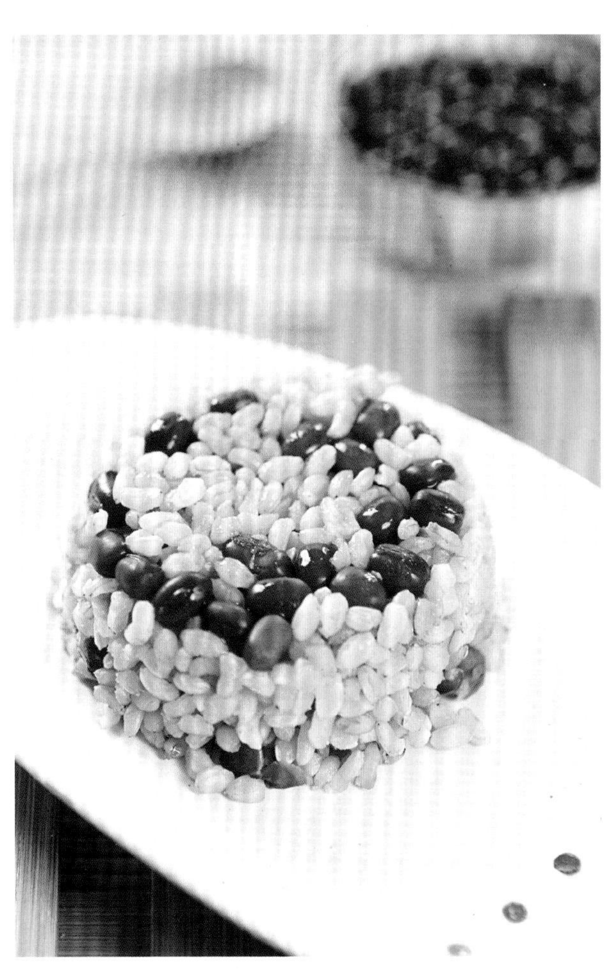

功效

健脾除湿，控糖瘦身，降压降脂，利尿通便。

材料

赤小豆50克，糙米200克。

做法

1 将赤小豆、糙米分别淘洗干净。
2 煮锅中倒入赤小豆和适量水，煮20分钟，放入糙米，加盖，小火焖煮30分钟，煮至豆烂、饭熟即可。

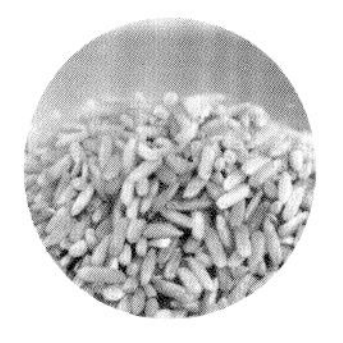
糙米

糖友小记

- 糙米是未精制的大米，含粗纤维较多，对控制血糖、血压、血脂、预防便秘均有益。糖友不妨以糙米代替普通大米食用。
- 赤小豆“久食瘦人”，有瘦身、利尿的作用，适合肥胖、血压偏高的糖友。
- 休质虚弱、休重偏轻、已出现快速消瘦症状的糖友不宜多吃。

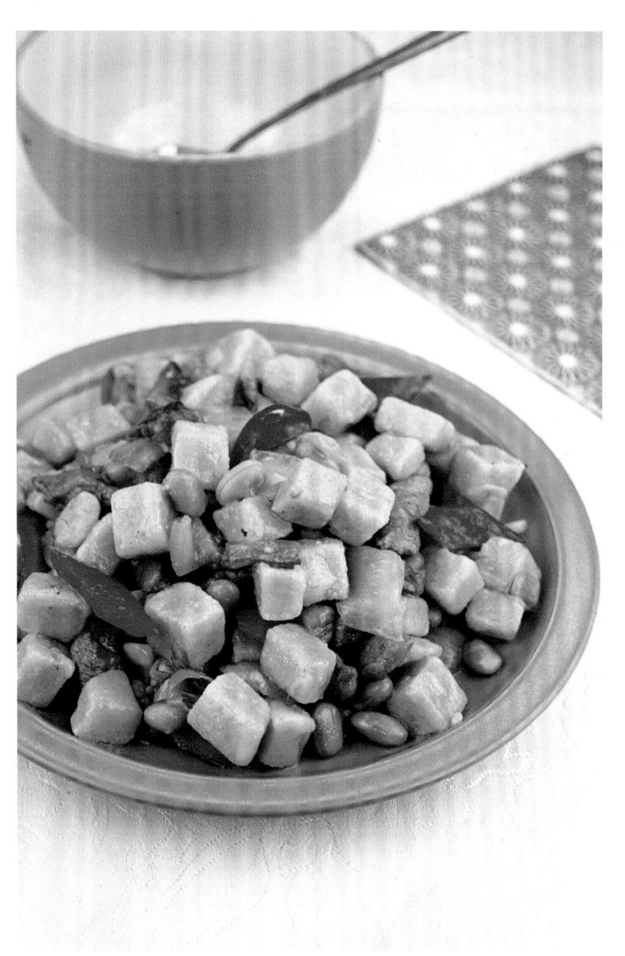

玉米面炒疙瘩

功效

平稳餐后血糖，保证营养均衡。

材料

玉米面、猪里脊各100克，青豆50克，红椒、油菜各30克，葱花少许。

调料

盐、鸡精各适量。

做法

1 将红椒、油菜、猪里脊分别洗净，切丁。

2 将玉米面加适量水，和成硬面团，先擀成厚片，再改刀切成丁，煮熟，过凉后备用。

3 锅中放油烧热，煸香葱花，放肉丁炒变色，放入红椒、油菜、青豆翻炒，加入面疙瘩、盐、鸡精炒匀即可。

糖友小记

- 玉米面是粗粮，富含膳食纤维，升糖指数较低，饱腹感强，是替代精制米面的理想食物，对控制体重、保护心血管也有益。
- 粗粮与豆类、肉类组合，保证了优质蛋白质和脂肪的摄入，使营养更全面、完整、均衡，不用担心因吃粗粮造成营养不良。
- 肠胃易胀气者不宜一次吃太多。

雪菜窝头

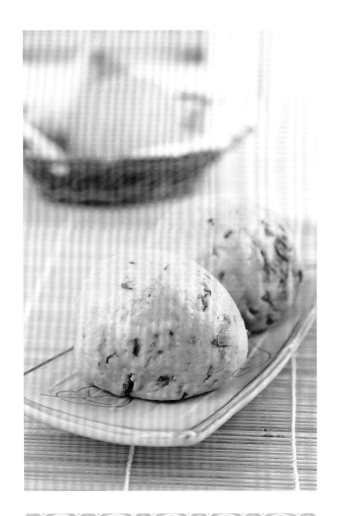

功效

降糖，降压，降脂，通便。

材料

玉米面、雪菜各200克。

调料

小苏打、盐各适量。

做法

1. 雪菜洗净，焯水，剁碎，小苏打加水溶化。
2. 玉米面倒入面盆，加入雪菜、盐、小苏打水和适量温水拌匀，揉成面团，静置饧发。
3. 将饧发好的菜面团分剂、揉制成窝头形，上蒸锅蒸熟即可。

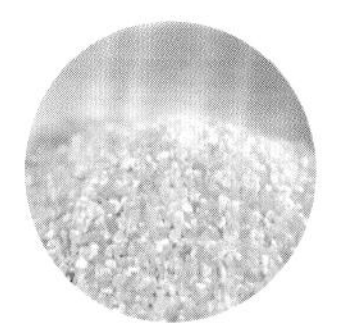

玉米面

糖友小记

- 窝头是北方地区常见的面食，过去是穷人家的主粮，最适合治“富贵病”。糖尿病兼有肥胖、便秘、高血压、高血脂、冠心病者不妨常吃。
- 加入雪菜可改善普通玉米面窝头的口味，但也应注意不要加太多，以免过咸。
- 脾胃虚弱、完谷不化者不宜多吃。

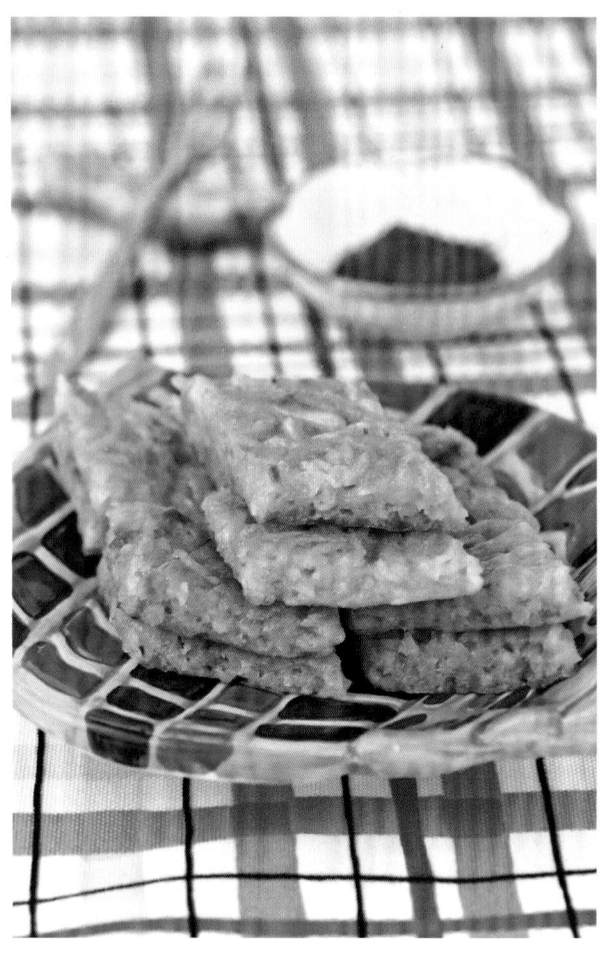

土豆丝饼

功效

养护脾胃，促进消化，降糖通便

材料

土豆150克，猪肉馅100克，香葱末20克。

调料

五香粉、盐各适量。

做法

1 将土豆去皮，洗净，擦成丝，放入碗中。

2 再放入猪肉馅和香葱末，加五香粉、盐腌渍调味，充分搅打成稠糊状。

3 将平煎锅上火烧热，倒入少许油，放入土豆丝糊，摊平，整形，煎至两面呈金黄色后出锅，切成块装盘。

糖友小记

- 土豆也称马铃薯、洋芋、番薯，为薯类食物，以淀粉为主，但升糖指数低于大米、白面，且膳食纤维较多，糖友可将其作为主食的替代品。
- 土豆能健脾和胃，益气调中，缓急止痛，通利大便，尤其适合脾胃虚弱、消化不良、肠胃不和、腹痛、便秘、水肿型肥胖者食用。

土豆玉米饼

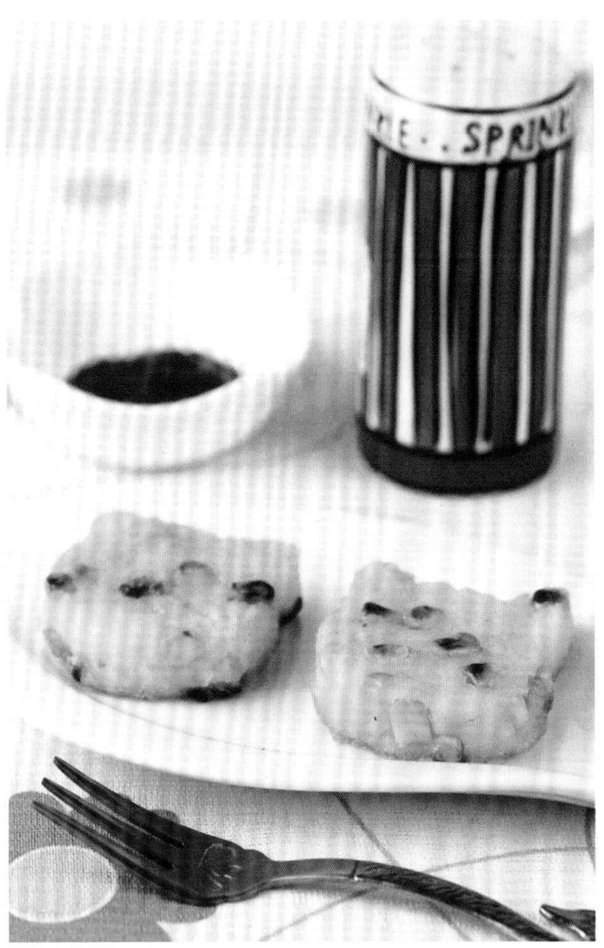

功效

健脾养胃，降糖降脂，减肥通便。

材料

土豆100克，玉米50克。

调料

盐适量。

做法

1 将土豆蒸熟，晾凉后去皮，压碎成泥，加入玉米粒和盐，搅拌均匀。

2 将玉米和土豆的混合泥先搓成球，再压扁成饼。

3 取平锅加热，抹少许油，放入玉米土豆饼，两面煎黄即可。

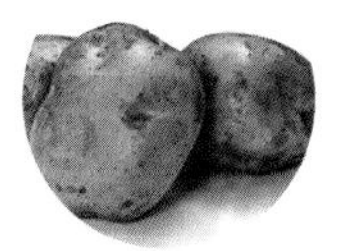

土豆

糖友小记

- 谷类和薯类食物搭配食用，可以平衡营养，增加饱腹感，延缓血糖升高速度，适合餐后血糖居高不下者，尤宜糖尿病兼有高血脂、心血管疾病、肥胖者当主食常食。
- 有消化不良、胃溃疡、便秘、腹痛等肠胃不适者也宜食用。
- 土豆比较吸油，煎饼时可用不粘锅，不要放太多油。

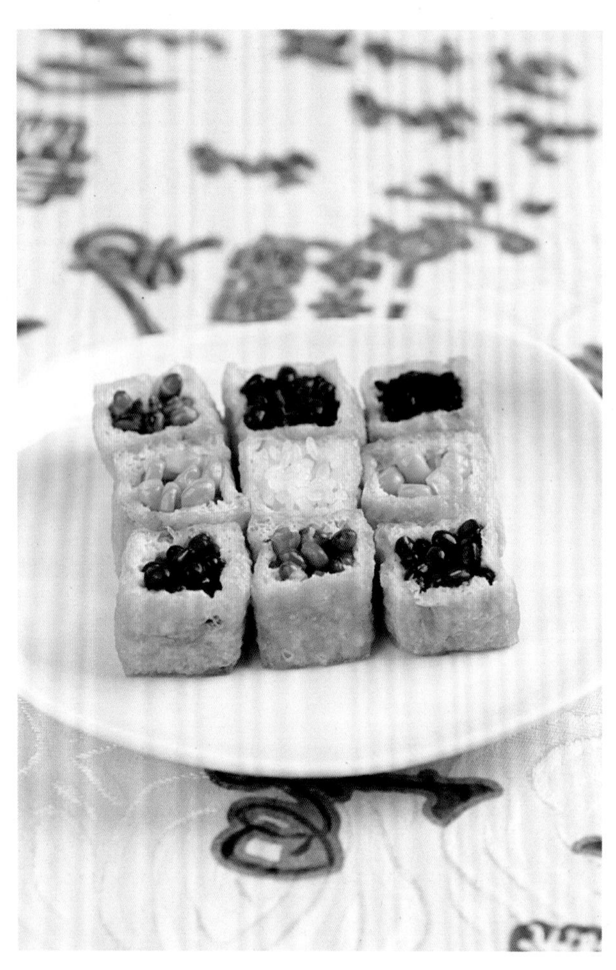

杂粮酿豆腐

功效

健脾益气，补中和胃，降糖降脂

材料

糯米、玉米、紫米、赤小豆、绿豆各30克，北豆腐150克。

调料

生抽、米醋、香油各适量。

做法

1 将北豆腐切成大方块，下油锅炸成豆泡，晾凉，切开一端，用剪刀剪去中间的芯，制成像个口袋似的豆泡盛器。

2 将糯米、紫米、赤小豆、绿豆提前浸泡涨发，分别填入豆泡盛器中。

3 把填装好的豆泡码放盘中，上蒸锅大火蒸40分钟即可。将调味料兑成调味汁，蘸食。

糖友小记

- 豆类不仅富含碳水化合物，还是优质蛋白质的来源。豆类与谷类混合搭配，既能提高营养价值，又能平稳餐后血糖，还能带来丰富多变的口感。
- 豆类食物健脾益气的作用较强，适合脾气虚弱者，但豆类吃多了容易胀气，气滞胀满者不宜多吃。

枸杞粥

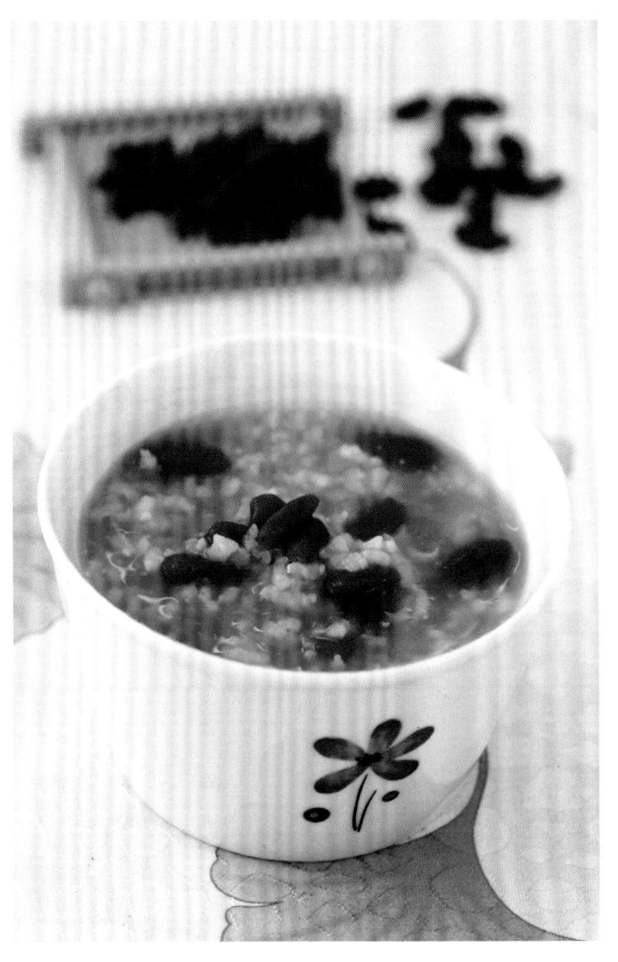

功效

补益肝肾，滋阴明目。

材料

粳米100克，枸杞子20克。

调料

木醇糖适量。

做法

1 将粳米淘洗干净，倒入锅中，加适量水，煮沸后撇去浮沫，中火煮15分钟。

2 放入枸杞子，续煮20分钟，至粥稠即可，吃时调入木醇糖。

糖友小记

- 枸杞子能补肾、养肝、明目，含有胡萝卜素、维生素B_1、维生素B_2、叶酸、维生素C等，调补作用明显。
- 此粥适合肝肾阴虚的中老年糖尿病患者常食，也有助于预防并发心血管疾病及眼疾。

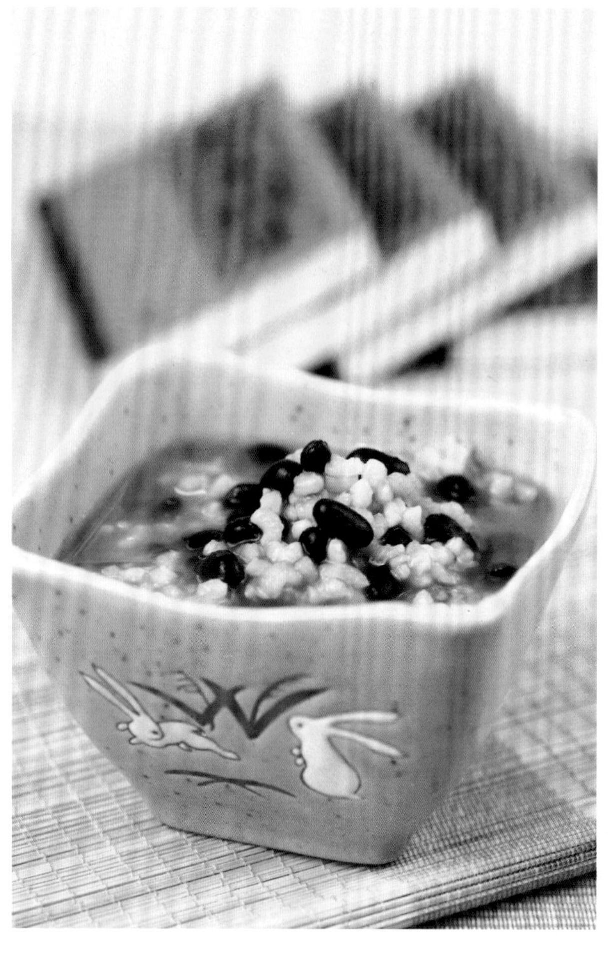

黑豆糙米粥

功效

滋阴润燥，降糖除烦，瘦身通便

材料

糙米100克，黑豆30克。

做法

1 将糙米、黑豆分别淘洗干净。

2 将黑豆放入锅中，加入适量水，煮30分钟，放入糙米继续煮30分钟，至豆烂、粥稠即可。（此两种食材均不易煮熟，需久煮至烂为宜）

糖友小记

- 黑豆中所含的胰蛋白酶和胰凝乳蛋白酶等能增强胰腺功能，促进胰岛素分泌，提高胰岛素的功能，所以，吃黑豆有利于降血糖。
- 黑豆还有滋肾阴、除烦热、止燥渴、通肠胃的功效，可改善糖尿病患者阴虚火旺、虚烦口渴、便秘等状况。
- 此粥适合肥胖多脂的糖友，若已经出现营养不良、快速消瘦者不宜多吃。

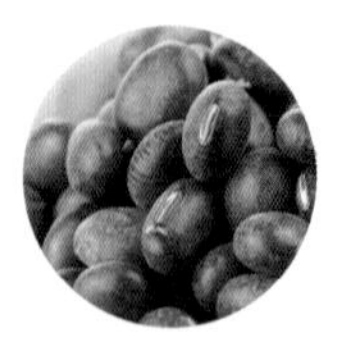
黑豆

杂粮粥

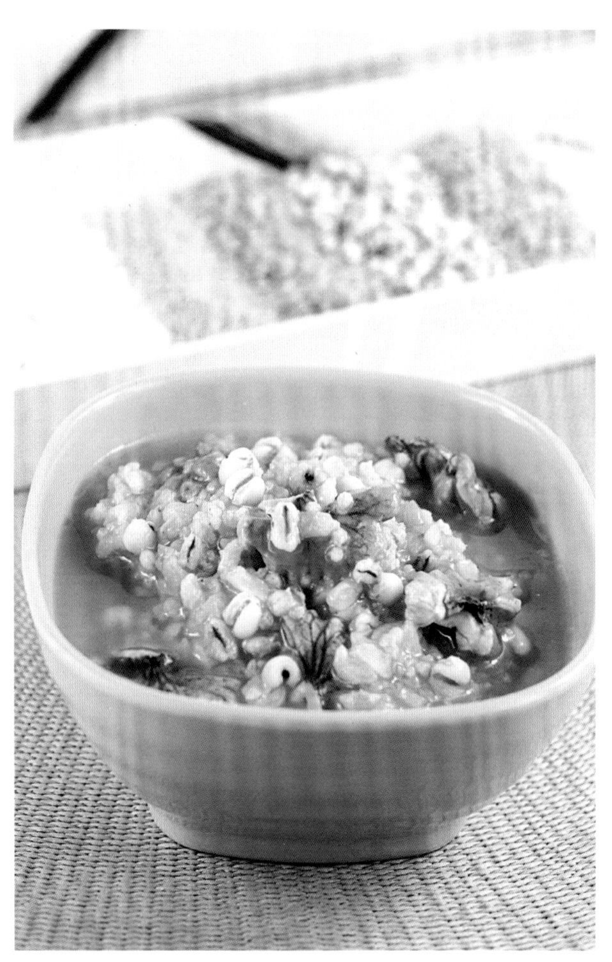

功效

健脾益气，调理肠胃，除烦止渴，润燥通便。

材料

糯米、糙米、小米、小麦各30克，薏苡仁、核桃仁各20克。

做法

1 将糯米、糙米、小米、小麦、薏苡仁淘洗干净。

2 一同放入砂锅，添加足量的水，大火烧开，撇净浮沫，改文火煮1小时。

3 放入核桃仁续煮15分钟，至粥稠即可。

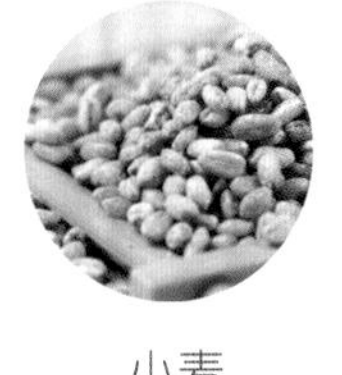

小麦

糖友小记

- 此粥将多种谷类、杂粮混合在一起煮制，粗细搭配，一方面降低了升糖指数，可使餐后血糖更平稳；另一方面，营养更均衡，口感更丰富，不妨经常代替主食食用。
- 此粥润燥、除烦、通便、护肤效果好，可改善糖尿病患者口渴、烦躁、便秘、皮肤瘙痒等症状。

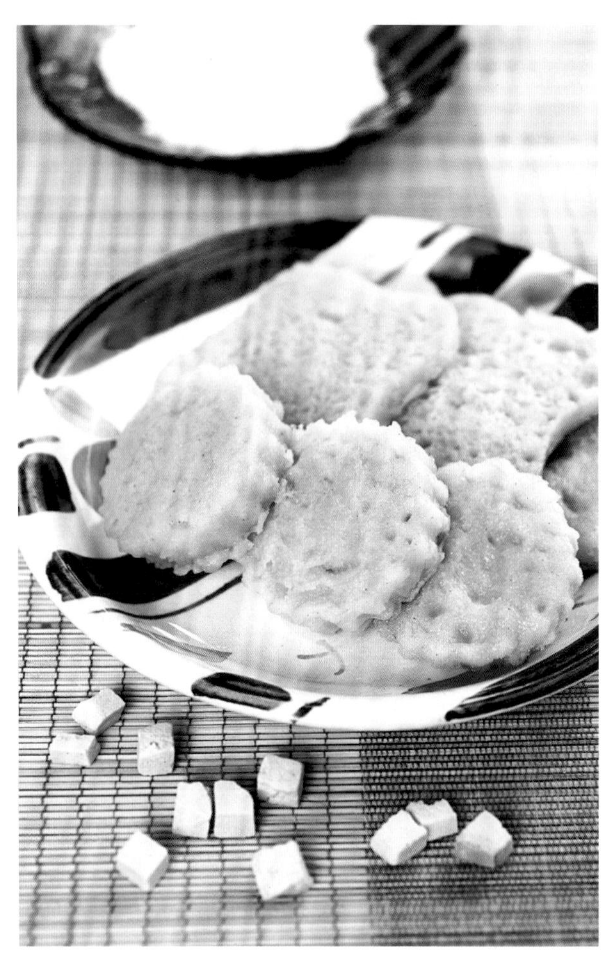

茯苓饼

功效

健脾和胃，利水消肿。

材料

茯苓、粳米各100克。

做法

1 将茯苓、粳米研为细面，都放碗内，加适量水调成糊状，边加水边搅拌。

2 平锅上火烧热，抹少许油，放上模具，倒入茯苓米糊，待定形后脱去模具，两面烙熟即成。

糖友小记

- 茯苓可利水消肿，健脾渗湿，宁心安神，适合痰饮、水肿、脾虚泄泻者，尤宜糖尿病兼有小便不利、肾病水肿、脾虚湿盛导致的慢性腹泻者。
- 体形肥胖、大腹便便、烦闷口干的糖友也适合常吃此饼。
- 虚寒精滑者慎用茯苓。

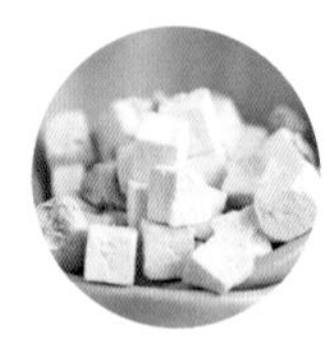

茯苓常被磨成粉，用于制作糕、饼、粥、包子、馄饨、酒等食用。

山药豆沙糕

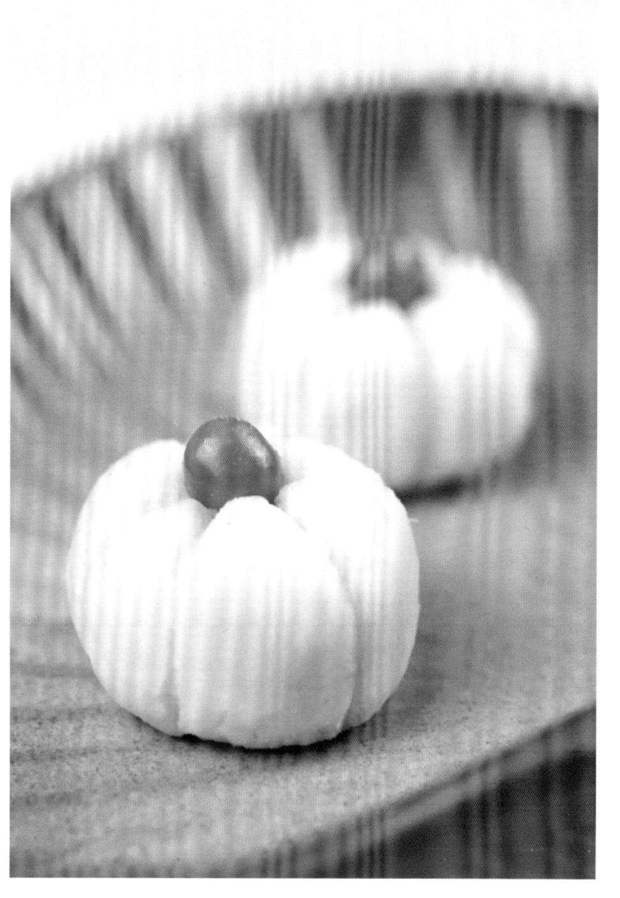

功效

健脾益胃，补气养血，稳定血糖，控制体重。

材料

山药150克，赤小豆50克，鲜豌豆适量。

调料

甜味剂适量。

做法

1 山药蒸熟，去皮，捣成泥；赤小豆煮熟，捣成泥后加入甜味剂制成豆沙馅；鲜豌豆煮熟。
2 将山药泥包入豆沙馅，制成南瓜造型，放上豌豆后码盘，可以随时直接食用。

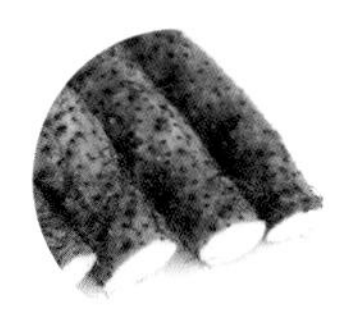

铁棍山药（怀山）

糖友小记

- 薯类与豆类搭配，可代替谷类主食，有利于平稳血糖。
- 山药可健脾益气、固涩止泻，赤小豆利水消肿，有瘦身作用。此糕尤其适合糖尿病兼有腹部肥胖、下肢水肿、烦热口渴、疲乏无力、脾虚泄泻者食用。
- 山药益气，积滞胀满、便秘者不宜多吃。

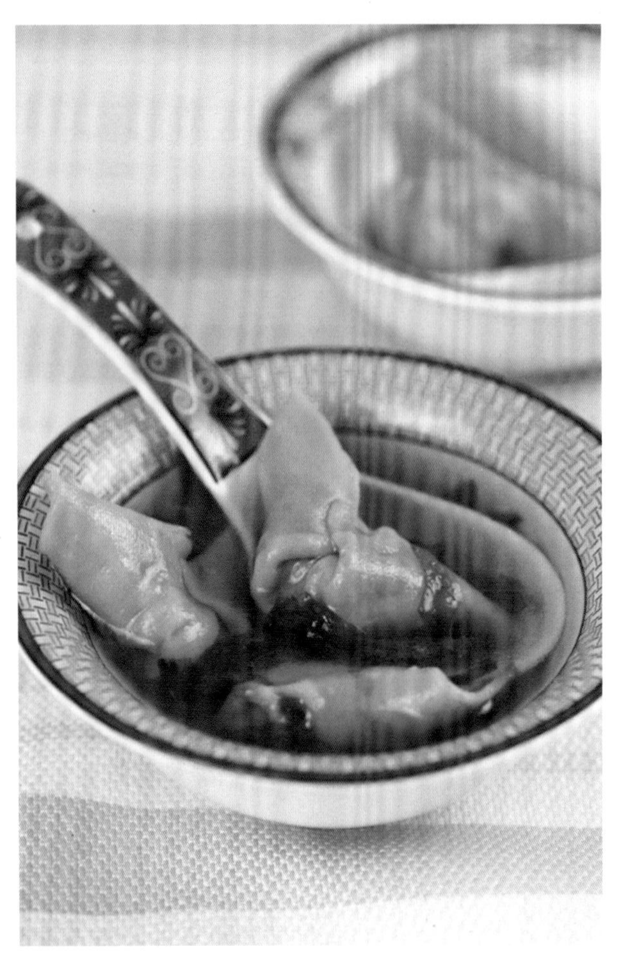

菠菜馄饨

功效

养血润燥，生津止渴，调节代谢

材料

面粉、菠菜各150克，猪肉馅70克。

调料

酱油、香油各10克，盐适量。

汤料

生抽、米醋、虾皮、紫菜各适量。

做法

1 菠菜去根，洗净，用打汁机，制成菠菜汁和菠菜泥。

2 面粉加菠菜汁和面，再制成菠菜馄饨皮。

3 猪肉馅加菠菜泥、酱油、香油、盐，做成馅料。

4 将馄饨皮包入馅料，制成馄饨生坯，入沸水中煮熟。

5 把汤料放入碗中，冲入沸水，制成馄饨汤，放入煮好的馄饨即可。

糖友小记

- 菠菜富含维生素、矿物质和粗纤维，且有养阴润燥、通肠、养血的功效。菠菜叶中含有一种类似胰岛素样物质，能刺激胰腺分泌，调节人体糖脂代谢平衡，使血糖保持稳定。
- 菠菜面皮加上滋阴养血的猪肉菜馅，面、菜、肉完美混搭，营养均衡，有助于缓解糖尿病患者口渴烦热、大便艰涩、营养不良、快速消瘦等症状。

苦瓜高粱粥

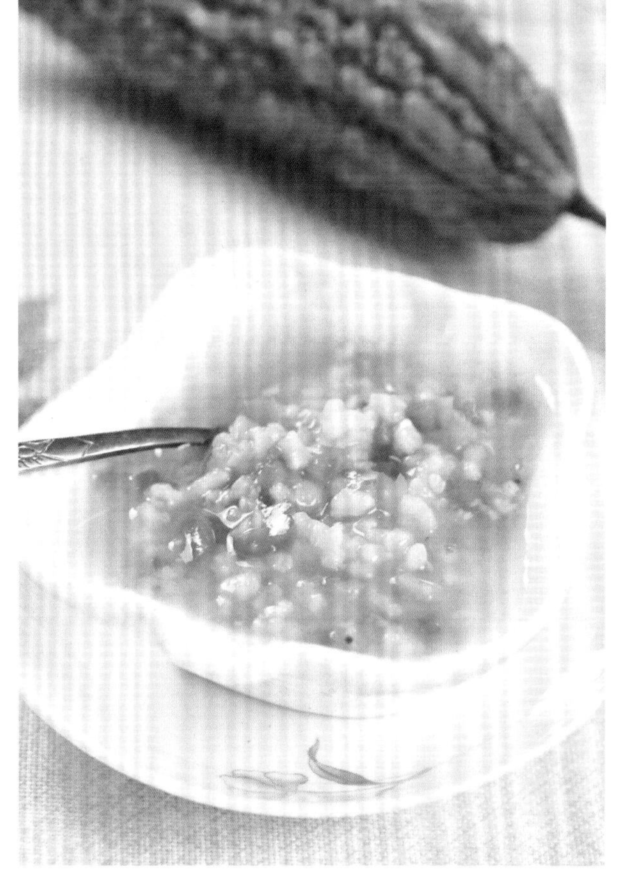

功效

清热除烦，降糖瘦身。

材料

苦瓜、高粱米各100克。

做法

1 高粱米淘洗干净；苦瓜去瓤，洗净，切丁。

2 煮锅中加入适量水，倒入高粱米，煮至粥稠，再放入苦瓜丁，略煮即成。

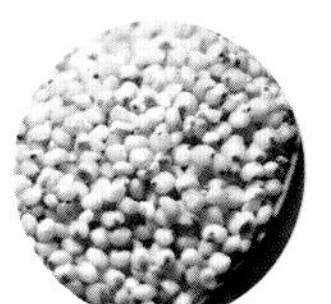

高粱米

糖友小记

- 此粥能增加饱腹感，降低能量摄入，控制血糖及体重，并改善口渴、烦躁的症状。
- 高粱是北方常见的粗粮，可健脾和胃，燥湿祛痰，宁心安神，多用于脾虚泄泻、饮食积滞、消化不良等。
- 苦瓜清热解毒、除烦清心，可用于消渴烦热者。但苦瓜比较苦、寒，脾胃虚寒、易腹泻者不宜多吃。

五彩素饺

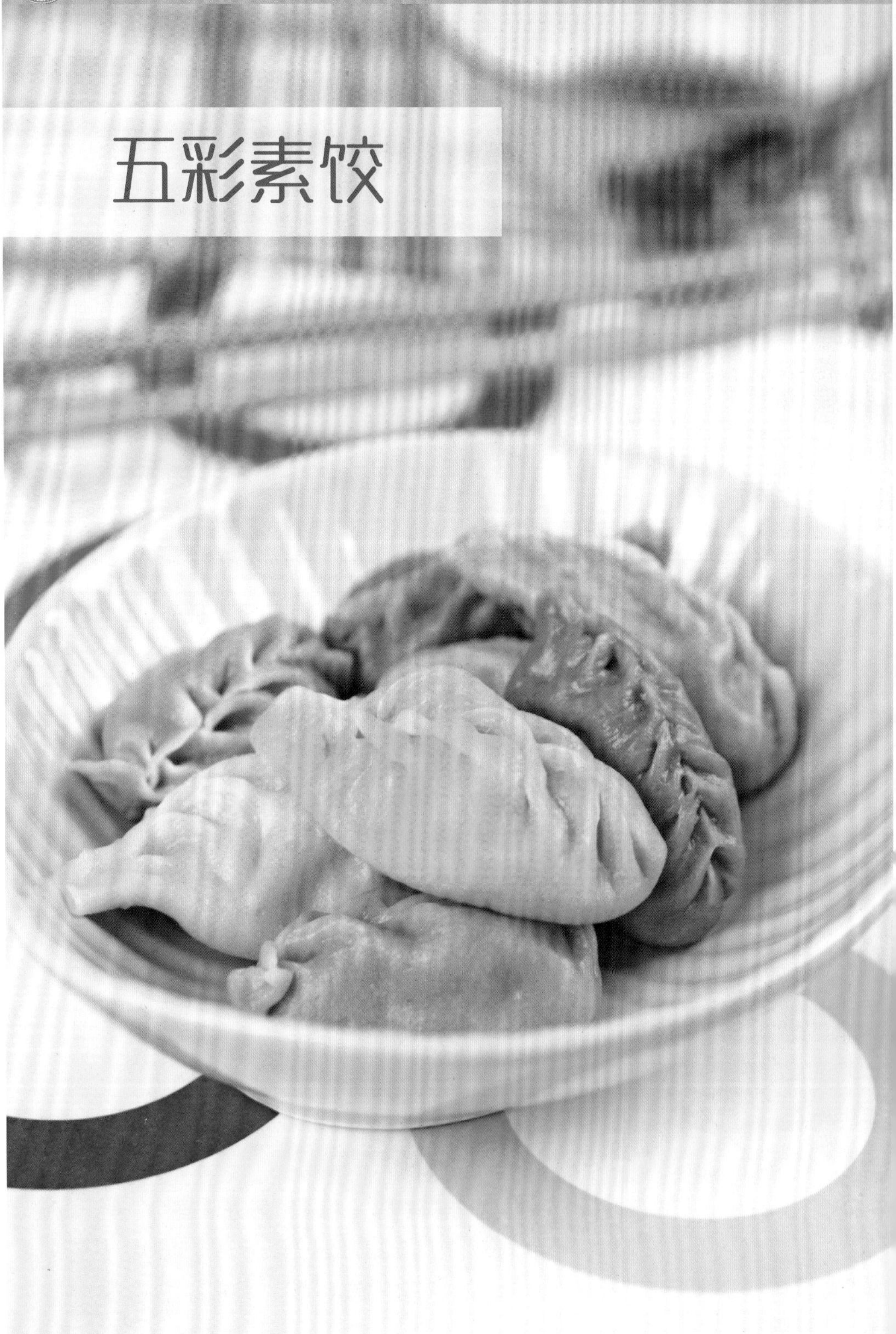

功效

和胃通肠，养血润燥，平稳餐后血糖。

材料

胡萝卜、菠菜、紫甘蓝各50克，饺子面800克，油菜500克，鲜香菇、豆泡各150克。

调料

酱油、香油各20克，盐、鸡精各适量。

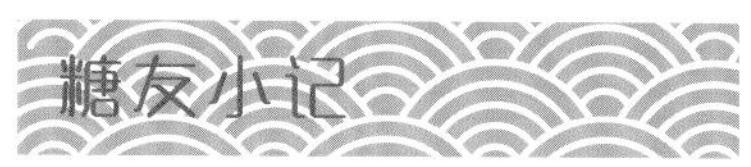

普通的饺子面中掺入粗粮，或用蔬菜汁来和面，馅料多加高纤维的蔬菜，这些方法都可以增加膳食纤维的摄入量，平衡膳食，促进消化，畅通肠胃，延缓血糖升高。

做法

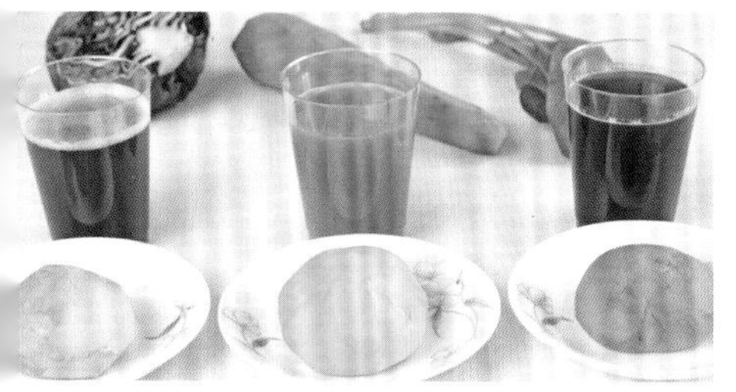

1 将胡萝卜、菠菜、紫甘蓝分别洗净切碎，放入打汁机，加适量水打成汁，过滤取得红色汁、绿色汁和紫色汁，加面粉和成各色面团。

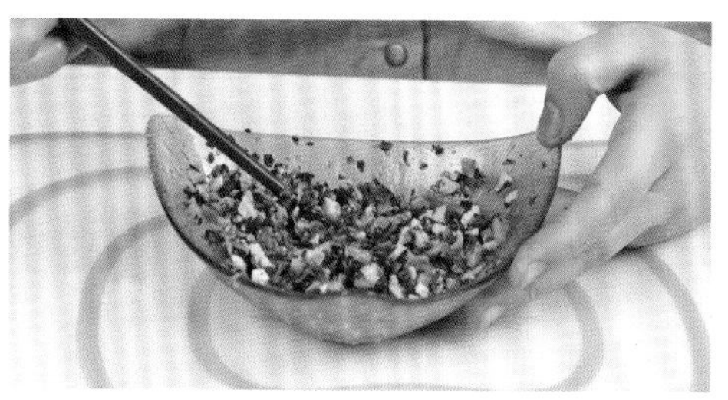

2 油菜洗净、焯熟，晾凉后攥去多余水分，和鲜香菇、豆泡一起剁碎，加入各调料，搅拌成饺子馅。

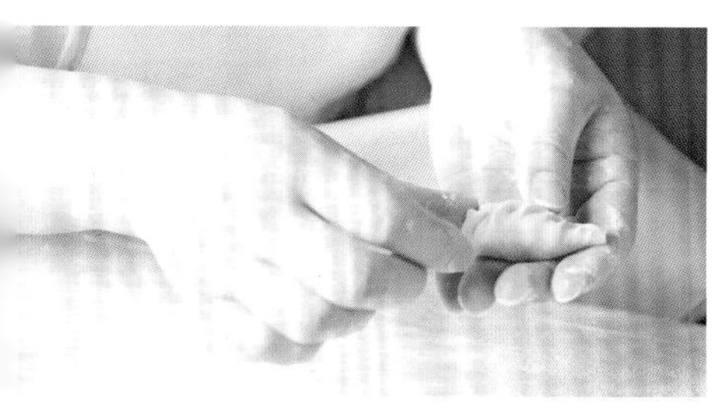

3 将各颜色面团制成饺子皮，包入馅料，制成饺子生坯。

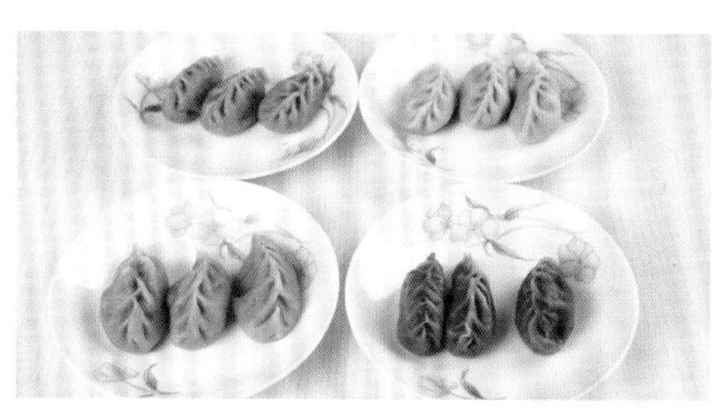

4 煮锅中加入足量的水，上火烧开，下入饺子生坯煮熟即成。

五色寿司

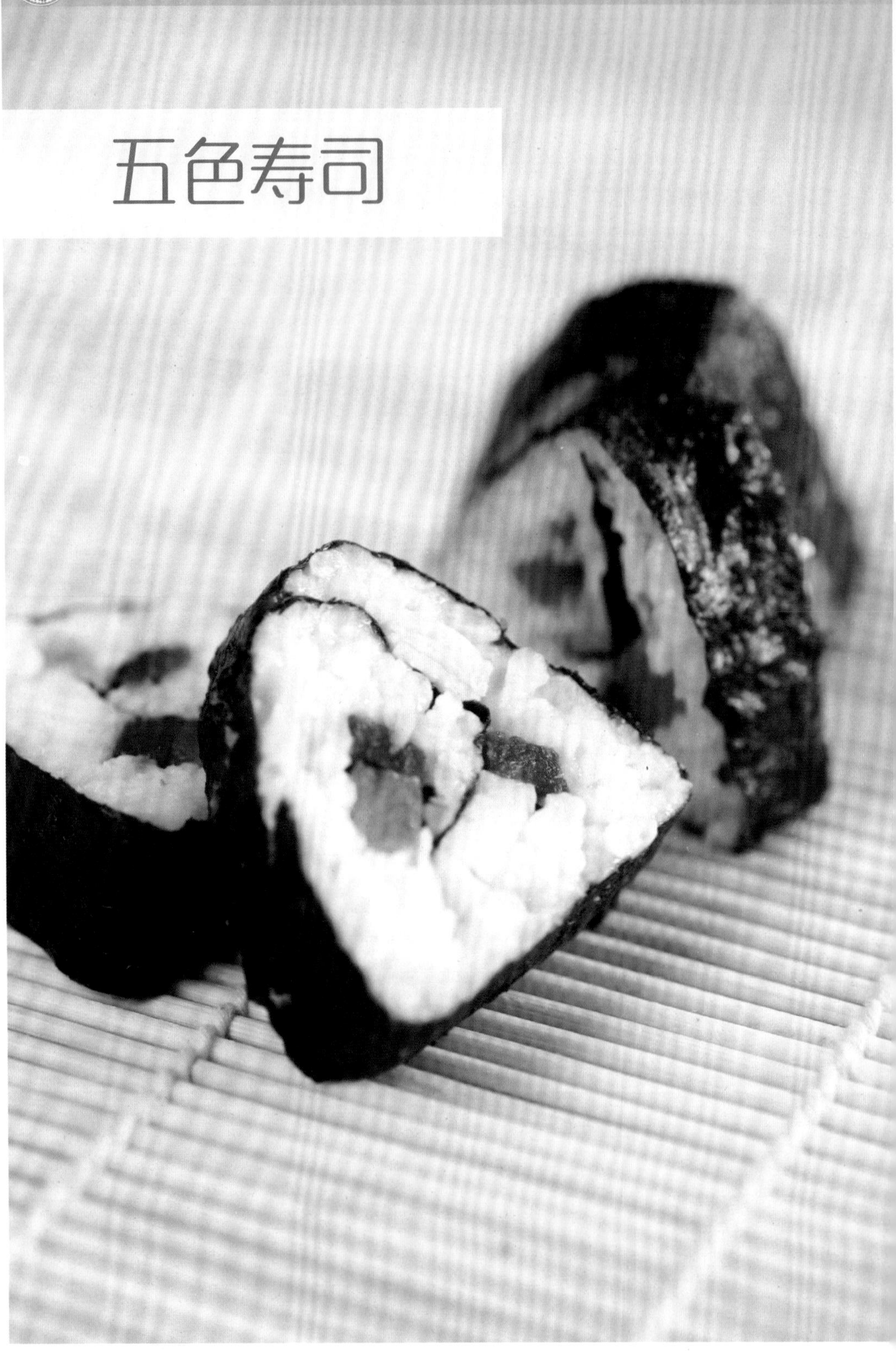

功效

控制血糖，滋阴润燥，除烦降压，保护心血管。

材料

大米饭150克，烤紫菜1张，胡萝卜、紫薯、鸡蛋皮、熟鲷鱼肉各50克。

调料

盐、白醋各适量。

糖友小记

- 紫菜、海鱼肉、胡萝卜、鸡蛋等食材都有滋阴、养血、润燥的功效，适合阴虚内热、虚烦口渴、肠燥便秘的糖尿病患者。
- 此主食也有利于保护心血管，可降糖、降压、降脂，尤其适合糖尿病兼有高血压、心脏病等并发症患者常食。
- 这道寿司五色俱全，有调养五脏的作用，抗衰老、抗肿瘤、提高免疫力的效果也不错。

做法

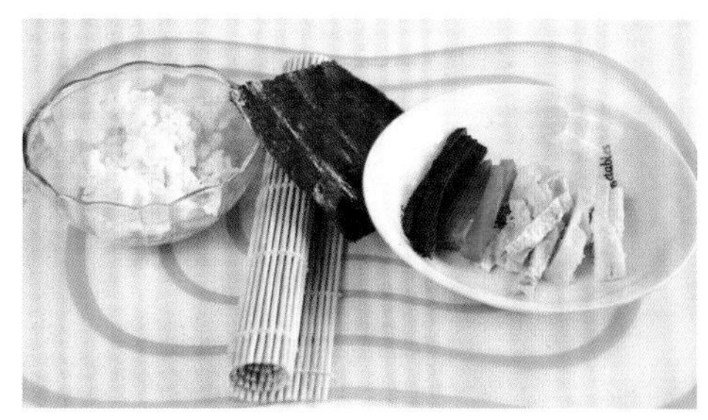

1 胡萝卜、紫薯蒸熟，去皮，切成条；鸡蛋皮、熟鲷鱼肉切成条；米饭加盐、白醋，抓匀。

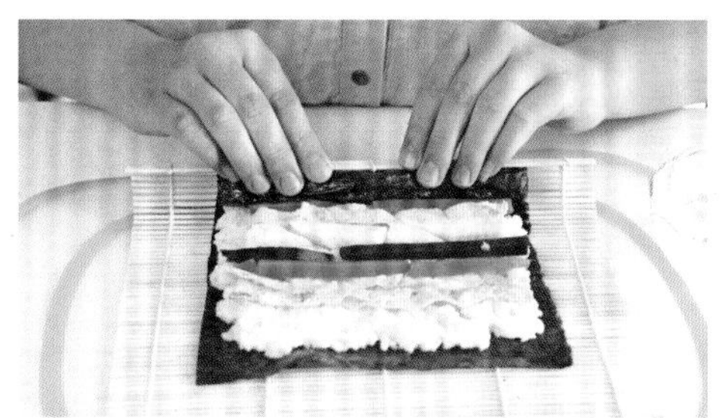

2 铺好寿司竹帘，放上烤紫菜，平铺上米饭，码上胡萝卜、紫薯、鸡蛋皮和鲷鱼肉，卷起竹帘，压紧实。

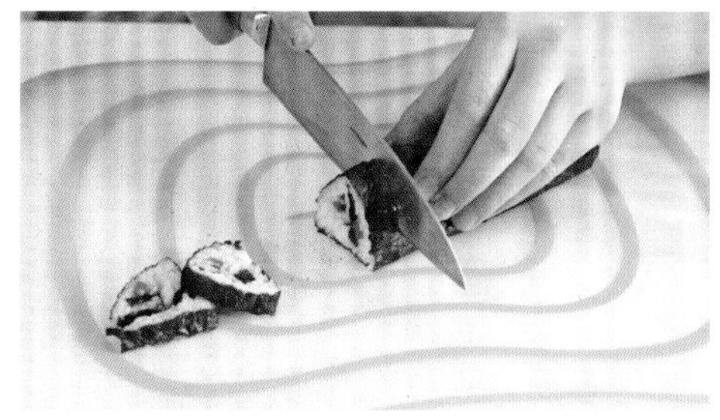

3 去掉竹帘，切成均匀的寿司块，装盘即可。

荤素菜肴，清淡烹调巧搭配

菜品搭配要讲究营养均衡，既要避免大鱼大肉，也不必戒肉吃素，有荤有素才好。在口味上多清淡、少厚重油腻，尤其要减少糖、盐、油等调料的使用量，尽量保留食物的原味。

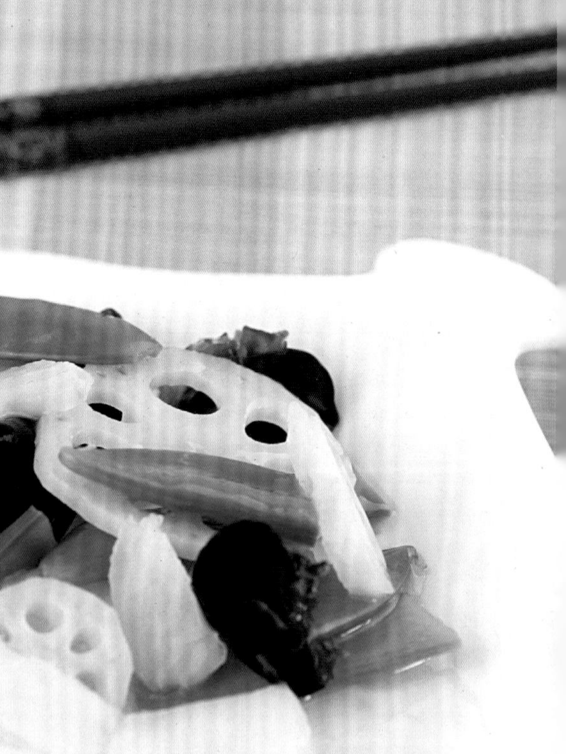

菠菜拌花生

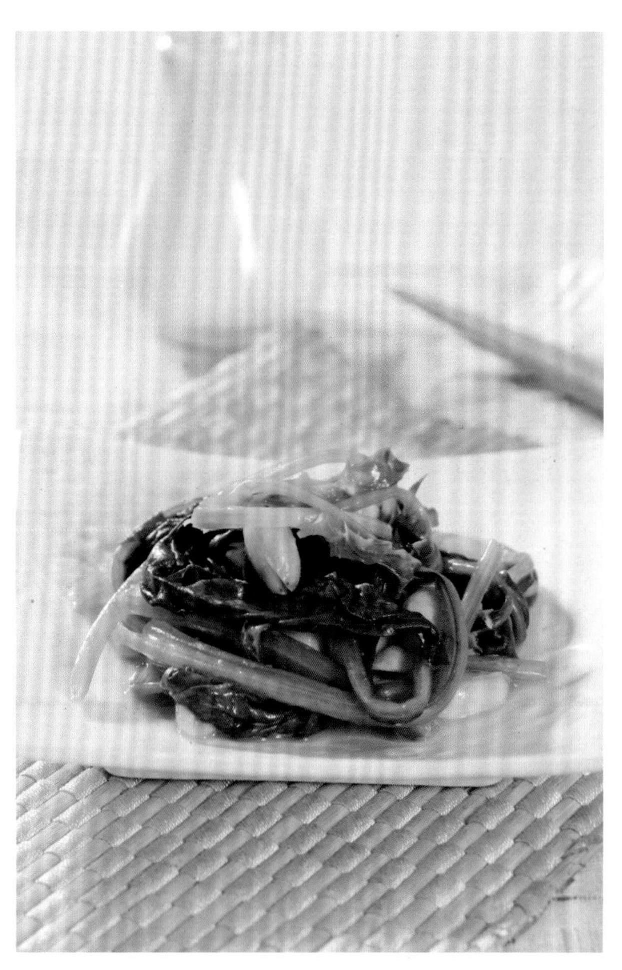

功效

稳定血糖，降压通便，保护心血管。

材料

菠菜200克，花生仁20克，熟芝麻少许。

调料

米醋、生抽各10克，香油5克。

做法

1 将花生仁煮熟、去皮，装盘后倒入米醋淹浸15分钟。

2 将菠菜择洗干净，焯熟后也装盘，倒入生抽、香油拌匀，撒上熟芝麻即可。

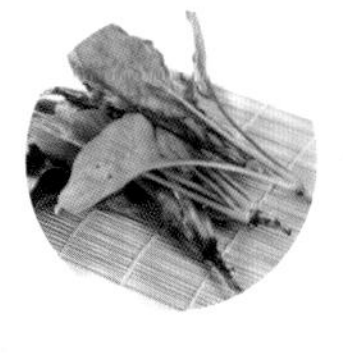

菠菜

糖友小记

- 菠菜叶中含有一种类似胰岛素的物质，对稳定血糖非常有益，且菠菜有滋阴养血、润燥通肠的功效，适合糖尿病兼有血压高、头痛目眩、风火赤眼、便秘者。
- 花生可养血润燥，增加饱腹感，延缓血糖升高，保护心血管。但要控制食用量，以免摄入太多油脂。
- 脾胃虚寒、腹泻者不宜多吃菠菜。

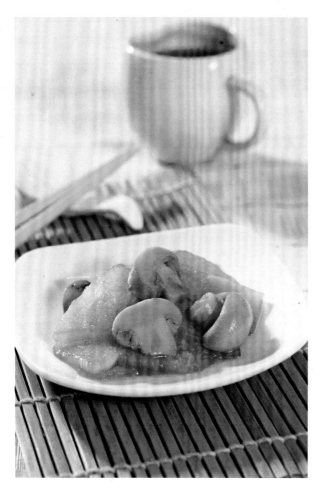

口蘑烧冬瓜

功效

止消渴，利小便，消水肿。

材料

冬瓜150克，口蘑50克。

调料

酱油10克，盐、香油各适量。

做法

1 将冬瓜去皮、去瓤后洗净，切成片；口蘑洗净切片。

2 锅中放适量水烧开，放冬瓜、口蘑、酱油，小火煮10分钟，改大火收干汁，加盐调味，淋香油即可出锅。

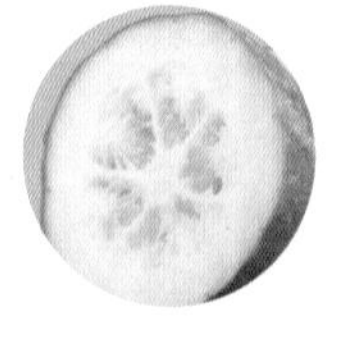

冬瓜

糖友小记

- 冬瓜生津止渴、利尿消肿、清热降火，可改善烦热、干渴、水肿等症状，尤其适合糖尿病兼有腹部肥胖、下肢水肿者。
- 冬瓜是高钾、低钠、低热量食物，对糖尿病及并发高血压、高脂血症以及肾脏病等有较好的食疗作用。
- 冬瓜性寒利水，脾胃虚寒、易腹泻、小便多者不宜多吃。

凉拌魔芋

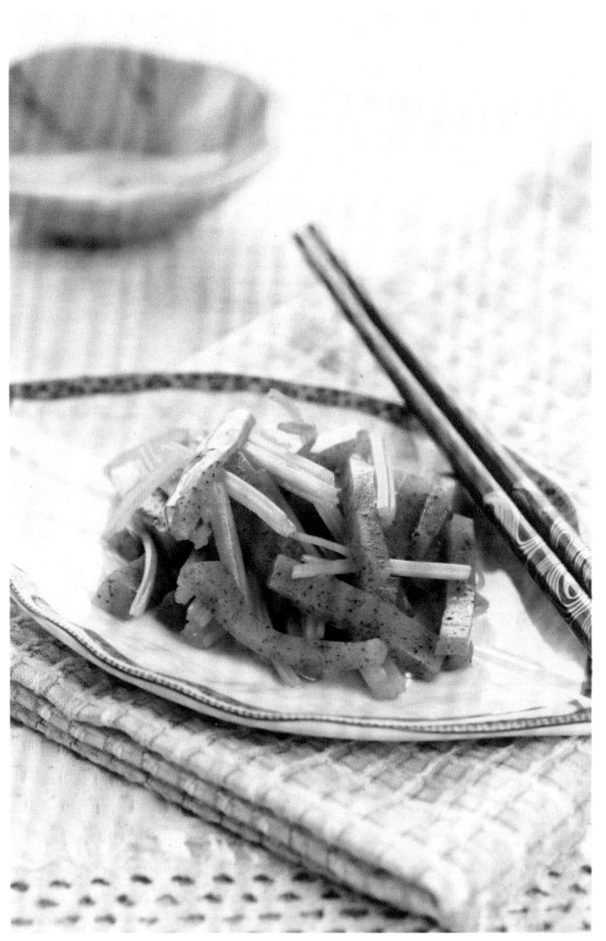

功效

增加饱腹感，通便排毒，降压，瘦身。

材料

魔芋150克，香芹100克。

调料

生抽、米醋各15克，鸡精、香油各适量。

做法

1 将魔芋切成小条；香芹择洗干净，切成段，分别焯水后投入凉水中冷却。

2 将冷却的魔芋和香芹沥水，装盘，加入各调味料拌匀即成。

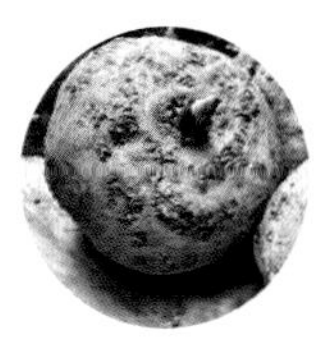

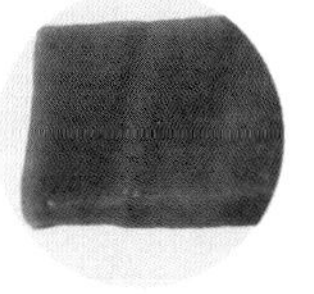

魔芋也叫蒟蒻（jǔ ruò），外形有点像芋头，多经加工成各类魔芋淀粉制品后食用。

糖友小记

- 魔芋低热量、低脂、低糖、高纤维，可增加饱腹感，通便排毒，是糖尿病、高血压、高血脂、肥胖、便秘者的理想食物。
- 芹菜有清肝、降压、安神的功效，搭配魔芋，可改善口感，消除烦闷。
- 魔芋性寒，脾胃虚寒、过于瘦弱、营养不良、腹泻者不宜多吃。

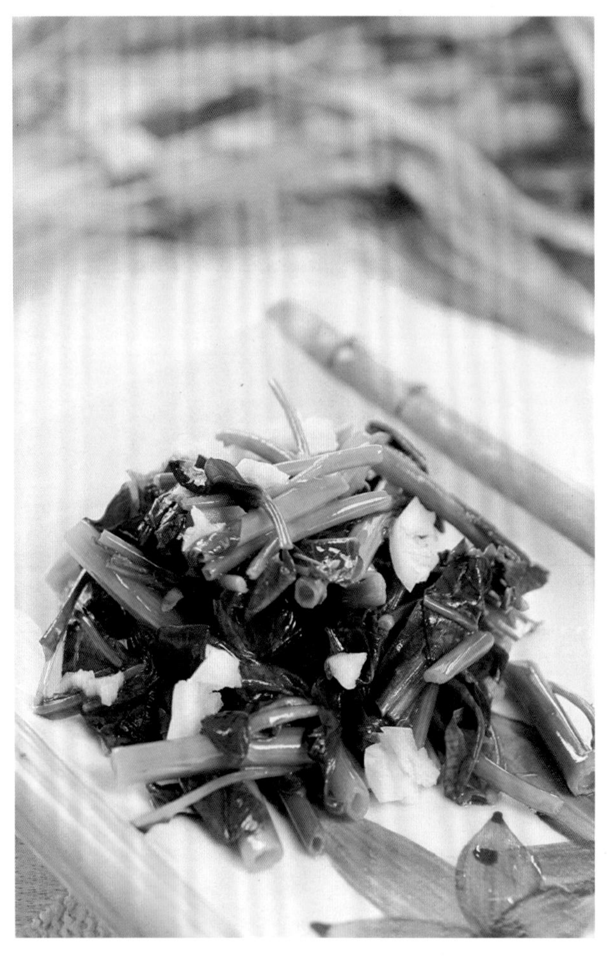

蒜蓉空心菜

功效

平稳血糖，通便，降脂减肥。

材料

空心菜100克，大蒜15克。

调料

盐、鸡精各适量。

做法

1 将空心菜择洗干净，切段；大蒜剁成蓉。

2 锅中倒油烧热，放入空心菜翻炒至熟，加盐、鸡精、蒜蓉，炒出蒜香味出锅。

糖友小记

- 空心菜是低热量、高纤维的降糖、减肥蔬菜。其含有胰岛素样成分，有利于调节人体糖脂代谢，控制血糖。
- 此菜适合糖尿病兼有肥胖、便秘、高血压、高血脂者食用。
- 空心菜性寒滑利，体质虚弱、脾胃虚寒、腹泻者不宜多食。

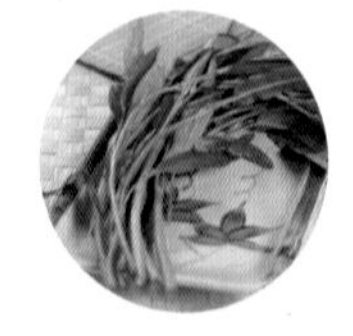

空心菜也叫蕹菜。

口袋豆腐

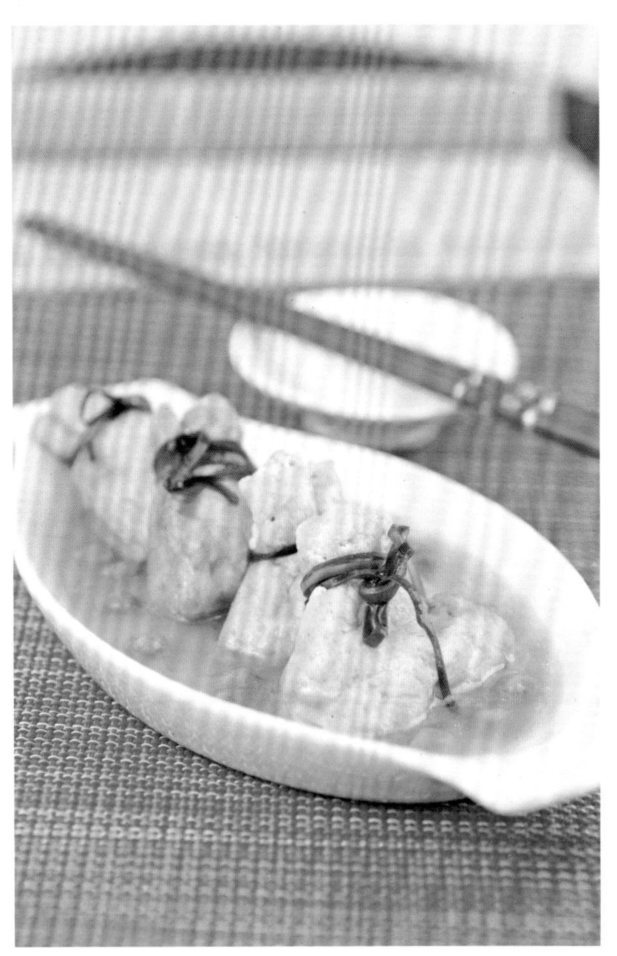

功效

补益气血，生津润燥，调补体虚。

材料

薄片豆泡100克，胡萝卜、荸荠、香菇、豌豆各50克，海带丝、菌类高汤各适量。

调料

酱油10克，盐、葱花、蒜蓉各适量。

做法

1 胡萝卜、荸荠分别去皮，洗净，切成碎粒；香菇洗净，切碎粒。三种材料都放入碗中，加入葱花、蒜蓉、酱油、盐，拌匀成馅。

2 把薄片豆泡切去1个边，制成豆腐口袋，将拌好的馅料填入其中，用海带丝扎牢袋口。

3 炒锅置旺火上，放入油烧热，投入葱花爆香，倒入菌类高汤，码入口袋豆腐，小火焖煮 15分钟，放入豌豆略煮，加盐调味即可。

糖友小记

- 豆类制品和根茎类蔬菜、菌菇类食物的组合，令营养均衡完整，且五色俱全，能起到滋养五脏、补益气血、生津润燥、宽肠排毒的作用。
- 此菜适合气血不足、体弱乏力、免疫力低下的糖尿病患者补充营养。

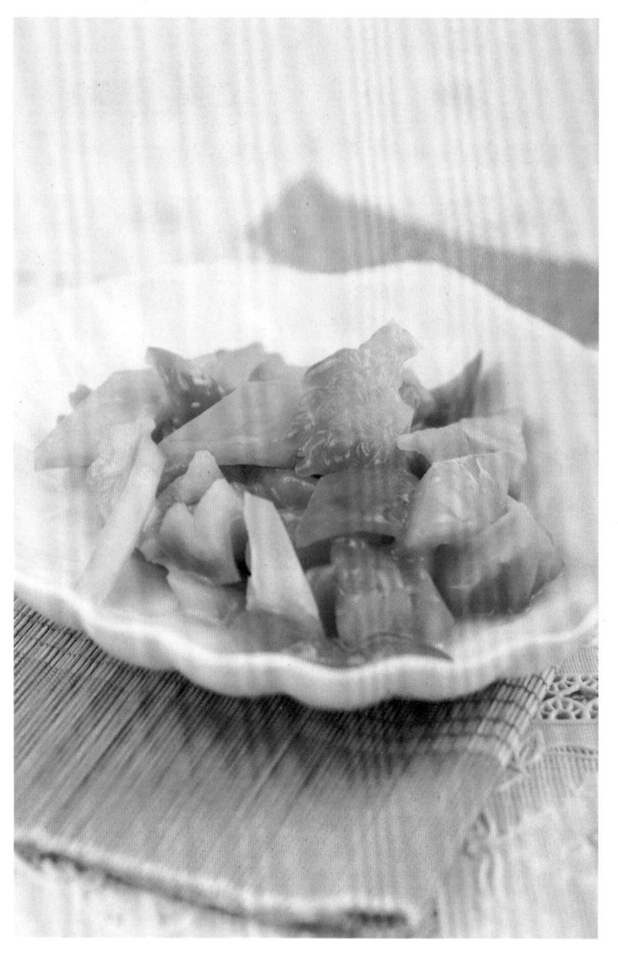

双椒炒苦瓜

功效

清热解毒，平稳血糖。

材料

苦瓜150克，彩椒、青椒各50克。

调料

盐、鸡精各适量。

做法

1 苦瓜洗净，去瓤，切片后焯水；彩椒、青椒分别洗净，切菱形片。

2 炒锅上火，倒入油烧热，下花椒炝锅，捞出花椒，放入彩椒、青椒、苦瓜略炒，加盐、鸡精炒匀即成。

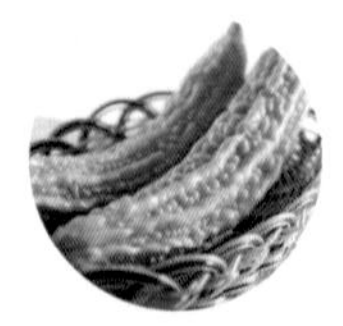

苦瓜也叫凉瓜。

糖友小记

- 苦瓜被誉为“植物胰岛素”，其提取物可刺激胰岛素分泌，修复胰岛细胞，有明显的降血糖作用，适合糖尿病兼有肥胖、心血管疾病者。
- 苦瓜能清火解毒、退热除烦、生津止渴，有利于缓解口渴、烦躁、便秘等症状。
- 苦瓜比较苦寒，脾胃虚寒、腹泻者少吃。

海蜇拌黄瓜

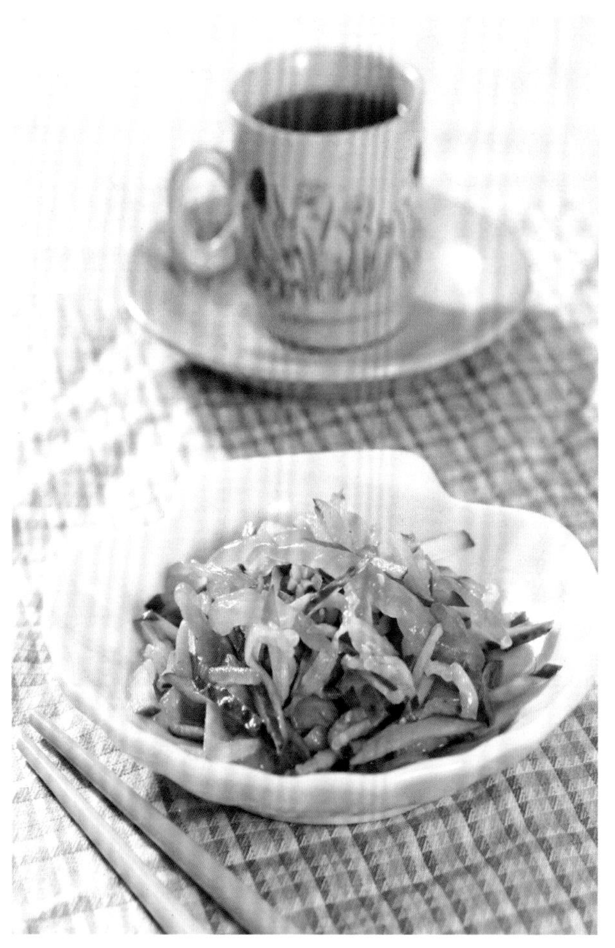

功效

降糖降压，消脂减肥，清热解毒，生津止渴。

材料

黄瓜100克，海蜇皮50克。

调料

醋、生抽各10克，香油适量。

做法

1 将黄瓜、海蜇皮分别洗净、切丝，一起放入盘中。

2 放入适量醋、生抽和香油，搅匀即可。

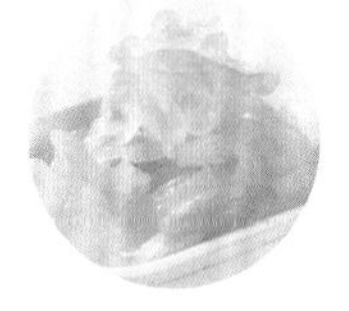

海蜇皮

糖友小记

- 海蜇有清热解毒、化痰软坚、降压消肿的功效，且高蛋白、低热量、低糖，适合糖尿病兼有高血压、肾病水肿者食用。
- 黄瓜可生津止渴，清热利尿，降糖消脂，适合肥胖、高血压、高胆固醇和动脉硬化者。
- 此菜还能改善糖尿病患者口渴、津干、便秘、烦热、水肿等症状。

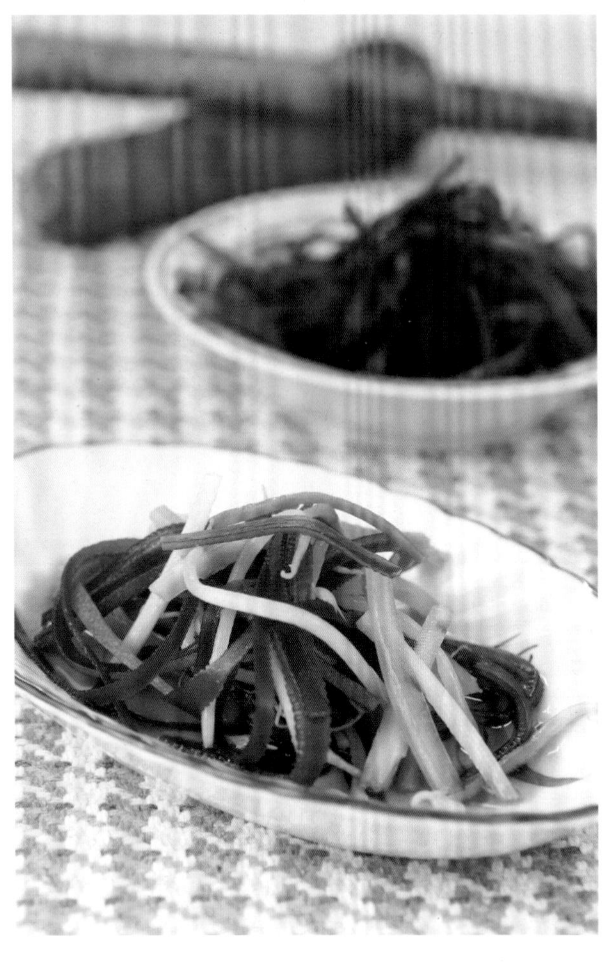

凉拌五丝

功效

清热降火，利尿通便，除烦止渴，防治糖尿病并发症。

材料

海带丝、胡萝卜丝、牛蒡丝、豆芽菜、芹菜丝各50 克。

调料

豉汁、米醋、香油各适量。

做法

1 胡萝卜、牛蒡去皮，洗净，切成丝； 芹菜择洗干净，切成丝；豆芽菜、海带丝洗净。

2 以上材料一起放入开水锅中，焯水后捞出沥干，盛盘。

3 将豉汁、米醋、香油调配成凉拌汁，浇入菜中，拌匀即可。

糖友小记

- 海带软坚散结、通便利尿，胡萝卜健脾养血、明目，牛蒡净肠排毒，豆芽菜生津润燥，芹菜降压除烦。
- 此菜适合饮食肥甘油腻、积滞胀满、便秘、水肿、肥胖、心烦口渴、目赤咽肿、口舌生疮、皮肤瘙痒、痈肿者，尤宜糖尿病兼有高血压、高血脂、眼病、肾病者食用。
- 虚寒腹泻、便溏者及孕妇不宜。

豆芽拌鸭丝

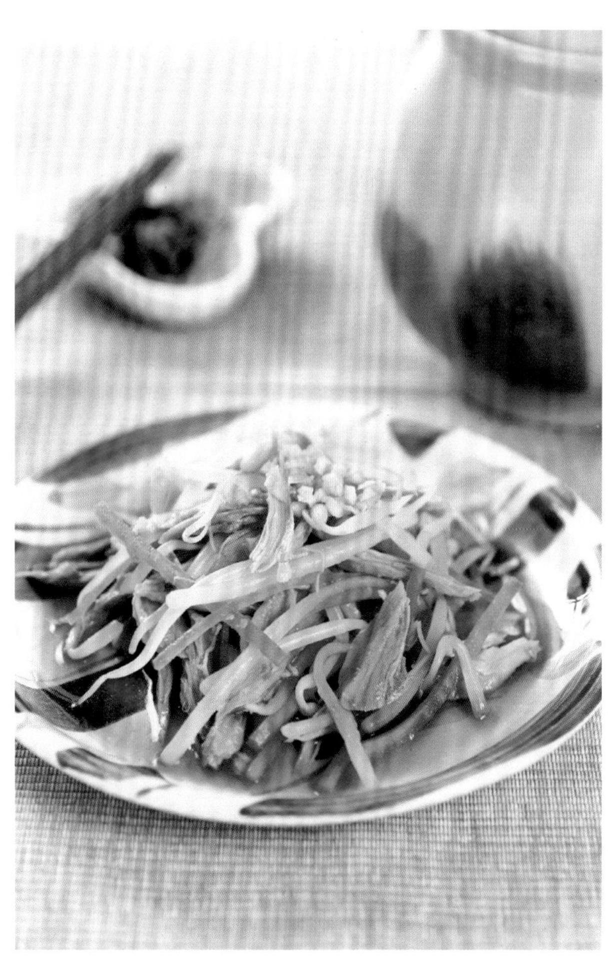

功效

滋阴清热，利水消肿，缓解干渴。

材料

鸭腿1只，绿豆芽80克，胡萝卜20克。

调料

大蒜2瓣，料酒、姜片、葱段、豉汁各10克。

做法

1 将胡萝卜去皮、洗净，切丝，焯熟；绿豆芽择洗干净，焯熟；大蒜切成蓉。

2 鸭腿洗净，放锅中，加料酒、姜片、葱段和水，小火煮熟后捞出，把肉撕成丝后装盘，码上绿豆芽、胡萝卜丝、蒜蓉，浇上豉汁即可。

糖友小记

- 鸭肉健脾利水，滋阴清热，适合虚热、易上火的糖尿病患者滋补，特别适合身体虚弱、倦怠乏力、干渴烦热、便秘、水肿者食用。
- 此菜适合糖尿病并发眼病、肾病、皮肤病、神经系统疾病者常吃。
- 鸭肉性寒凉，脾胃虚寒、腹泻者不宜多吃。

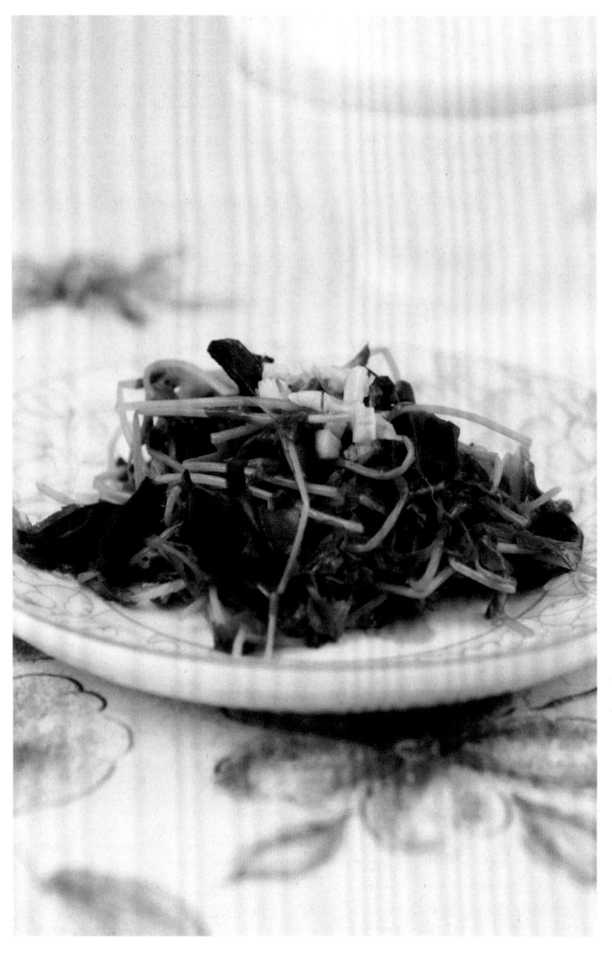

木耳拌豆苗

功效

降糖降脂，排毒通便，利尿消肿

材料

豌豆苗150克，水发黑木耳50克，蒜蓉少许。

调料

盐、鸡精、香油各适量。

做法

1 将黑木耳洗净，撕成小块；豌豆苗洗净。

2 豌豆苗、黑木耳分别放入开水中焯烫，捞出沥干后装盘。

3 放入所有调味料，拌匀即可食用。

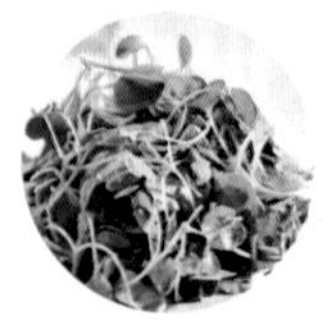

豌豆苗

糖友小记

- 豌豆苗有利尿消肿、生津止渴、排毒通便等功效。
- 木耳降糖降脂、通肠排毒，养血润燥，所含的木耳多糖有明显的降血糖作用。
- 此菜可缓解口干口渴、便秘、烦热等症状，尤其适合糖尿病兼有肥胖、高血脂、心血管疾病、肾病水肿者食用。

荷塘小炒

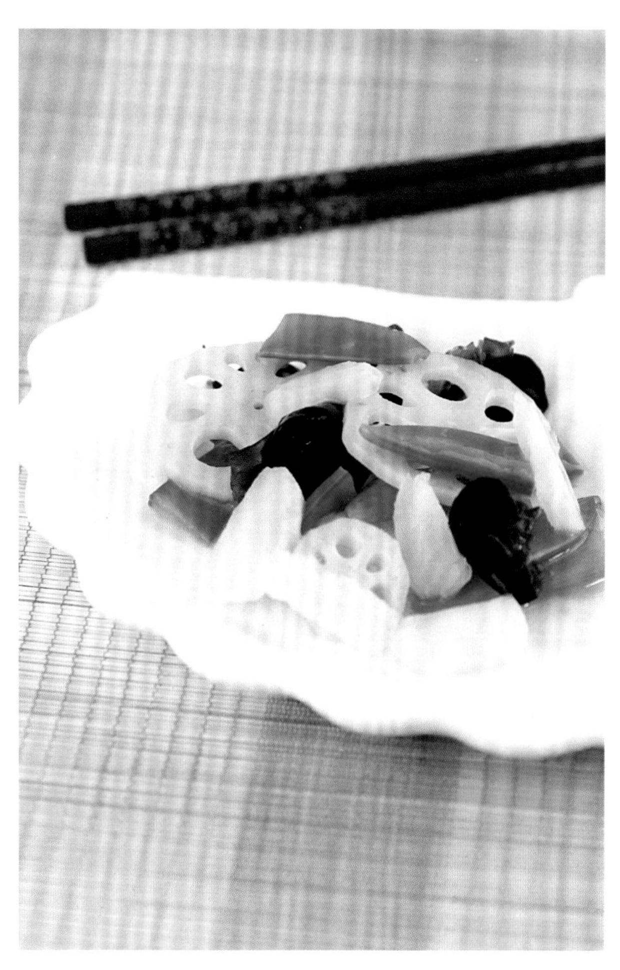

功效

平稳血糖，降压除烦，清热止渴，通肠排毒。

材料

莲藕、荸荠、荷兰豆、水发黑木耳各50克，葱花少许。

调料

盐、鸡精、香油各适量。

做法

1 莲藕、荸荠分别去皮，洗净，切片；荷兰豆洗净，切段。

2 将以上材料都放入开水中焯烫一下，捞出沥干。

3 锅中倒油烧热，放入葱花炒香，将所有材料一起放入锅中，快速翻炒，加盐、鸡精调味，淋香油即可。

糖友小记

- 荷兰豆、莲藕能健脾胃、益气血，荸荠有清热、降压、除烦的功效，黑木耳则能降糖、降脂、通便解毒。
- 此菜可养护脾胃、消除烦热、净化肠道，是排毒降脂、平稳血糖的佳品，对预防糖尿病、高血压、高血脂、便秘等均有益。
- 脾胃虚寒、腹泻者少吃荸荠、黑木耳。

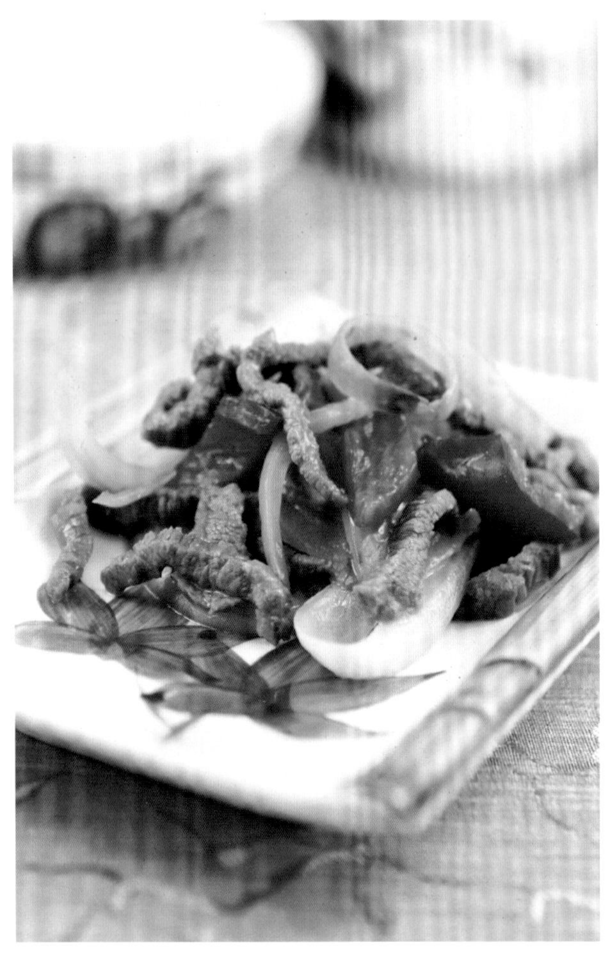

洋葱炒牛肉

功效

健脾补虚，稳定血糖，软化血管

材料

牛里脊肉、洋葱各100克，红椒少许。

调料

料酒、酱油各10克，盐、鸡精各适量。

做法

1 将洋葱去外皮，洗净，切丝；红椒切菱形片；牛里脊肉切丝后用料酒、酱油抓匀。

2 锅中倒油烧热，放洋葱丝炒香，倒入牛肉快速翻炒，放入红椒，加盐、鸡精炒匀出锅。

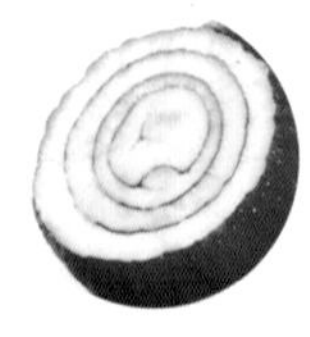

洋葱

糖友小记

- 牛肉健脾胃、补气血；洋葱能促进肉食消化，降糖降脂，软化血管，且有杀菌抗炎、预防感染的作用。
- 此菜适合已出现消瘦、体虚乏力等症状的糖尿病患者，既能保证营养充足，又能控制血糖，预防心血管疾病、泌尿系感染疾病等。
- 表虚多汗、眼病、皮肤瘙痒性疾病、消化系统溃疡、肠胃易胀气者不宜多吃洋葱。

笋丝炒豆干

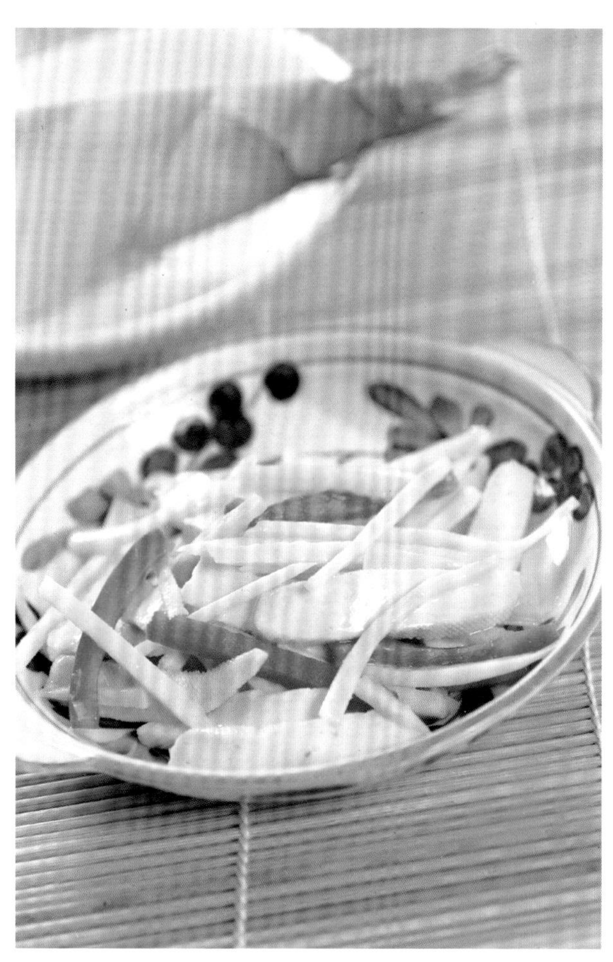

功效

健脾胃，降血糖，除烦止渴。

材料

鲜竹笋100克，豆腐干50克，红椒20克。

调料

料酒5克，盐、鸡精、胡椒粉各适量。

做法

1 将竹笋去外皮，洗净，焯水，切丝；红椒、豆腐干分别洗净切丝。

2 锅中倒入油烧热，放入笋丝、料酒煸炒，放豆腐干和适量水焖5分钟，放红椒、盐、鸡精、胡椒粉炒匀即可出锅。

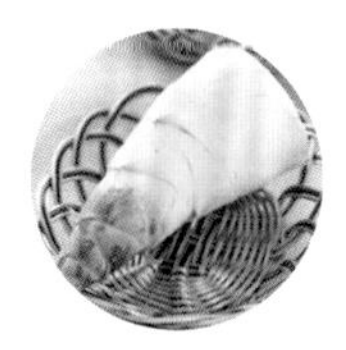

竹笋以冬笋味道最佳。

糖友小记

- 竹笋低脂、低糖、高纤维，可滋阴凉血、清热明目、解渴除烦、利尿消食，适合口渴烦热、便秘、肥胖、并发心血管疾病的糖友。
- 豆腐干有“素肉”之称，健脾益气，营养丰富，高蛋白、低胆固醇，有利于保护心血管，适合糖尿病兼有高血脂者。
- 脾胃虚寒、腹泻者少吃竹笋，肠胃易胀气者少吃豆腐干。

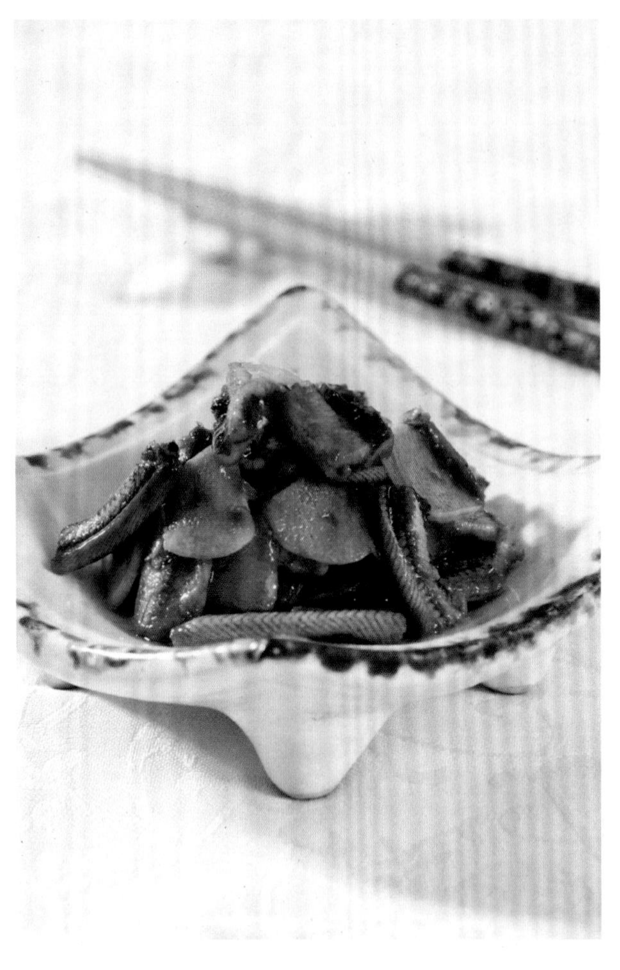

蒜香烧鳝鱼

功效

养血补虚，调节血糖，预防眼疾

材料

净鳝鱼150克，蒜片20克。

调料

酱油、料酒各5克，盐、鸡精各适量。

做法

1 鳝鱼洗净，切段。

2 锅中倒油烧热，放入蒜片炸黄，放鳝鱼段煸炒，烹入料酒，加酱油和适量水焖10分钟，大火收汁，放盐、鸡精调味，翻匀出锅。

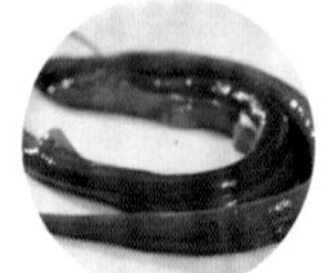

鳝鱼

糖友小记

- 鳝鱼补中益血，治虚损，其所含的鳝鱼素能降低和调节血糖，适合身体瘦弱、疲劳乏力、营养不佳、免疫力低下的糖尿病患者。
- 鳝鱼可增进视力，去除眼疾，有“天然眼药”之称，有助于预防糖尿病并发眼病。
- 兼有风湿痹痛、四肢酸痛无力、高血脂、冠心病者也宜食用。
- 瘙痒性皮肤病者慎食鳝鱼。

西芹炒百合

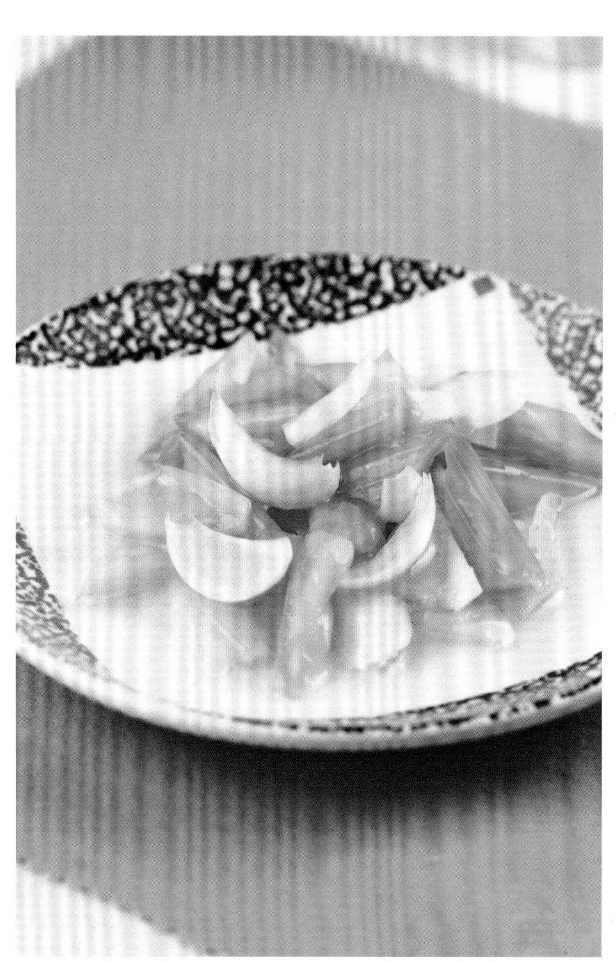

功效

养阴除烦，退虚热，安心神，降糖降压。

材料

西芹200克，鲜百合40克。

调料

盐、葱花各适量。

做法

1 将西芹择洗干净，斜切成片；百合择成小片，洗净，焯水。

2 炒锅上火烧热，倒少许油，下葱花爆香，放入西芹炒熟，放百合、盐，炒匀即可。

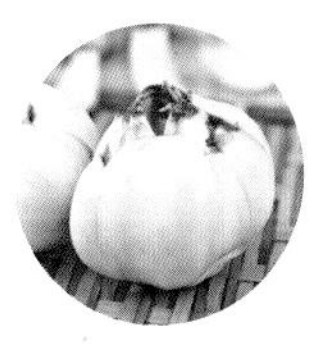

百合

糖友小记

- 芹菜可清热除烦，降压助眠，百合则有养阴清热、宁心安神的功效。
- 此菜清新爽口，低热量、高纤维，可起到控制食量、平稳血糖的作用，尤其适合糖尿病兼有高血压、虚热烦躁、心烦失眠、口干口渴、大便秘结者食用。
- 脾胃虚寒、腹泻者不宜多吃。

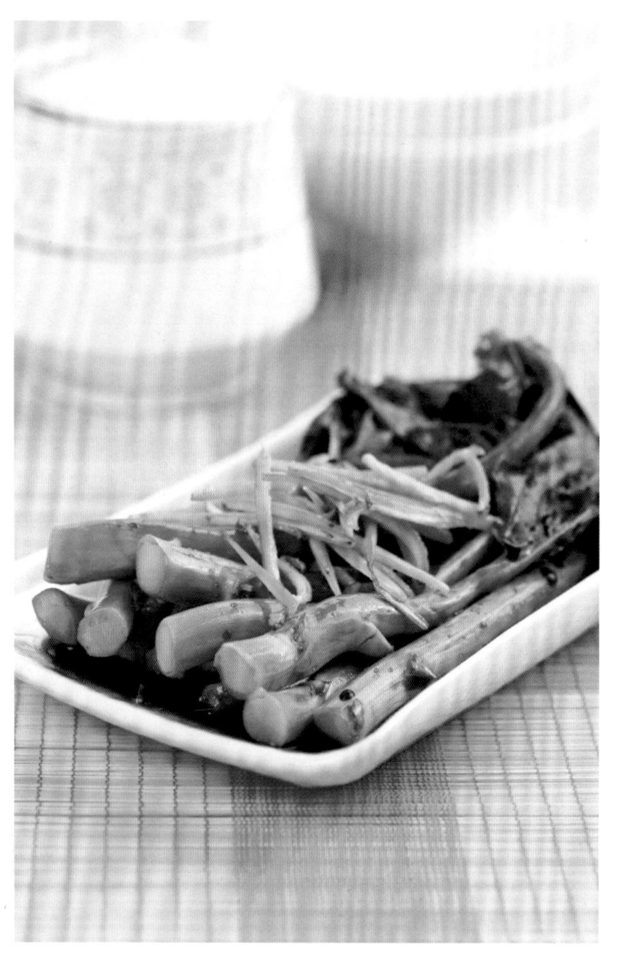

白灼芥蓝

功效

清热通便，平稳餐后血糖，降低血脂。

材料

芥蓝250克，大葱、生姜各15克。

调料

蒸鱼豉油15克，胡椒粉、盐各适量。

做法

1 芥蓝择洗干净；大葱、生姜分别切成丝。

2 将所有调料放入小碗中，加少许水，调成味汁。

3 芥蓝入沸水焯烫至翠绿色，捞出，沥水后装盘，趁热浇上调好的味汁，撒上葱丝和姜丝，浇上油，炝出香味即成。

糖友小记

- 芥蓝不仅富含膳食纤维，可增加饱腹感，控制热量摄入，还含有一种苦味成分，苦味最能治甜病，非常有利于平稳餐后血糖。
- 芥蓝还有消暑解热、清心明目、清肠通便、降低胆固醇、软化血管、预防心脏病等功效，尤其适合肠胃积热、虚火燥渴、便秘以及并发高脂血症的糖尿病患者。

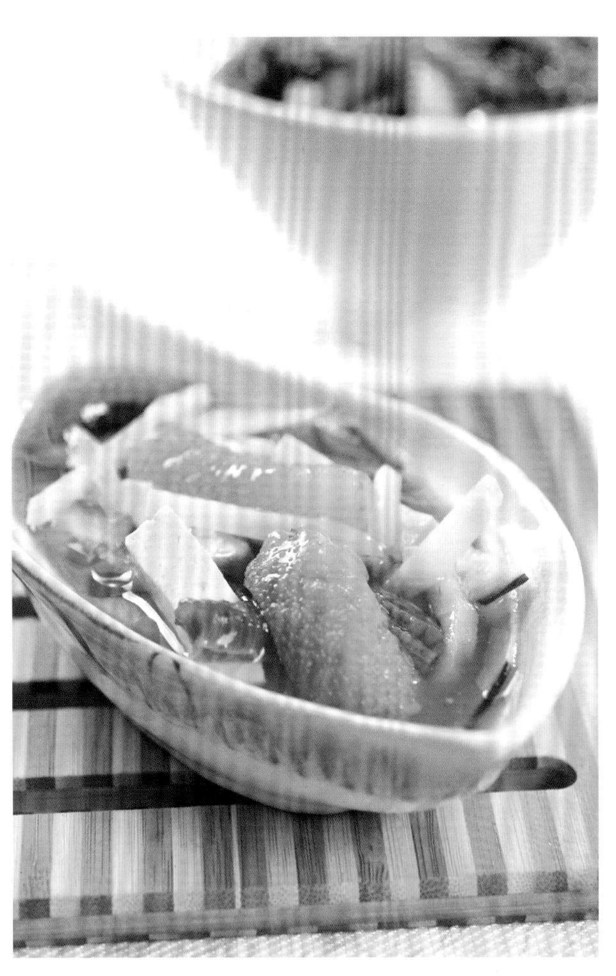

海参烩豆腐

功效

补体虚，止尿频，降糖降脂。

材料

海参100克，豆腐150克，冬笋、黄瓜各20克。

调料

香油、生抽、盐各适量。

做法

1. 将海参去内脏、洗净，切段；豆腐洗净，切片；黄瓜洗净，切菱形片；冬笋洗净，切丝。
2. 煮锅中放豆腐、海参、冬笋，加适量水烧开，小火煮10分钟，加生抽、盐调味，放黄瓜片，淋香油即成

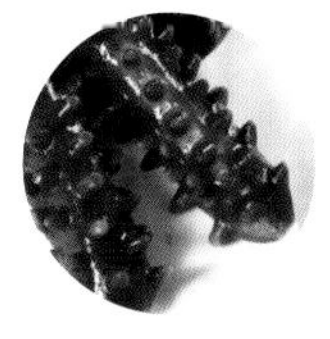

海参

糖友小记

- 海参能补肾益精、固摄小便、壮阳疗痿、延缓衰老，由于其性温补，类似人参，故名海参。其所含的黏多糖成分可起到控制血糖的作用，是糖尿病患者补虚的理想食材，尤其适合老年男性糖友，有助于改善体虚乏力、尿频、阳痿等症状。
- 海参加豆腐，可增强降血糖、抗衰老、防治动脉硬化等心血管病、提高免疫力的作用。

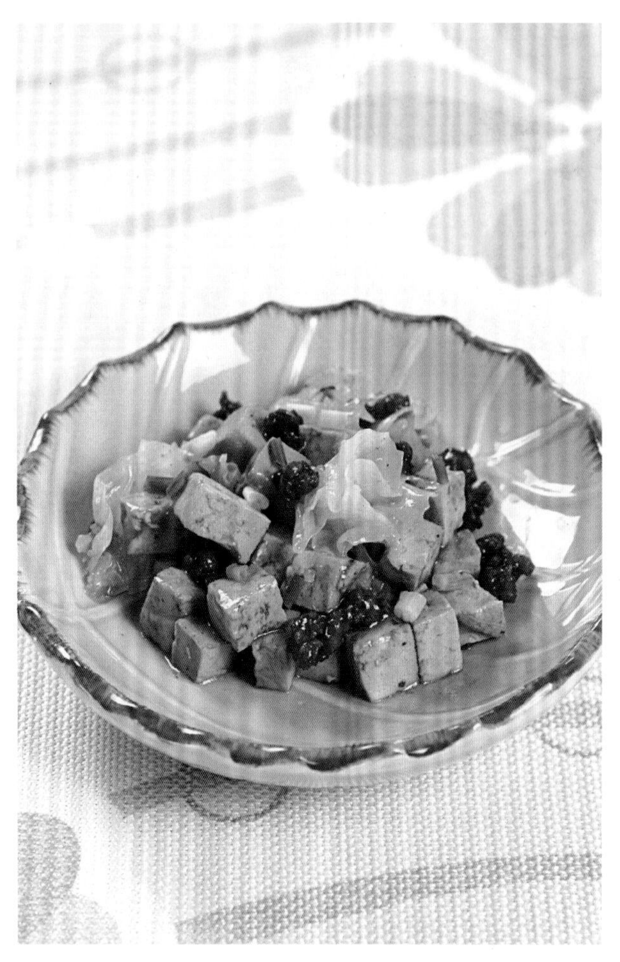

银耳炒豆腐

功效

滋阴润燥，疗补体虚，降糖降脂

材料

水发银耳30克，豆腐150克，猪肉馅50克，葱花少许。

调料

酱油10克，盐、鸡精各适量。

做法

1 将银耳洗净，择成小朵；豆腐切小块。

2 锅中倒入油烧热，放猪肉馅炒变色，倒入酱油和适量水，煮沸后放银耳、豆腐，改小火烧10分钟，加盐、鸡精调味，盛入盘中，撒上葱花即可。

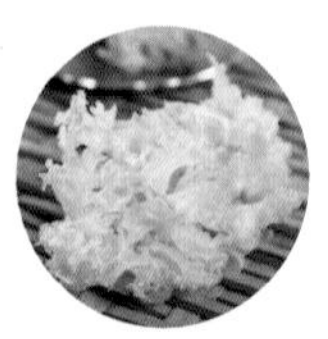

银耳

糖友小记

- 银耳富含膳食纤维和银耳多糖，能延缓人体对糖类的吸收，起到降糖作用。
- 银耳有滋阴润燥、生津止渴、降血脂、清肠毒的功效，尤其对于阴虚火旺、燥热烦渴、大便干燥，又不受参茸等温热滋补的糖尿病患者来说，是不可多得的滋补品。
- 银耳搭配豆腐、猪肉，可加强补益效果，适合体虚乏力、消瘦、免疫力差的糖友。

菌菇烩炒

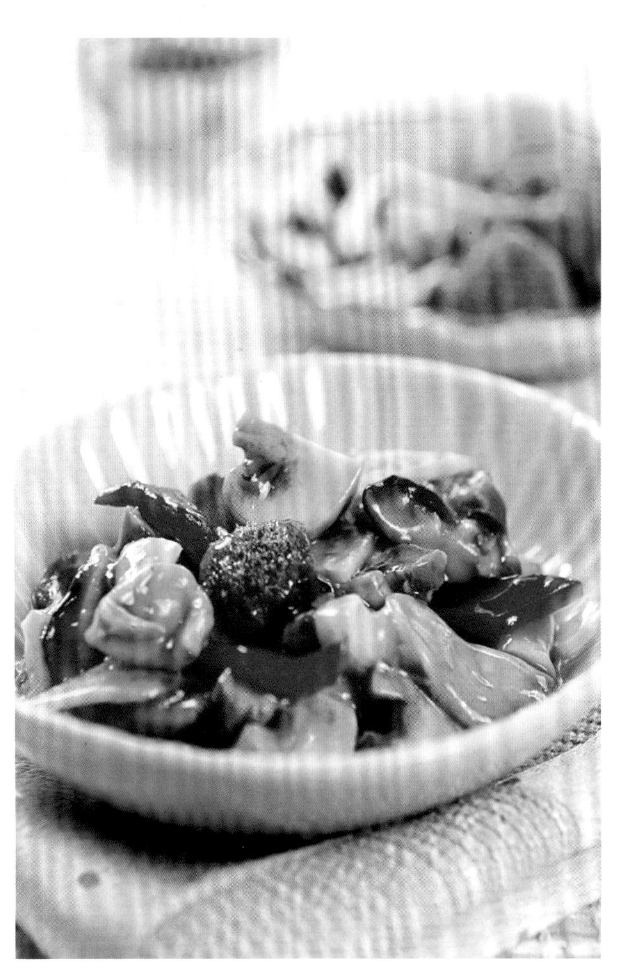

功效

调节人体糖类、脂类代谢。

材料

冬菇、平菇、猴头菇、红椒各50克，葱花少许。

调料

酱油、香油各10克，盐适量。

做法

1. 将各种菇分别切块，焯水；红椒切片。
2. 锅中倒入油烧热，下葱花煸香，放入各种菇，加酱油和水，焖烧5分钟，放盐调味，放入红椒片，淋香油出锅。

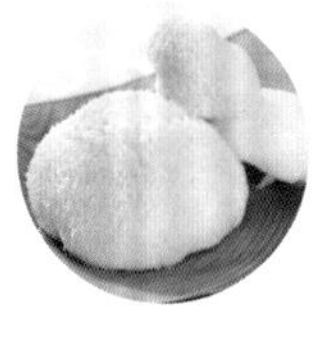

猴头菇

糖友小记

- 菌菇类的品种很多，普遍具有高蛋白、低糖、低脂、高膳食纤维、微量元素丰富的特点，能促进人体内糖类、脂类的代谢，是稳定血糖、调节血脂的理想食材。
- 此菜适合糖尿病兼有高血脂、动脉硬化、冠心病、免疫力低下者常吃。

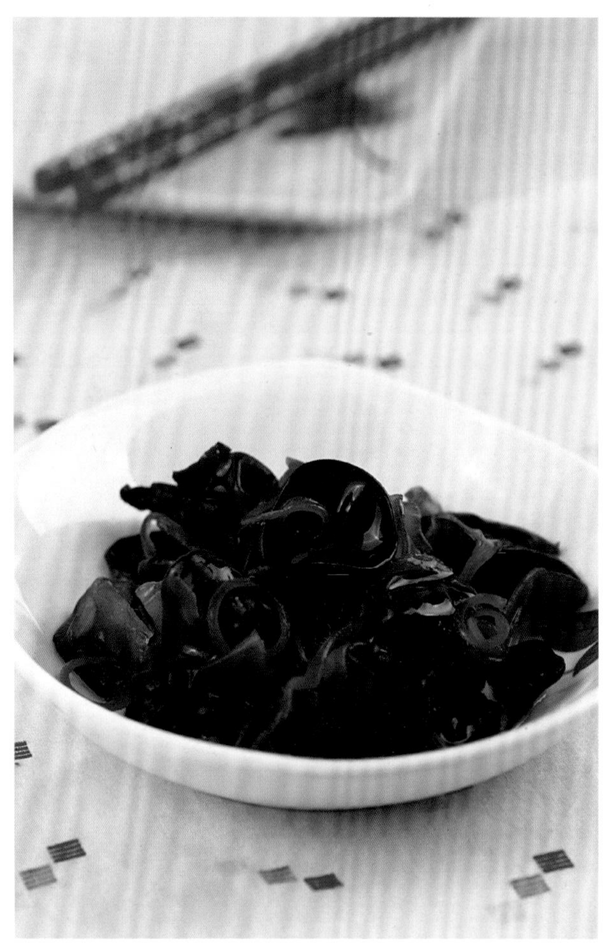

凉拌木耳

功效

通大便，降血糖，降血脂。

材料

水发黑木耳150克，红椒适量。

调料

米醋、生抽、香油各适量。

做法

1 水发黑木耳择成小朵，洗净，焯水后投入凉开水浸泡，沥水，装盘。

2 红椒洗净切丝，也装盘，放入米醋、生抽、香油，拌匀即可食用。

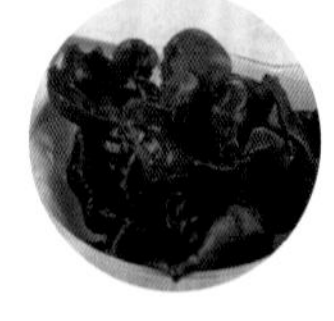

木耳

糖友小记

- 黑木耳是一种低热量、高营养的食材，其所含的多糖类物质有修复胰岛细胞的功效，能起到降血糖作用。
- 黑木耳有滋阴润燥、养血益胃、活血止血、润肠通便等功效，适合糖尿病兼有便秘、肥胖、高血压、高血脂、动脉硬化者。

海带烧豆腐

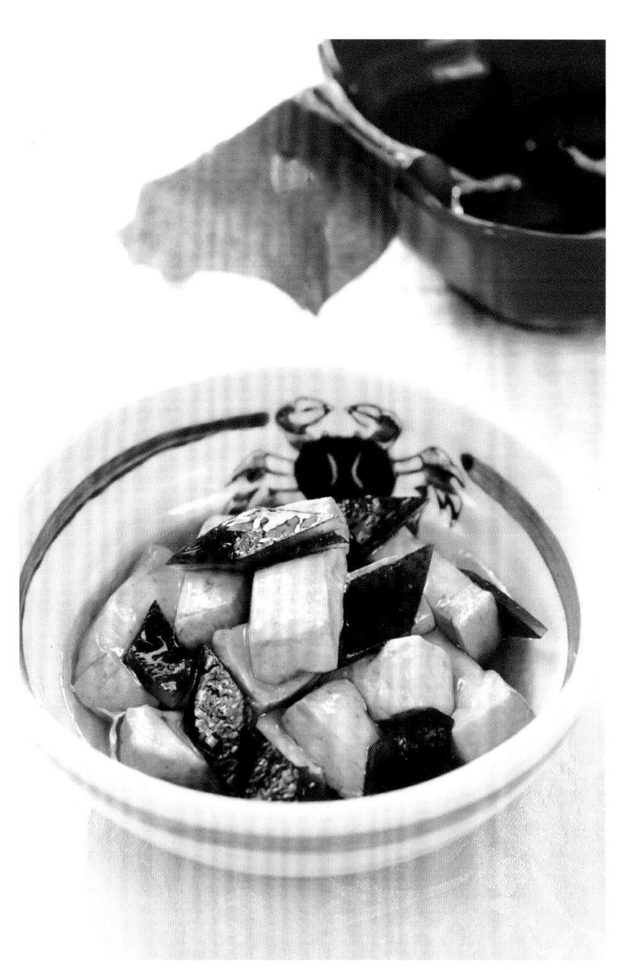

功效

利尿消肿，通便排毒，平稳血糖，保护心血管。

材料

海带100克，豆腐300克，葱花少许。

调料

红烧汁10克，盐适量。

做法

1 将豆腐切块；海带洗净，切片。

2 锅中倒油烧热，下葱花炒香，放入豆腐、海带和适量水，加红烧汁小火炖20分钟，放盐调味，大火收汁即可出锅。

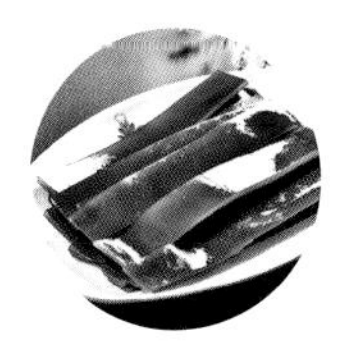

海带

糖友小记

- 海带热量极低，且富含胶质、矿物质、膳食纤维，能净化肠道，消脂减肥。豆腐可健脾胃，养气血，维护心血管健康。
- 此菜能有效调节人体内分泌，促进糖类、脂类及水分的代谢，并维持激素平衡，适合各类内分泌失调、代谢障碍综合征人群，包括糖尿病、高血压、高脂血症、冠心病、肾病水肿等。

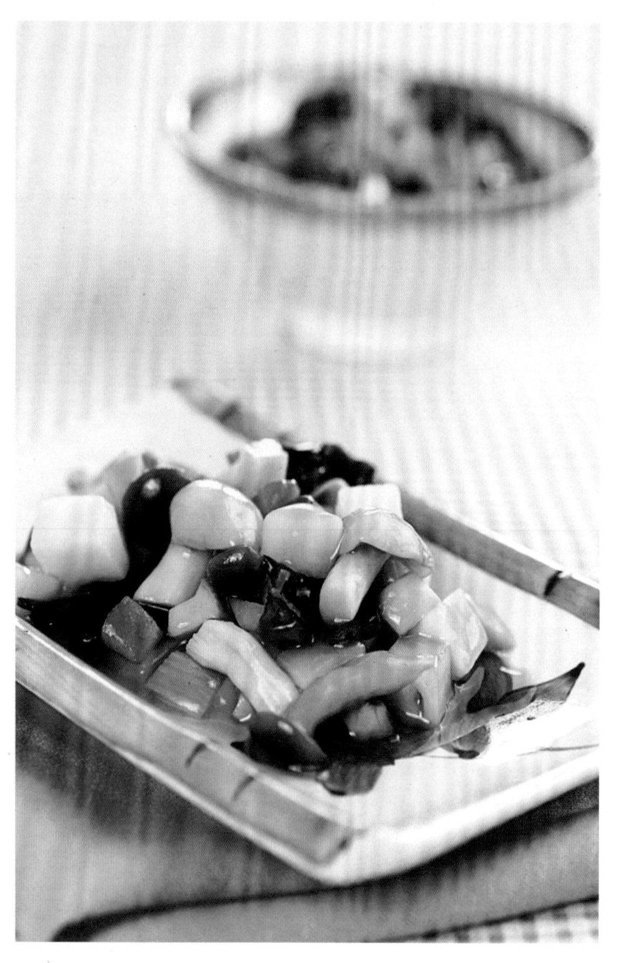

炒素什锦

功效

稳定血糖，补益五脏。

材料

莴笋、胡萝卜、土豆、蟹味菇、水发木耳各50克，葱花少许。

调料

酱油10克，盐、香油各适量。

做法

1 蟹味菇、水发木耳分别择洗干净，焯水；莴笋、胡萝卜、土豆分别去皮，切成丁。

2 炒锅倒入油烧热，下葱花煸香，放入莴笋、胡萝卜、土豆炒至断生，加入适量水，放入蟹味菇、水发黑木耳炒匀。

3 最后添加酱油、盐、胡椒粉调味，淋入香油即可出锅。

糖友小记

此菜的原料为根茎类蔬菜和菌菇，清淡爽口，五色俱全，常食可起到补益五脏、通利大小便、瘦身减肥的作用，且有助于控制餐后血糖，降低血脂，是糖尿病患者日常保养、预防各类并发症的理想选择。

清蒸鲈鱼

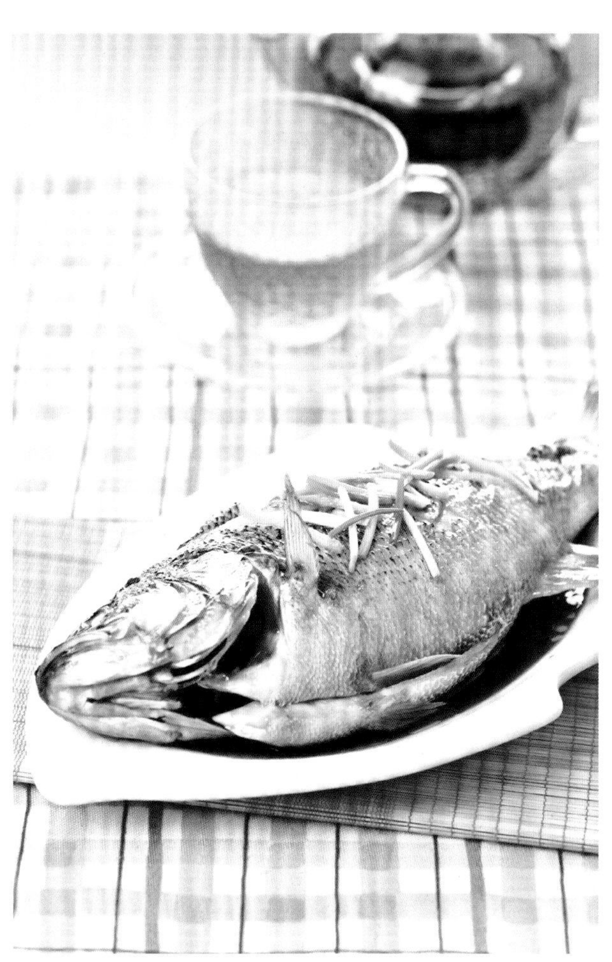

功效

健脾胃，补体虚，消水肿。

材料

鲈鱼1条，姜丝、香葱段各15克。

调料

蒸鱼豉油20克。

做法

1 将鲈鱼去鳃和内脏，洗净。

2 把鲈鱼放蒸盘上，码放姜丝，上蒸锅，大火蒸8～10分钟。

3 取出后趁热浇上蒸鱼豉油，撒上香葱段，浇上热油，爆出葱香味即成。

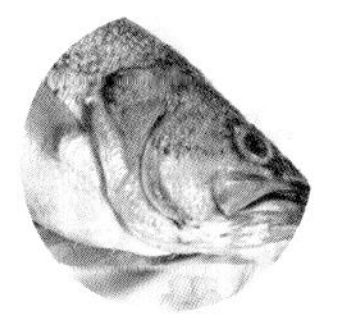

鲈鱼

糖友小记

- 鲈鱼适合阴虚火旺的糖尿病患者疗补体虚，并能益筋骨、调肠胃、补肝肾、消水气。
- 此菜适合糖尿病兼有脾虚泄泻、消化不良、脾虚水肿、筋骨痿弱者食用，尤其适合虚胖水肿或体虚、瘦弱者补充营养。

一碗好汤，糖友也能享美食

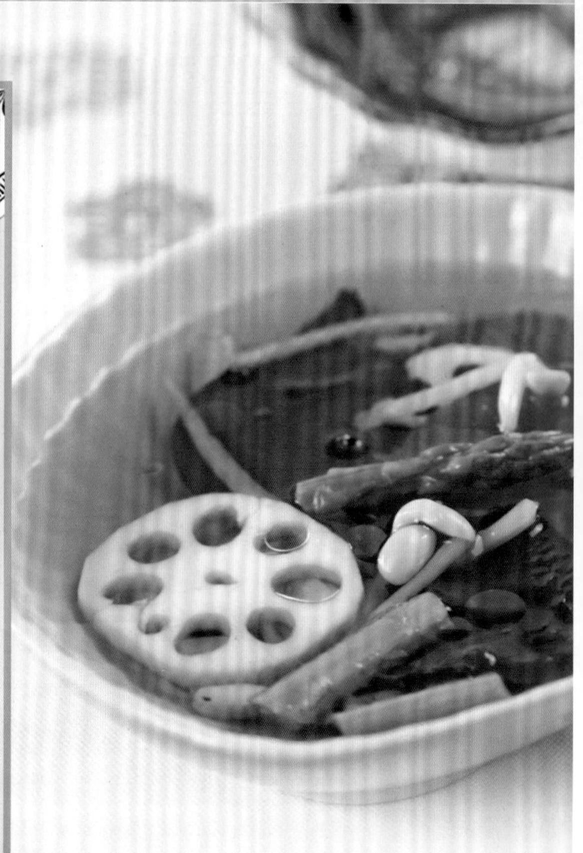

中国人的餐桌上，几乎每顿必有汤，干稀搭配能促进消化，让营养吸收得更充分，是非常科学健康的饮食习惯。

汤取材多样，荤素皆宜，搭配自由，只要选对食材、保证清淡、不油腻浓重，就能美食与养生兼得。

海米冬瓜汤

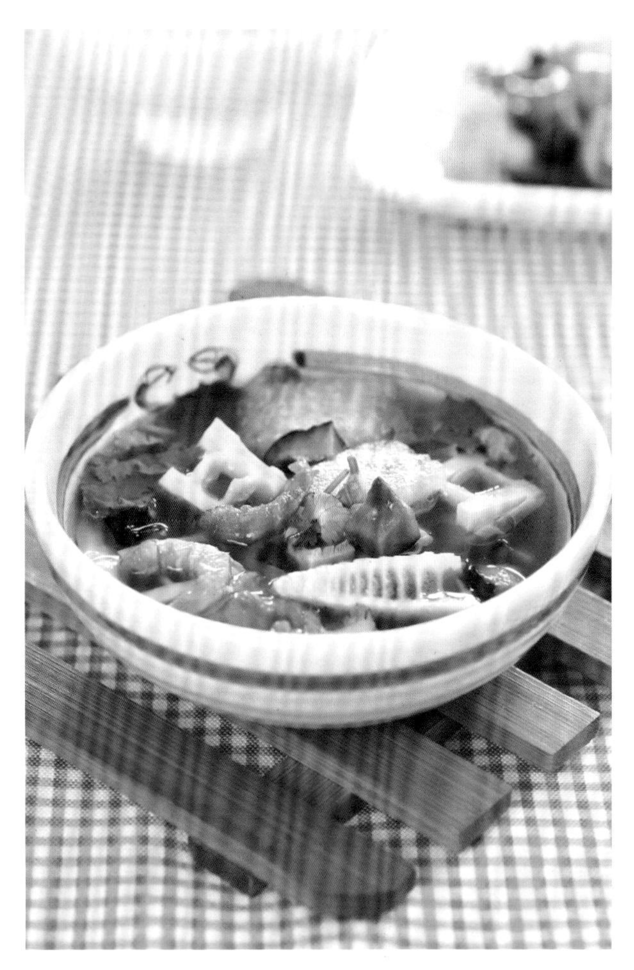

功效

清热利尿，止渴除烦。

材料

冬瓜100克，冬笋50克，海米、香菇各15克，香菜末适量。

调料

盐、胡椒粉各适量。

做法

1 冬瓜去皮、瓤，洗净切厚片；冬笋切片；海米、香菇分别泡软，香菇切丁。

2 炒锅中倒入少许油烧热，放入冬瓜片、冬笋片略炒，加入海米、香菇和适量水煮沸，改小火煮10分钟。

3 最后加盐、胡椒粉调味，盛入汤盆中，撒上香菜末即成。

糖友小记

- 冬瓜利尿消肿，冬笋滋阴清热，海米、香菇补益气血、强壮筋骨。
- 此汤有利小便、通大便、除烦闷、止口渴、解疲乏、强筋骨的功效，有助于缓解由糖尿病引起的倦怠无力、虚烦躁热、口渴咽干、大小便不畅等症状。
- 尿频、小便过多者不宜多吃冬瓜。

冬瓜鸭肉汤

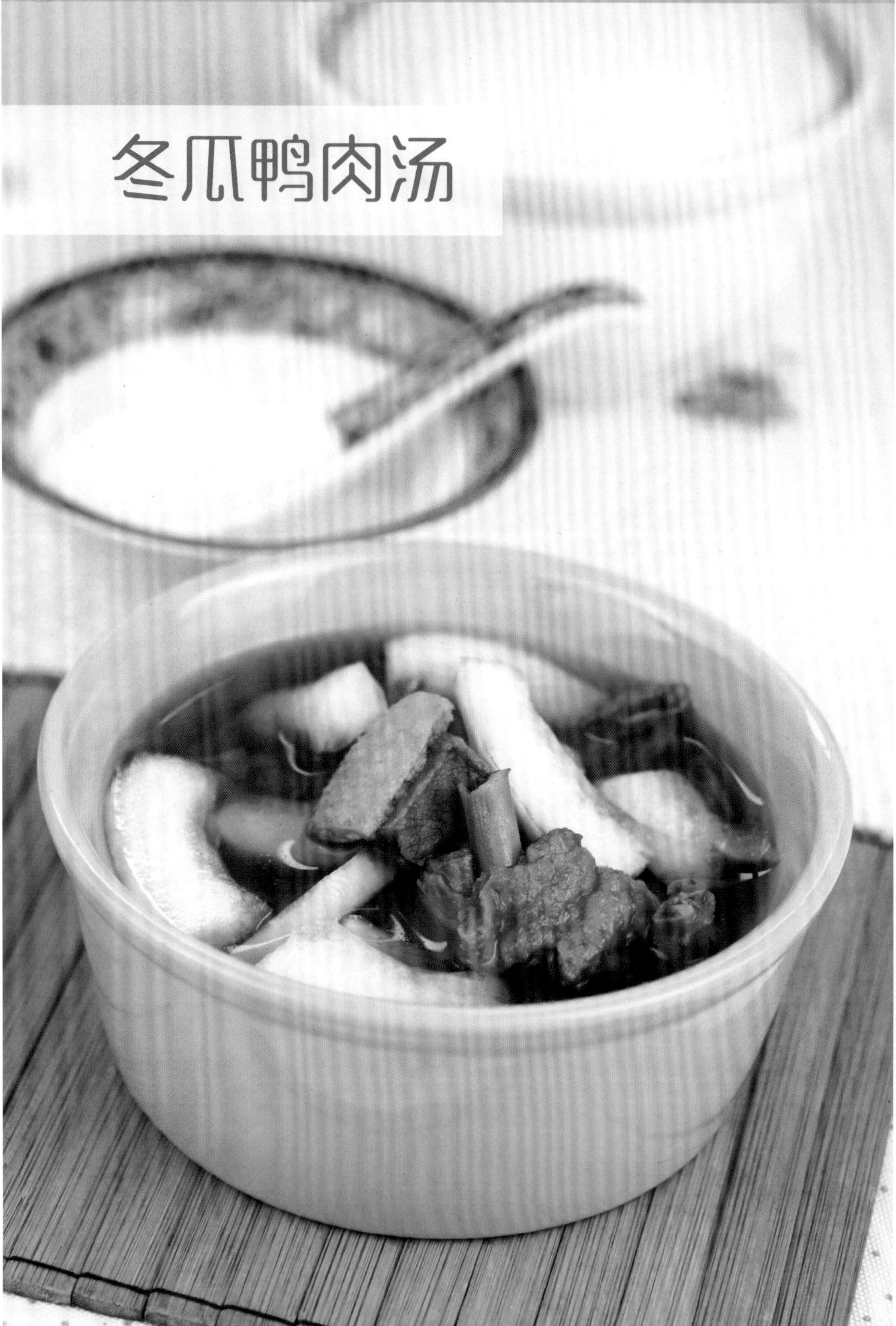

功效

滋阴补虚，清热除烦，利尿通便。

材料

冬瓜、净鸭子各150克，葱段、姜片各15克。

调料

酱油、料酒、盐各适量。

糖友小记

- 鸭肉有凉补气血、清热利水的功效，尤其适合阴虚内热的糖尿病患者滋补，可缓解体虚乏力、烦热干渴、水肿、便秘等症状。
- 冬瓜有利尿消肿的作用，搭配鸭肉，可增强清热利水的效果。
- 鸭肉性寒凉，脾胃虚寒、腹泻者不宜多吃。

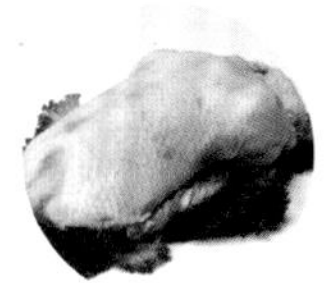

鸭肉

做法

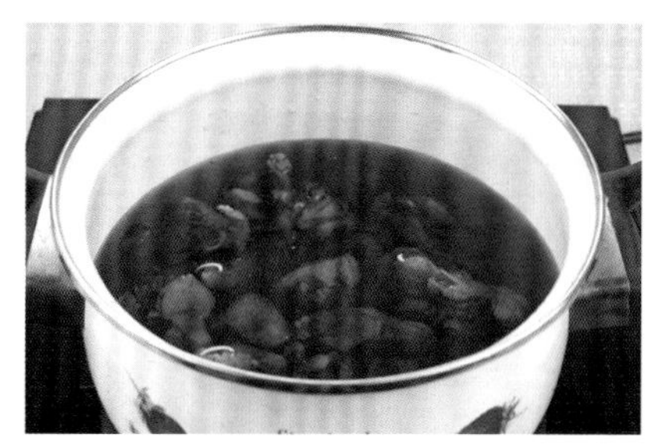

1 将净鸭子剁成块，焯水后放入锅中，加适量水烧开，撇去浮沫，放葱段、姜片、料酒、酱油，小火炖煮1小时，挑出葱段、姜片。

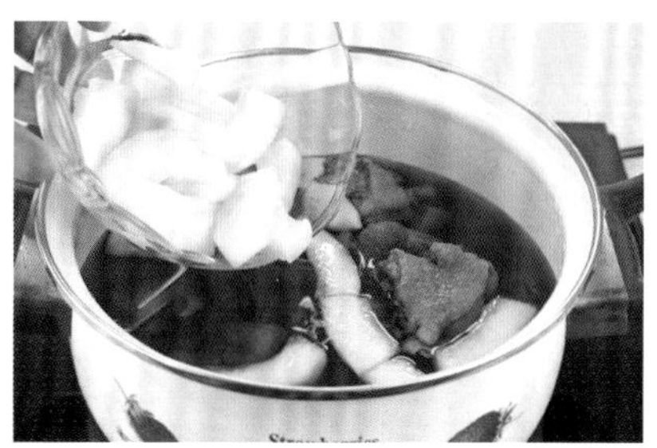

2 冬瓜去皮、去瓤，切成块，放入锅中，续炖15分钟。

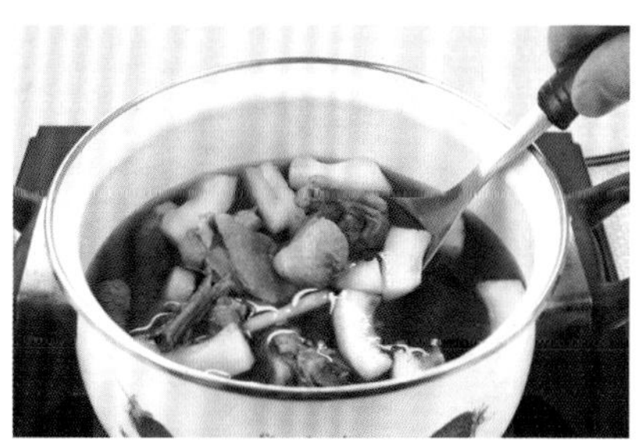

3 放盐调味，搅匀稍煮后盛出。

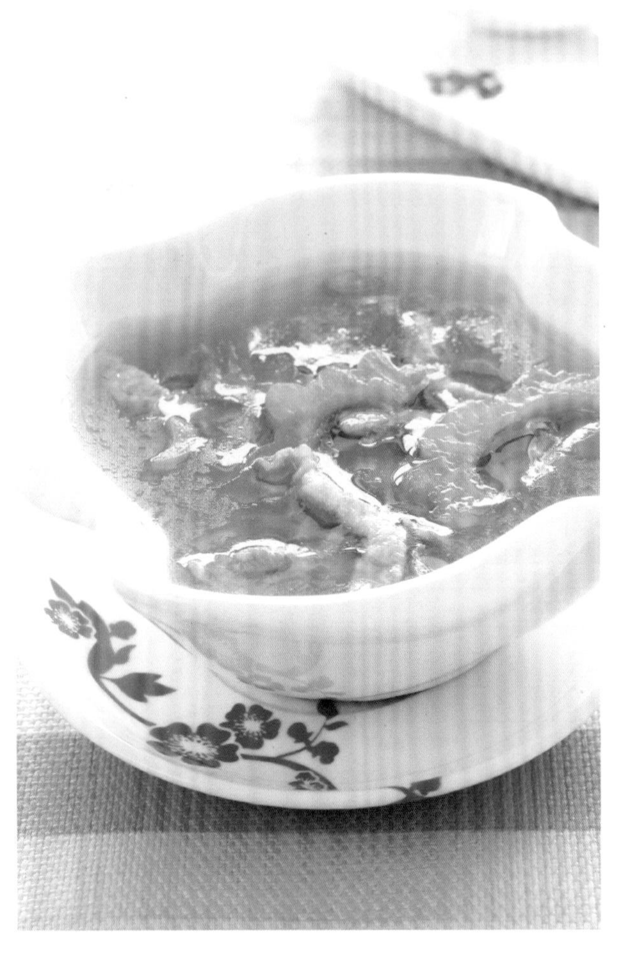

苦瓜肉丝汤

功效

滋阴润燥，清热除烦，凉血降火，稳定血糖。

材料

苦瓜150克，猪里脊50克。

调料

料酒、生抽、香油、盐、鸡精各适量。

做法

1 将苦瓜去籽，洗净，切片。

2 猪里脊洗净，切丝，用料酒、生抽上浆腌渍。

3 煮锅中倒入适量水烧开，先放入苦瓜略煮，再倒入猪里脊丝滑散，然后加盐、鸡精调味，再开锅时淋上香油，即可盛出。

糖友小记

- 苦瓜有清热、除烦、止渴的功效，其所含的苦味素有利于降血糖、清心火，是糖尿病患者的理想食品。苦瓜做成汤可以缓和其苦味，不爱吃苦味者也可以尝试。
- 苦瓜搭配滋阴养血的猪肉，可以平衡肉类的油腻，并促进营养的消化吸收。
- 苦瓜是苦寒食材，脾胃虚寒、腹泻者不宜多吃。

莲藕鸡肉汤

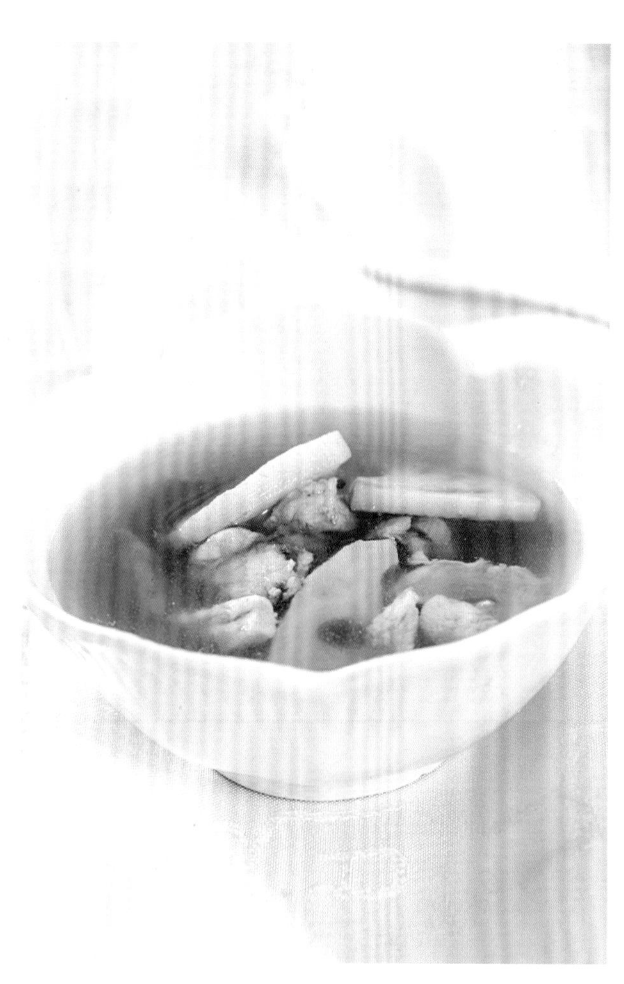

功效

健脾胃，养气血，补体虚，止燥渴。

材料

莲藕、鸡胸肉各100克，葱段、姜片各15克。

调料

料酒、盐各适量。

做法

1 将鸡胸肉洗净，切块；莲藕去皮，洗净，切片。

2 将鸡肉放入锅中，加适量水，先用大火烧开，撇去浮沫，加葱段、姜片、料酒，再改小火煮30分钟。

3 挑出姜片、葱段，放入莲藕续煮30分钟，加盐调味即成。

糖友小记

- 熟莲藕能补脾养血，滋养强壮，除烦止渴。鸡肉汤是温补气血的佳品。此汤适合津干口渴、身体虚弱、出现快速消瘦、周身乏力症状的糖尿病患者。
- 莲藕是适合糖尿病患者的淀粉类食物，但与其他蔬菜相比，仍应注意控制其总食量，以免糖分摄入过多。食用较多时要扣减相应热量的主食。

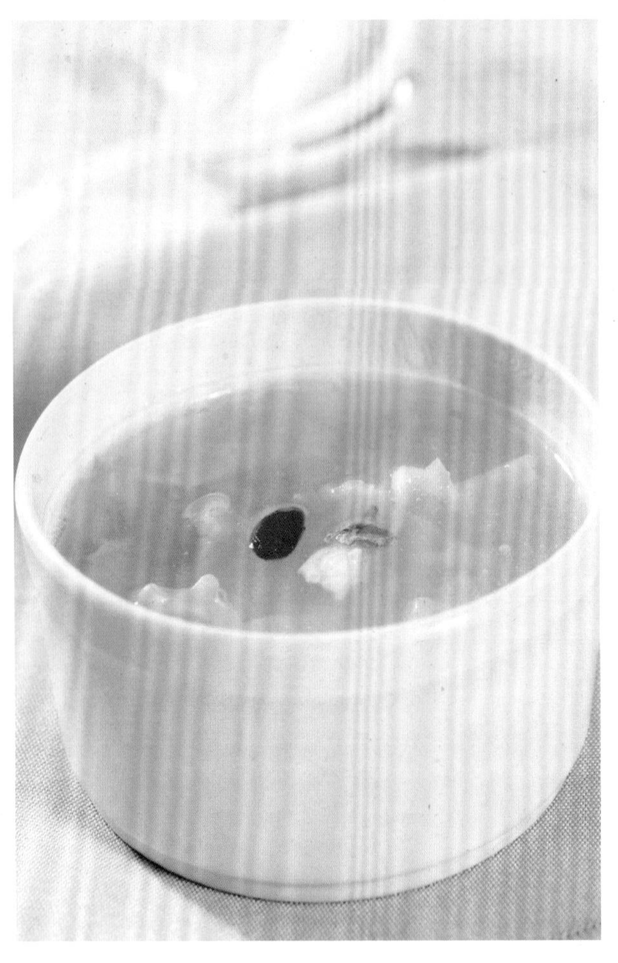

鱼蓉银耳汤

功效

补虚养血，清热除烦，预防糖尿病并发症。

材料

水发银耳70克，净鲷鱼肉50克，枸杞子4克。

调料

盐（或甜味剂）适量。

做法

1 将鲷鱼肉煮熟，剁碎。

2 水发银耳摘去硬蒂，洗净，撕成小片。

3 将银耳放入锅中，加适量水，先小火煮30分钟，再放入鲷鱼肉、枸杞子续煮5分钟，最后加适量盐（或甜味剂）调味即可。

糖友小记

- 鲷鱼肉可保证营养摄入，补虚养血。银耳可滋阴润燥、清热生津、除烦止渴、通便排毒。枸杞子能补肾精、益肝血、止消渴、明目抗衰，适合劳乏内热的糖尿病患者。
- 此汤可缓解糖尿病干渴、烦躁、便秘、虚弱乏力等症状，并有助于预防高血脂、眼病、肾病、皮肤病等并发症。

芦笋口蘑汤

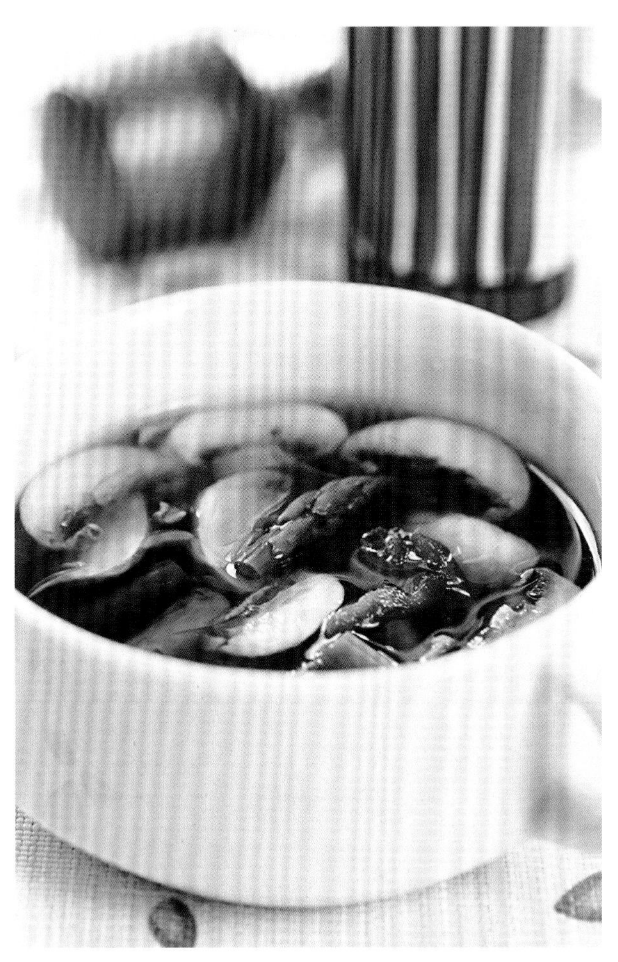

功效

提高免疫力，预防妊娠糖尿病。

材料

口蘑、芦笋各60克，红椒30克。

调料

盐、清鸡汤各适量。

做法

1 将口蘑洗净，切片；芦笋洗净，切段；红椒切片。

2 锅中放鸡汤烧开，放口蘑、芦笋，煮5分钟，放入红椒，加盐调味即可。

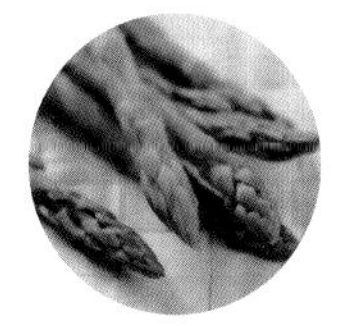

芦笋

糖友小记

- 芦笋富含维生素和微量元素，尤其是叶酸、硒、铁等含量相当高，适合孕妇食用，有助于预防孕期容易出现的糖耐量异常及妊娠糖尿病。
- 口蘑是低热量、高营养的食材，富含硒、维生素D等物质，有增强人体免疫力、促进钙质吸收的作用。

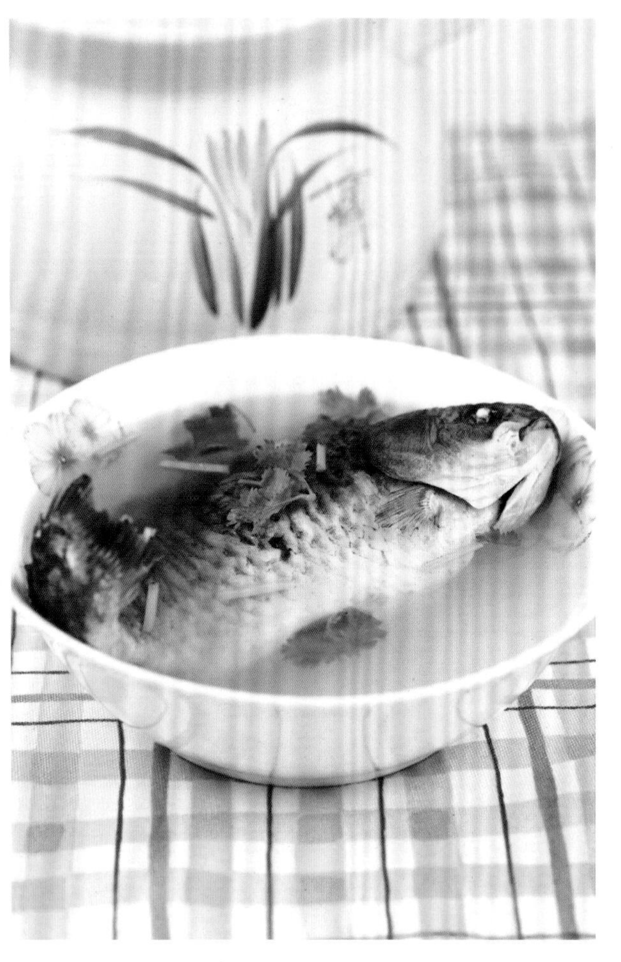

清炖鲫鱼汤

功效

和中补虚，健脾除湿。

材料

鲫鱼1条，香菜段少许。

调料

葱段20克，盐、胡椒粉各适量。

做法

1 将鲫鱼去鳞、鳃及内脏，清洗干净，放入锅中，加适量水煮沸，撇去浮沫，放入葱段，小火煮20分钟，加盐调味。

2 煮好的鱼汤盛入汤盆，撒入胡椒粉和香菜段即成。

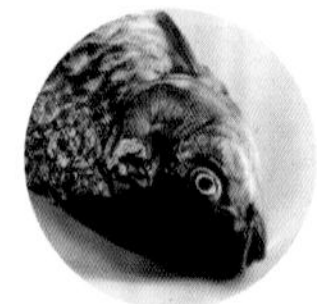

鲫鱼

糖友小记

- 鲫鱼营养丰富，是常用的滋补食物，具有和中补虚、健脾利湿、除虚羸的功效，适合脾胃虚弱、易疲倦、体虚乏力、慢性腹泻、水肿者。
- 已出现消瘦乏力、精神倦怠、小便不利、肾炎水肿等虚弱症状的糖尿病患者尤宜多吃。

木耳豆腐汤

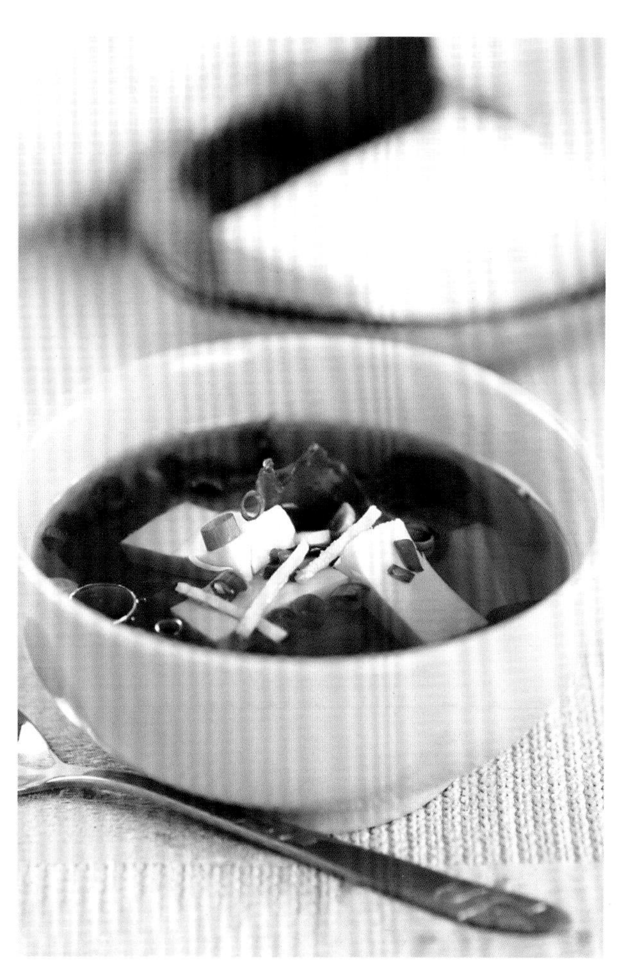

功效

生津润燥，益气宽中，通便排毒，保护心血管。

材料

豆腐100克，水发木耳50克，香葱末、姜丝、鸡汤各适量。

调料

生抽、香油各适量。

做法

1 豆腐切厚片；木耳择洗干净。

2 锅中倒入鸡汤和适量水烧开，放入豆腐、木耳、姜丝同炖，熟后加生抽、香油，撒上香葱末即成。

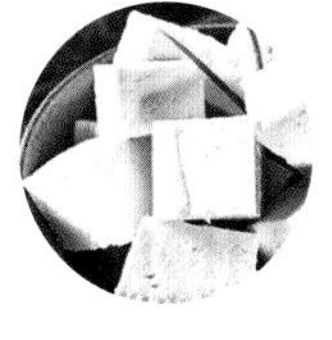

豆腐

糖友小记

- 豆腐宽中益气，调和脾胃，生津润燥，清热解毒。黑木耳滋阴润燥，通便排毒。此汤适合体虚乏力、营养不良、口干口渴、肠燥便秘的糖尿病患者，虚胖或年老羸瘦者尤宜。
- 豆腐、黑木耳均有降低血脂、消除胆固醇的作用，对预防糖尿病并发高血脂、动脉硬化等心血管疾病有益。

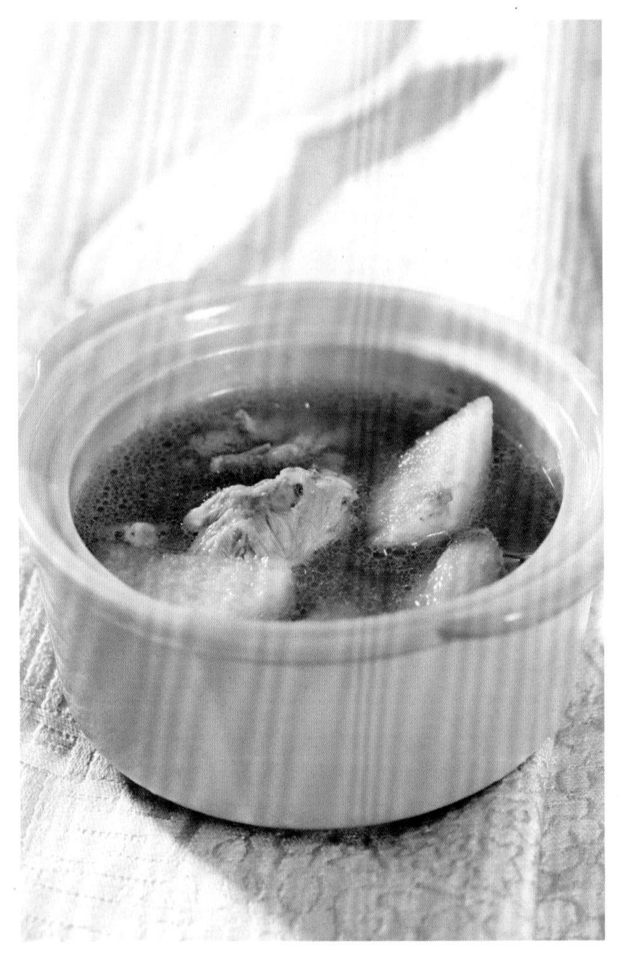

山药兔肉汤

功效

补中益气，养阴润燥，健脾养胃，改善消渴症状。

材料

兔肉100克，山药100克。

调料

盐、鸡精各适量。

做法

1 将兔肉洗净切块；山药去皮，洗净，切滚刀块。

2 将兔肉放入锅中，加适量水，小火煮40分钟，放入山药，续煮15分钟，加盐、鸡精调味即可。

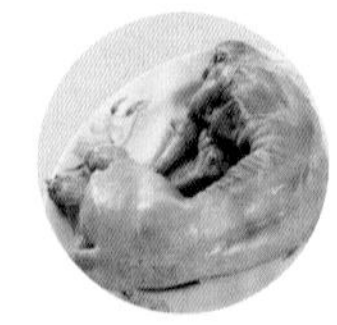

兔肉

糖友小记

- 兔肉补中益气，凉血解毒，养阴润燥，可改善阴血不足所致的干渴、多饮、多尿、虚弱消瘦等糖尿病症状。《海上集验方》中就有兔肉“治消渴羸瘦，小便不禁”的记载。
- 山药补脾养胃，益气生津，补肾止遗，适合食少久泻、虚热烦渴、尿频的糖尿病患者。
- 肠胃积滞、便秘者不宜多吃山药。

泥鳅豆腐汤

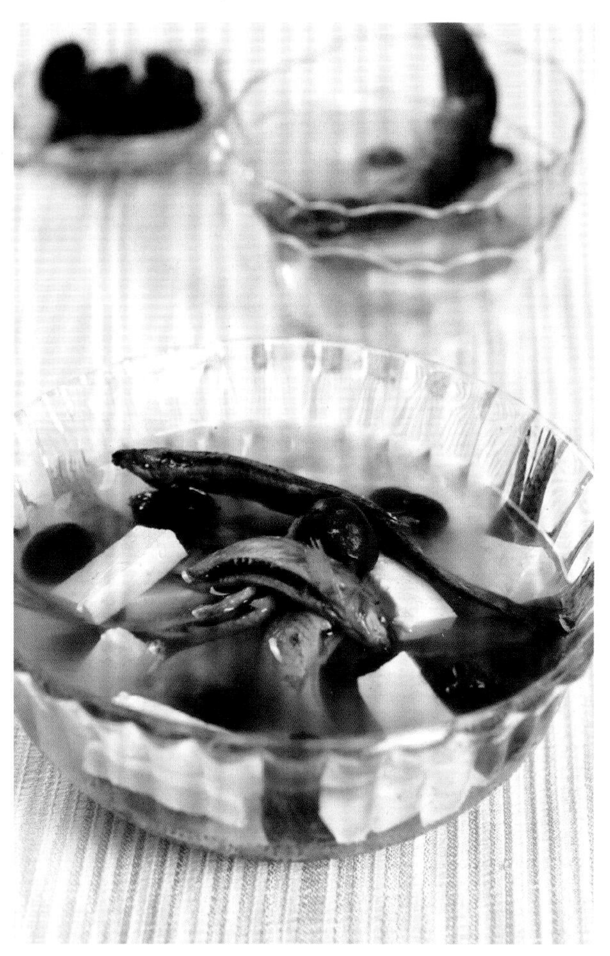

功效

补中益气，养血补虚，健脾养胃，利尿消肿。

材料

泥鳅100克，豆腐100克，红枣15克。

调料

盐适量。

做法

1 将豆腐洗净，切块；泥鳅收拾干净。

2 泥鳅、豆腐、红枣一起放入锅中，加适量水烧开，撇去浮沫，改小火煮30分钟，放盐调味即可。

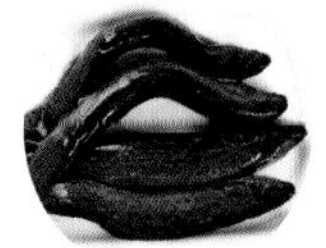

泥鳅

糖友小记

- 泥鳅有补中益气、利尿除湿的功效，适合水肿、小便不利、皮肤瘙痒、体虚乏力、口渴多饮、有糖尿病兼性功能失调的患者食用。《本草纲目》称其：“暖中益气，解消渴。”
- 豆腐、红枣均有健脾养胃、益气补血的作用，搭配泥鳅，营养更丰富，补虚作用更强。
- 气滞胀满者不宜多吃豆腐、红枣。

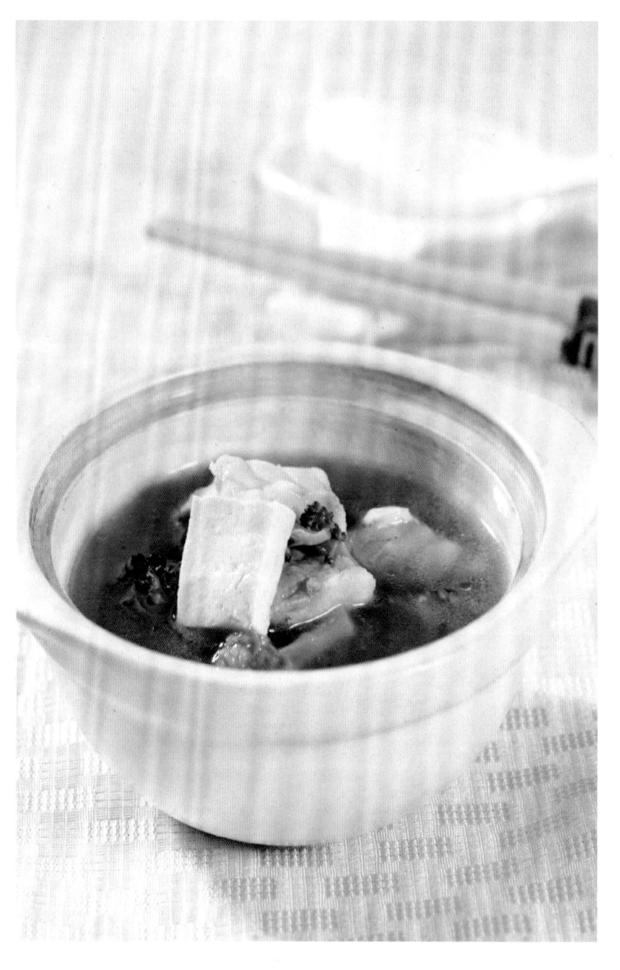

鳕鱼豆腐煲

功效

补中益气，滋阴养血，控制血糖和体重。

材料

净鳕鱼、豆腐各100克，西蓝花50克，姜片10克。

调料

料酒、生抽各5克，盐适量。

做法

1 将鳕鱼、豆腐分别洗净，切块，西蓝花择成小朵。

2 砂锅中，放入鳕鱼和豆腐，加适量水，大火烧开，撇去浮沫，放料酒、姜片，改小火炖15分钟。

3 再放入西蓝花，继续炖2分钟，加盐、生抽调味即可。

糖友小记

- 鳕鱼肉和豆腐都是高蛋白、低热量的食物，有利于控制血糖和体重，并对降低胆固醇、保护心血管有益，尤其适合糖尿病并发高血压、高血脂、动脉硬化、冠心病者食用。
- 此汤补益作用也不错，豆腐健脾益气，鳕鱼滋阴养血，气血不足、体虚乏力的糖尿病患者宜食用。

五彩蔬菜汤

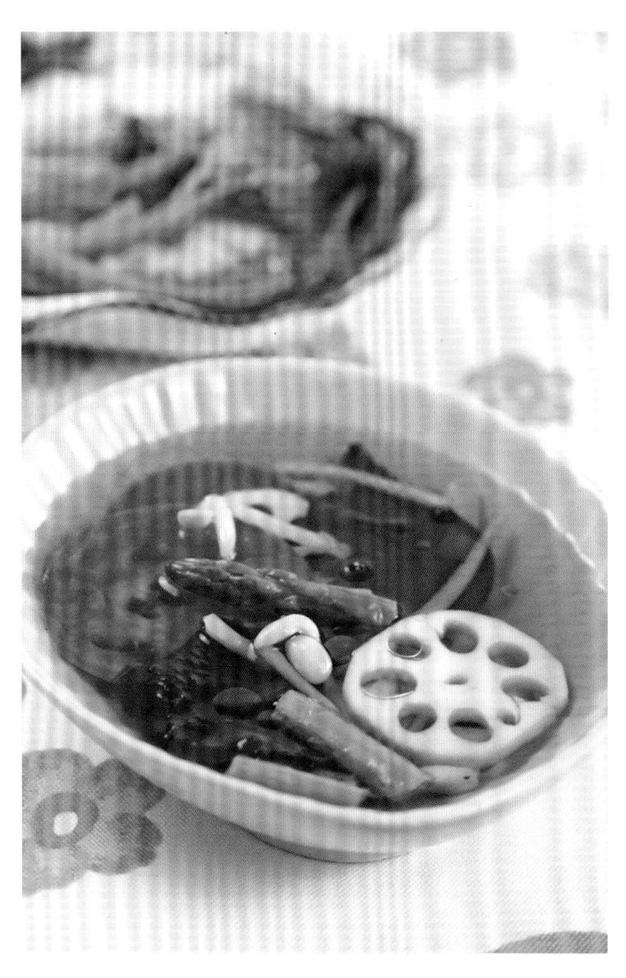

功效

补益五脏，降糖，降压，降脂，通便，提高人体免疫力。

材料

芦笋、番茄、莲藕、黄豆芽、水发木耳各50克，葱花少许。

调料

盐少许，生抽、香油各适量。

做法

1 将各材料分别洗净，芦笋切段，莲藕、番茄分别切片。

2 锅中倒油烧热，下葱花炝锅，倒入生抽，随即倒入适量水，大火烧开，放入各材料，煮2分钟左右，加入盐调味，淋香油即可。

糖友小记

- 五种蔬菜代表着绿、红、白、黄、黑五色，可起到补益五脏、生津止渴、养血润燥的作用，且清淡爽口，含糖量及热量均较低，适合各类糖尿病患者食用。
- 此汤有降血糖、降血压、降血脂、通利大小便的作用，并对抗衰老、提高人体免疫力有很大的帮助，尤其是糖尿病兼有肥胖、三高、便秘、心血管疾病患者多喝有益。

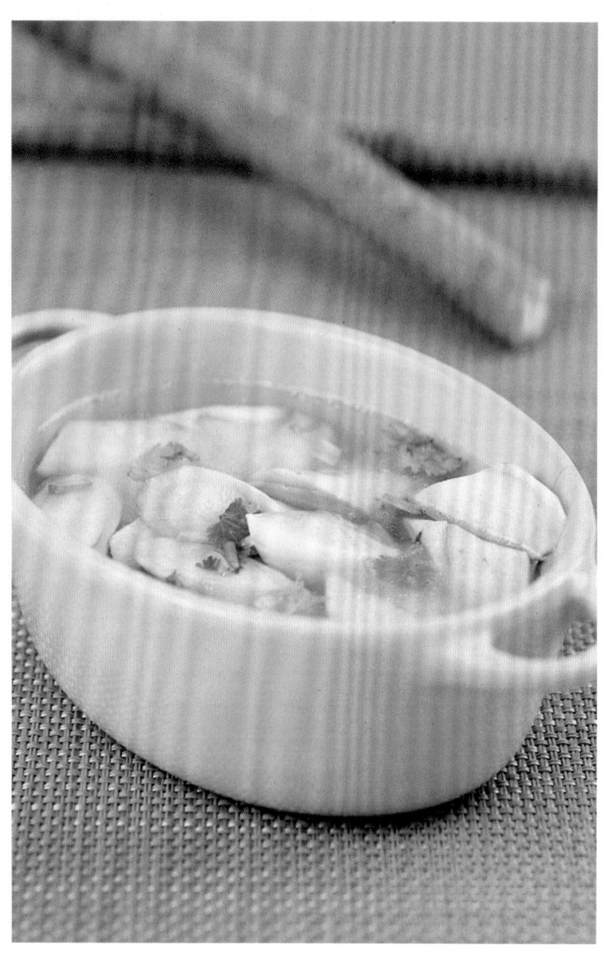

牛蒡汤

功效

增加饱腹感，下气消食，平抑血糖，降脂减肥。

材料

牛蒡150克，白萝卜80克，香菜段适量。

调料

盐、鸡精各适量。

做法

1 白萝卜、牛蒡分别洗净，去皮，切块。

2 锅中放入白萝卜、牛蒡和适量水，煮15分钟，加盐、鸡精调味，盛入汤碗，撒上香菜段即可。

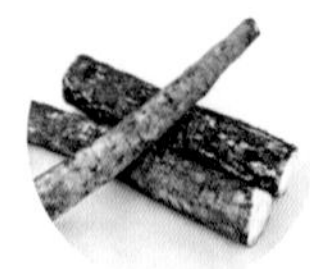

牛蒡

糖友小记

- 牛蒡的外形有些像山药，也是一种根茎类蔬菜，具有防治糖尿病、高血压、高血脂、抗癌、抗衰老、提高人体免疫力等功效。
- 白萝卜可下气消食、清热生津、化痰解毒、利尿通便，适合气滞腹胀、消化不良、痰多、大小便不畅、肥胖的糖尿病患者。
- 脾胃虚寒、腹泻、气虚体弱、营养不良者不宜多吃。

紫菜蛤蜊汤

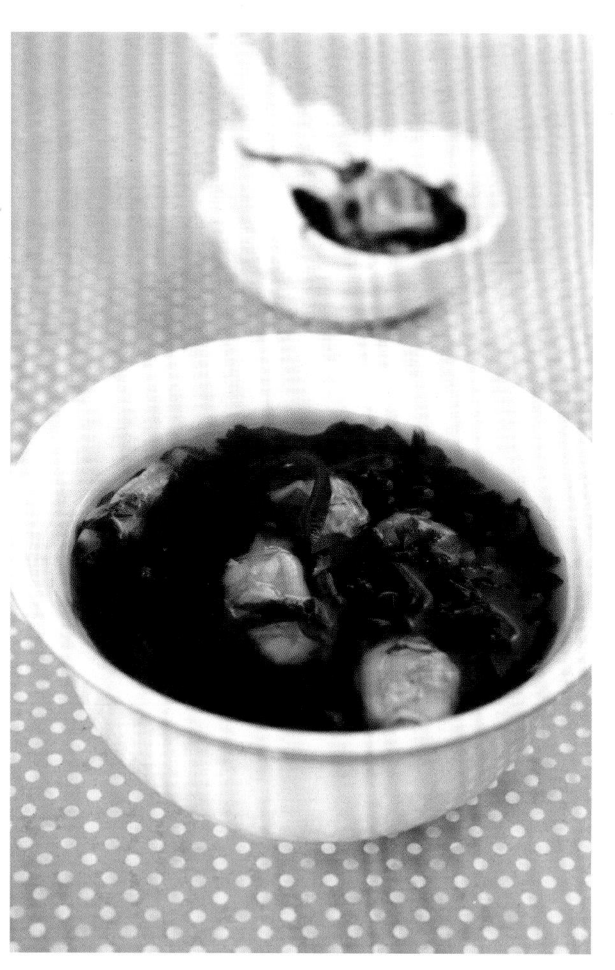

功效

滋阴润燥，利水消肿，止消渴。

材料

蛤蜊250克，紫菜10克。

调料

料酒15克，姜粉、胡椒粉、盐各适量。

做法

1 蛤蜊清洗干净，放入开水锅中煮至开口，取肉洗净，煮蛤蜊的水静置10分钟，留取上层的水待用。

2 锅中倒入煮蛤蜊的水烧开，放入紫菜和蛤蜊肉，加料酒和姜粉，再煮沸时放盐、胡椒粉调味即可。

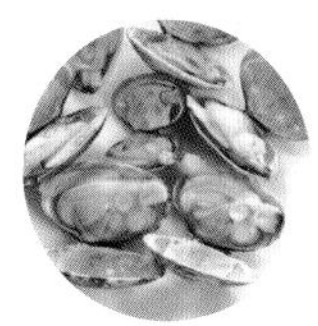

蛤蜊

糖友小记

- 蛤蜊高蛋白、低热量、低脂肪，且富含钙、铁、磷、碘、锌等矿物质，营养丰富，是中老年人抗衰老、防治慢性病的理想食物。
- “五脏皆属阴，凡得水气之阴者，其性滋润而助津液，故能润五脏、止消渴、开胃也。”蛤蜊、紫菜均可滋阴润燥、利尿消肿、软坚散结，止消渴效果好。
- 脾胃虚寒、腹泻者不宜多食。

零食点心，控制血糖不可少

糖尿病患者应保持少食多餐的习惯，以避免血糖忽高忽低，对人体造成更大伤害。因此，在两次正餐之间可以吃些零食点心，作为加餐。这些小零食既要提供一定的糖分和热量，又不能影响正餐的食欲，打乱饮食规律，下面的食谱可作参考。

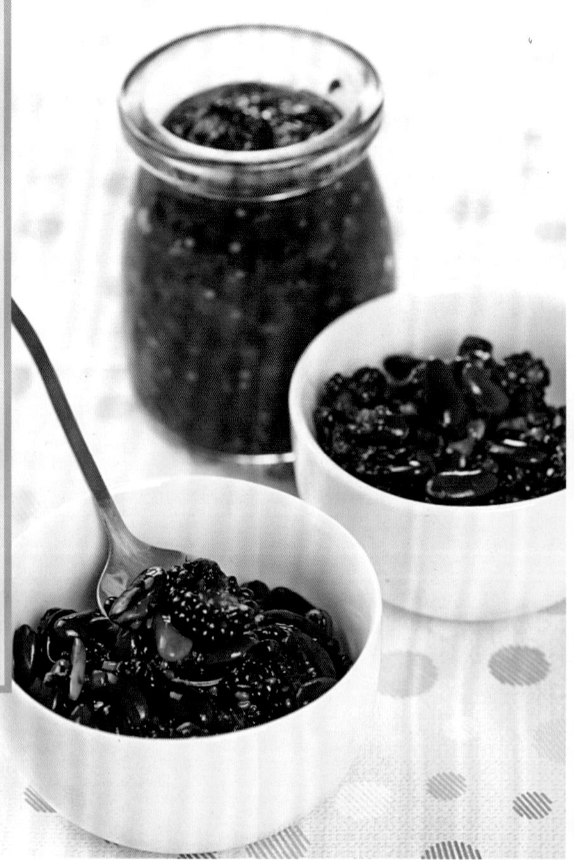

玉米燕麦羹

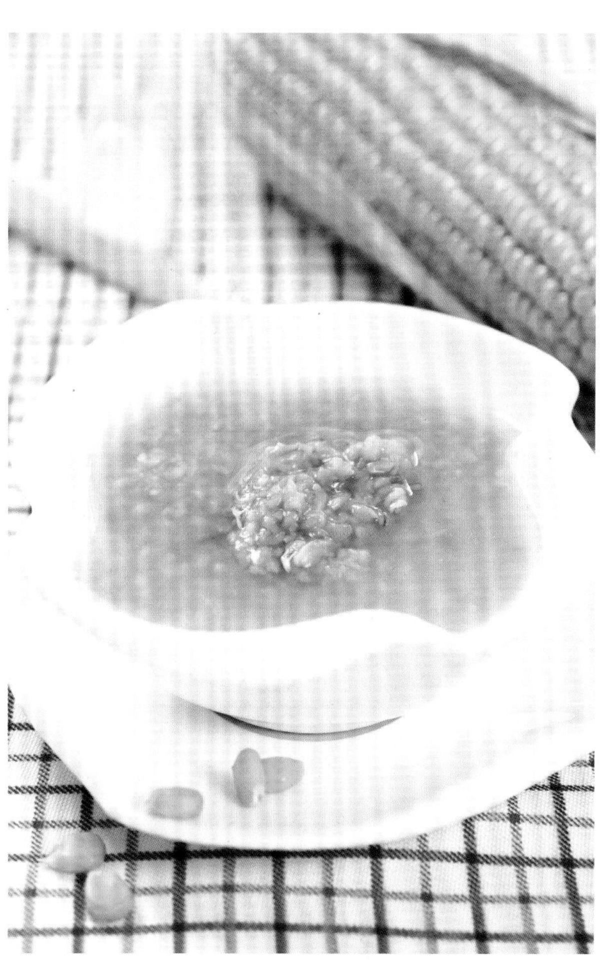

功效

增加饱腹感，保持血糖平稳，降低胆固醇。

材料

玉米渣、燕麦各50克。

做法

1 将燕麦淘洗干净。

2 将玉米渣、燕麦入锅，加入适量水烧开，撇去浮沫，中火煮30分钟至浓稠即可。

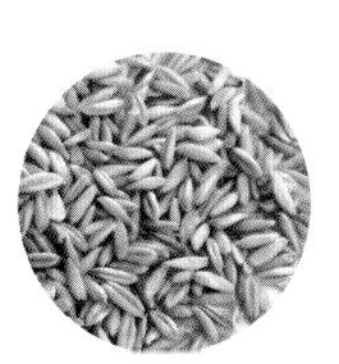

燕麦

糖友小记

- 玉米渣、燕麦都是口感比较粗糙的粗粮，此羹不要煮得太烂，要保持其较粗的口感，这样一小碗就能有饱腹感，且升糖速度较慢，可避免出现饥饿感及低血糖现象。
- 糖尿病兼有心血管疾病等慢性病患者尤宜食用。

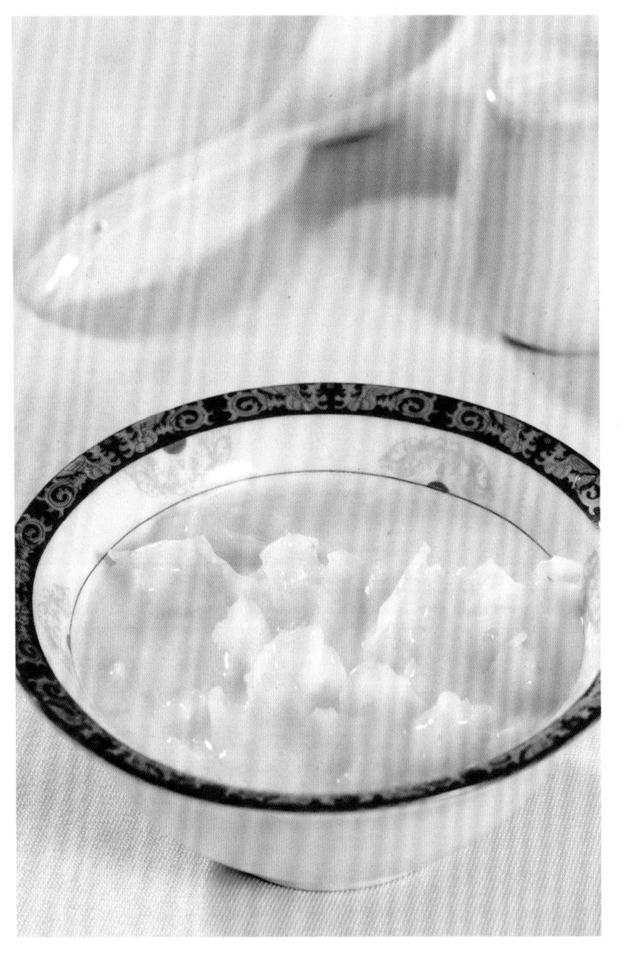

酸奶银耳羹

功效

滋阴润燥，净肠通便。

材料

水发银耳50克，酸奶100克。

做法

1 将洗净的银耳放入锅中，加适量水小火煮30分钟，大火收浓汁，盛入碗中。

2 晾凉后倒入酸奶，搅匀即可食用。

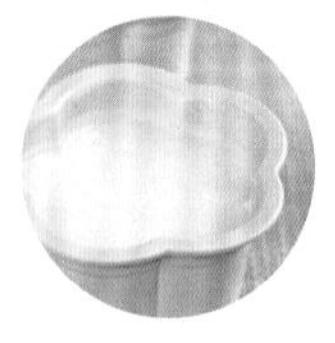

酸奶

糖友小记

- 银耳滋阴润燥的效果很好，对于阴虚火旺、燥热烦渴、又不受参茸等温热滋补的糖尿病患者来说，是不可多得的滋补品。尤其适合消渴燥热、便秘、高血脂、免疫力低下者食用。
- 酸奶既能补充蛋白质、钙等营养，又能调节肠道菌群，促进排毒，防治便秘。
- 酸奶不宜加热食用，否则会降低其调整肠道菌群的作用。

莲子南瓜羹

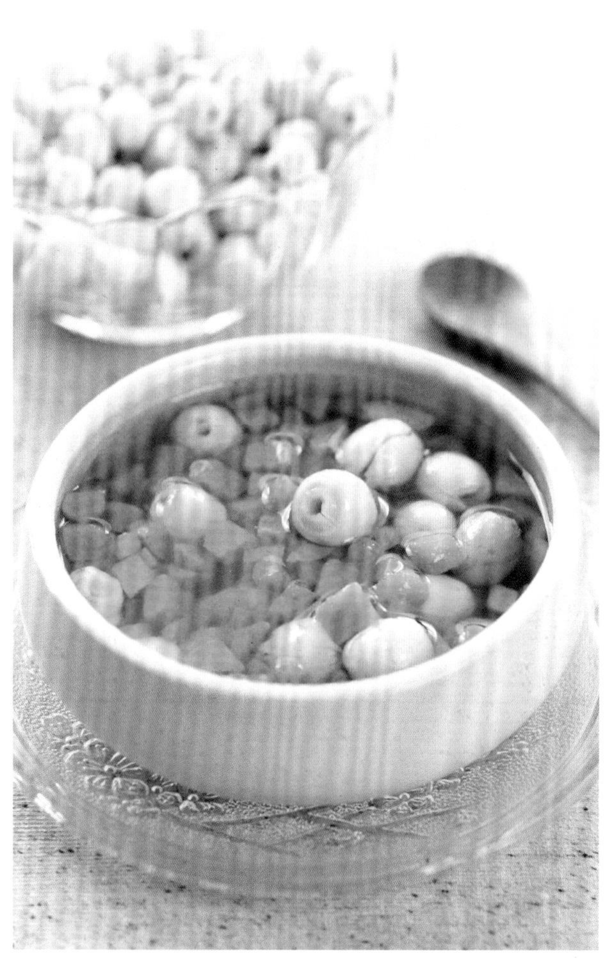

功效

健脾止泻，除烦止渴，预防低血糖。

材料

莲子15克，南瓜100克。

做法

1 将莲子洗净；南瓜削皮、去瓤、切丁。
2 莲子放入锅中，加适量水，小火煮40分钟。
3 放入南瓜丁，续煮20分钟即可。

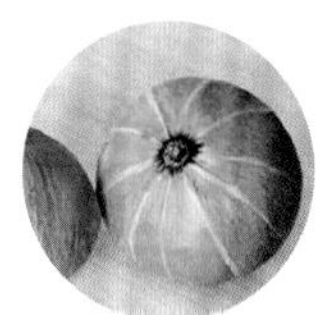
南瓜

糖友小记

- 南瓜可健脾胃、解热毒，莲子可补脾止泻，固肾涩精、养心安神。此羹适合体质虚弱、脾虚泄泻、烦渴失眠的糖尿病患者作为加餐。
- 南瓜、莲子本身都是高淀粉食物，升糖指数与山药类似，低于普通米、面，但高于一般蔬菜，所以，食用此羹应相应扣减正餐的主食量。
- 气滞中满、腹胀便秘者不宜多吃。

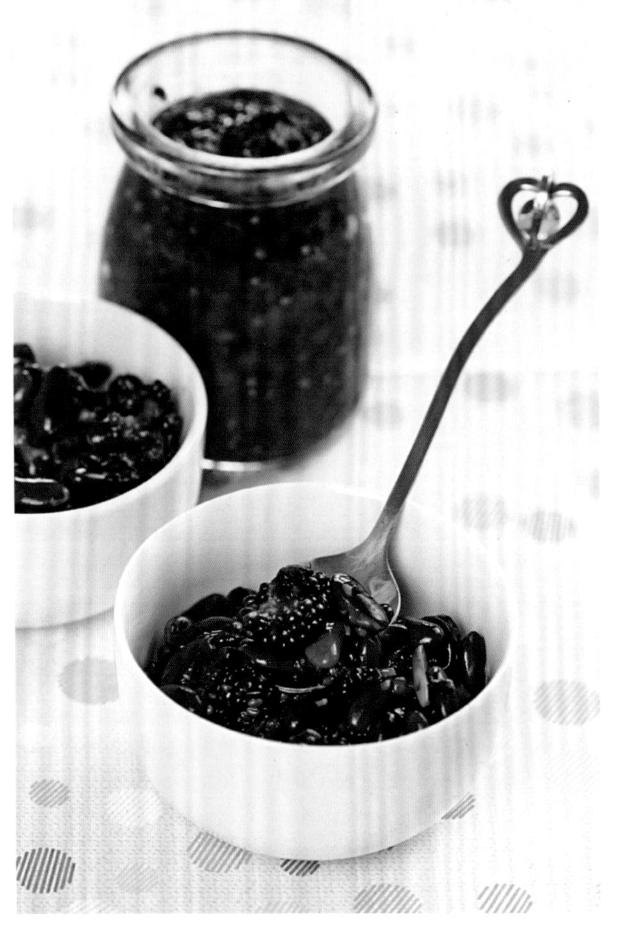

黑豆桑椹羹

功效

滋阴润燥，养血生津，除烦止渴，清热通便。

材料

水发黑豆100克，桑椹50克。

做法

1 黑豆、桑椹分别洗净。
2 黑豆放入煮锅中，加适量水，小火煮至豆烂羹稠。
3 放入桑椹，边煮边捣至软烂，盛出，晾凉后食用。

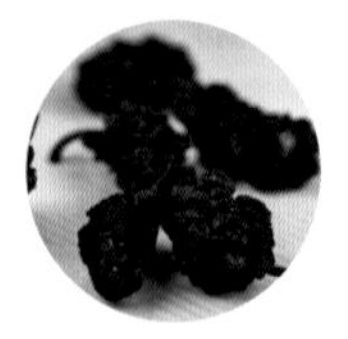
桑椹

糖友小记

- 黑豆升糖指数较低，且有强肾壮腰、清热利湿的功效。桑椹能滋阴补血，生津润燥，常用于内热消渴、津伤口渴、肠燥便秘等。
- 此羹可平衡餐后血糖，改善便秘、烦热、口渴等症状，并可增强人体免疫力，预防糖尿病并发心血管病、肾病、眼病、神经及生殖系统病变。
- 黑豆多食易胀气，一次不可吃太多。脾胃虚寒、腹泻者不宜多吃桑椹。

山药魔芋饮

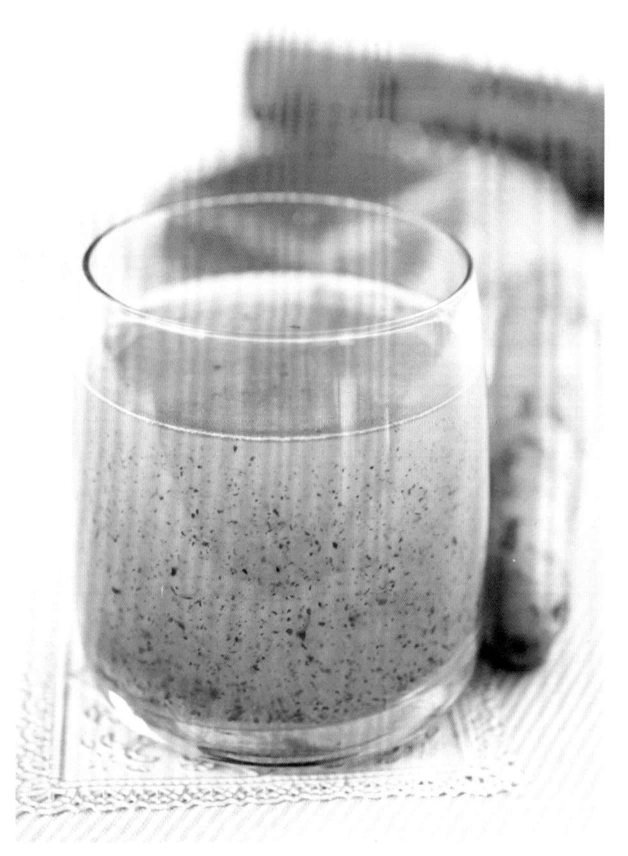

功效

增加饱腹感，平稳餐后血糖。

材料

鲜山药100克，魔芋50克。

做法

1 鲜山药洗净，上蒸锅蒸熟，晾凉，去皮。

2 魔芋切片，焯水，晾凉。

3 把山药、魔芋一起放入榨汁机中，加入适量水，搅打成稀糊即可。

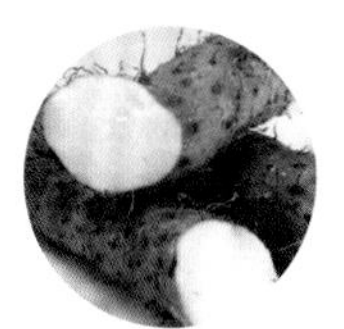

山药

糖友小记

- 山药可健脾固肾，益气补虚。魔芋富含粗纤维，有畅通肠胃、解毒消肿、化痰软坚、平稳血糖的功效。
- 此饮适合糖尿病兼有高血压、高血脂、肥胖者多饮，可增加饱腹感，减少进食量，对平稳血糖非常有益。
- 如果加餐吃了山药，正餐的主食量要相应减少。

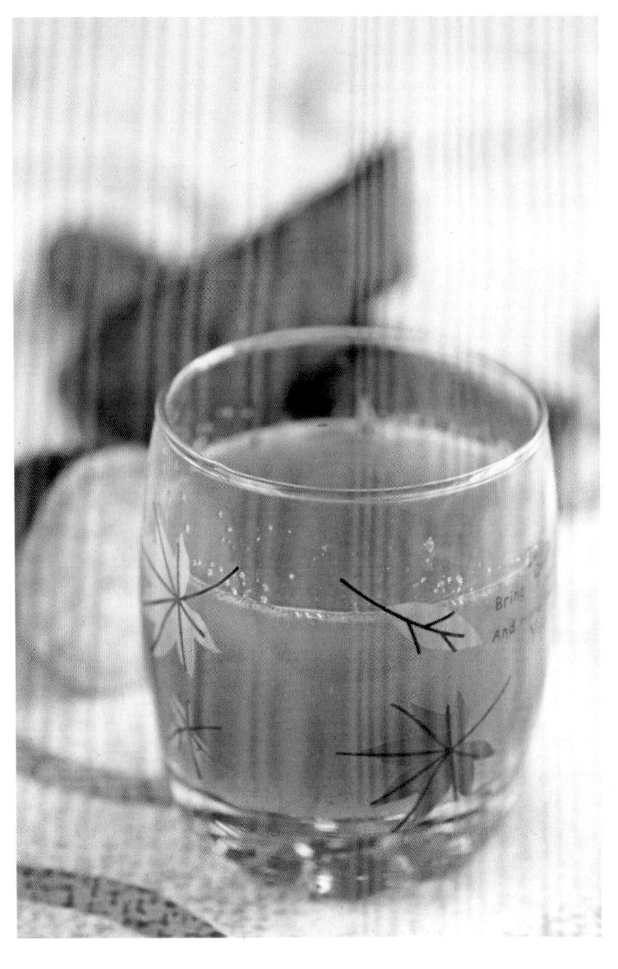

甘薯牛蒡胡萝卜饮

功效

清肠通便，排毒瘦身。

材料

甘薯、牛蒡各100克，胡萝卜50克。

做法

1 将胡萝卜、甘薯、牛蒡分别去皮，洗净，切片，蒸熟，晾凉。

2 一同放入榨汁机中，倒入适量水，搅打成稀糊即可。

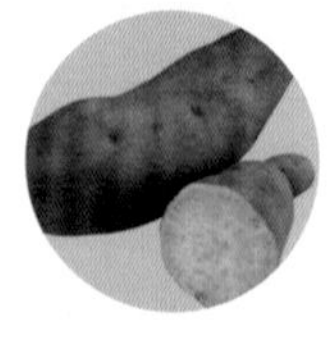
甘薯

糖友小记

- 甘薯、牛蒡、胡萝卜均富含膳食纤维，有通肠胃、促排便的功效，适合消化不良、饮食积滞、大便不通、肥胖的高血糖者，对预防心血管疾病、眼病、皮肤病等并发症也非常有益。
- 甘薯的升糖指数偏高，食用时应相应扣减正餐的主食量。
- 脾胃虚寒、腹泻、便溏者不宜饮用

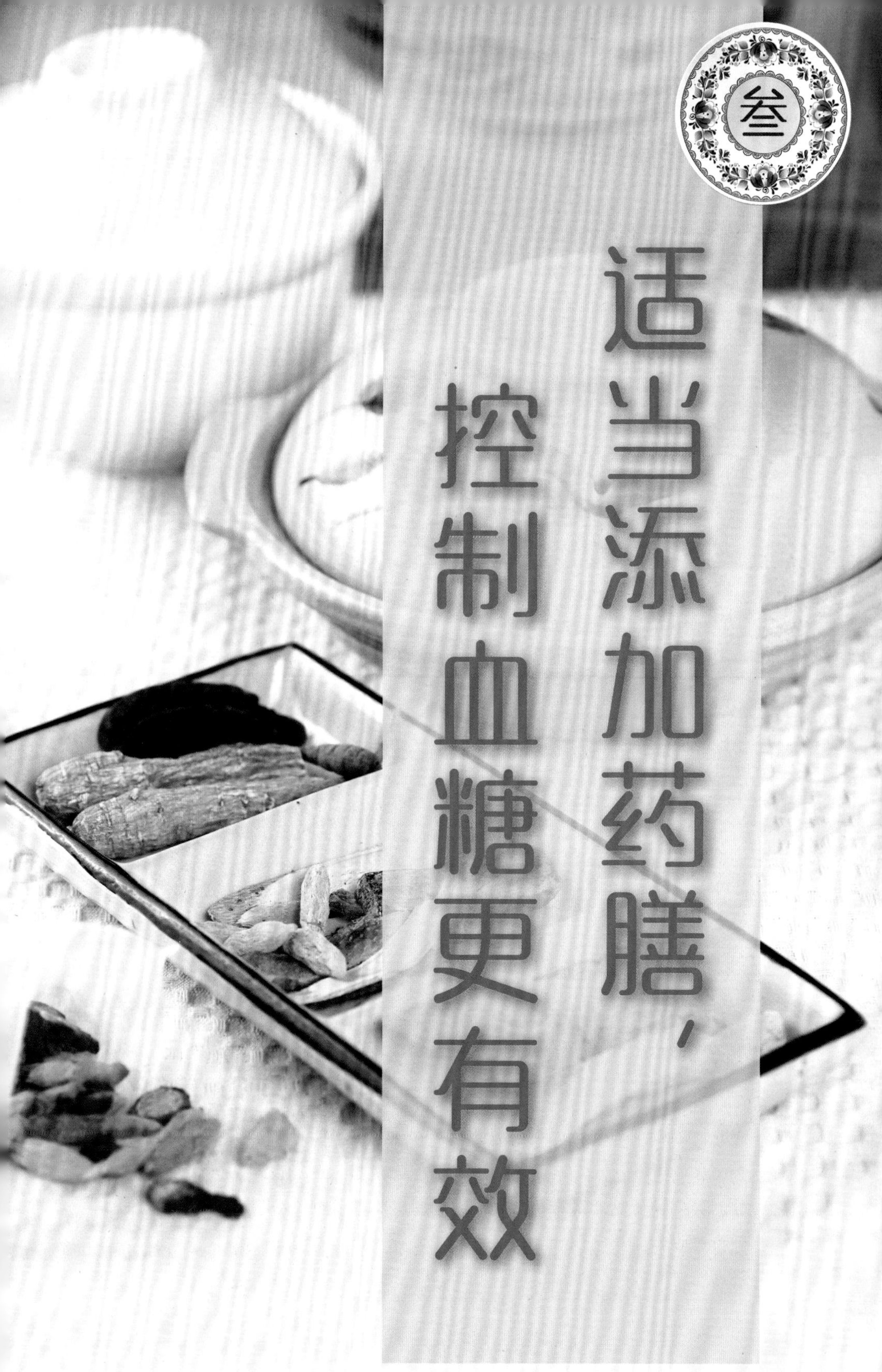

叁 适当添加药膳，控制血糖更有效

喝对茶饮，药茶降糖效果好

普通的绿茶、红茶、乌龙茶等都有清热、止渴、消脂、解毒的作用，对降糖有一定的好处。也可以取一味或几味中药，置杯中，加入开水，代茶饮用。这样的药茶有利于糖尿病患者的日常保健，当然，前提是选择适合自己的药材，对症饮用。

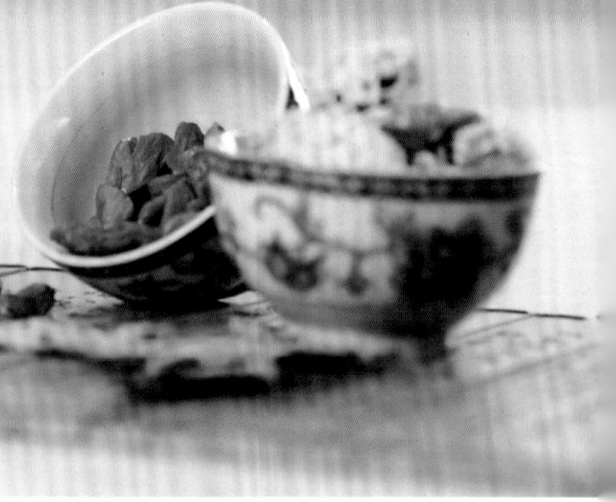

玉米须茶

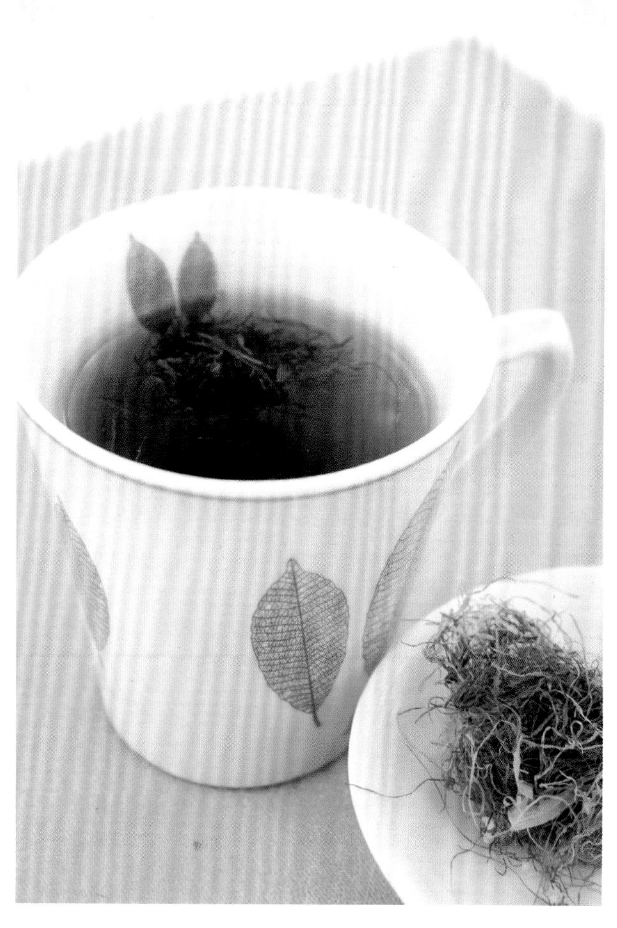

功效

利水消肿，降糖，降压。

材料

干玉米须10克。

做法

将玉米须放入杯中，以沸水冲泡，闷泡15分钟后饮用。可多次冲泡，代茶频饮。

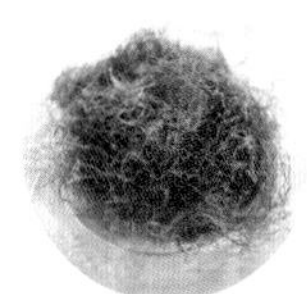

玉米须

糖友小记

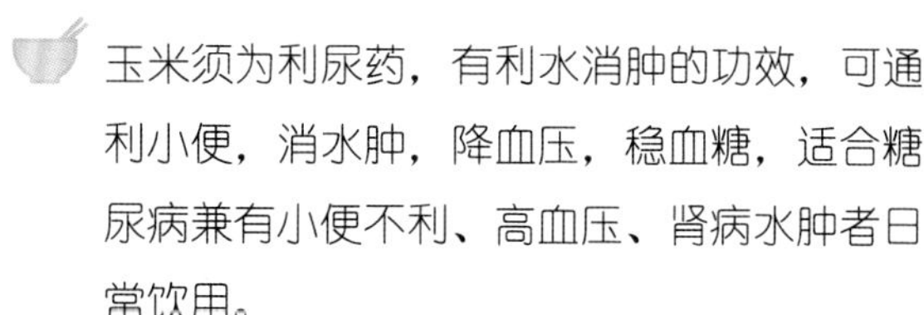

玉米须为利尿药，有利水消肿的功效，可通利小便，消水肿，降血压，稳血糖，适合糖尿病兼有小便不利、高血压、肾病水肿者日常饮用。

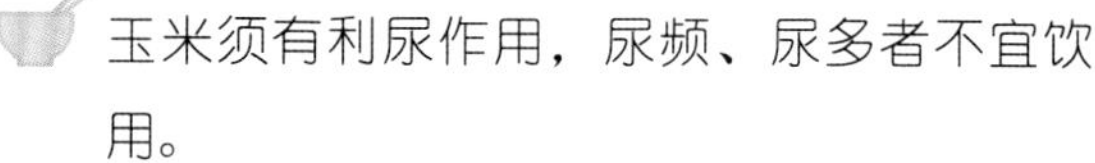

玉米须有利尿作用，尿频、尿多者不宜饮用。

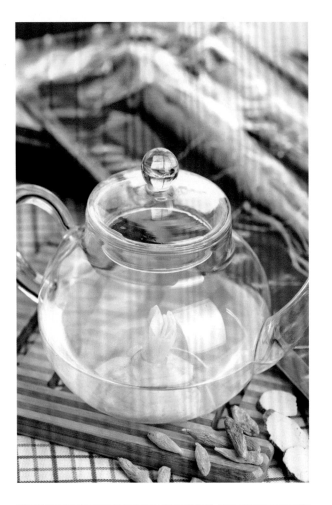

玉壶茶

功效

益气生津，降糖止渴，治消渴。

材料

天花粉、麦冬、人参各适量。

做法

1 取天花粉、麦冬、人参，以3：2：1的比例，共研粗末，混合均匀装瓶保存。

2 每日取药粉30克，装入纱布包，置茶壶中，以沸水冲泡，盖闷15分钟后饮用。

3 可多次冲泡，以药汁泡尽为止。

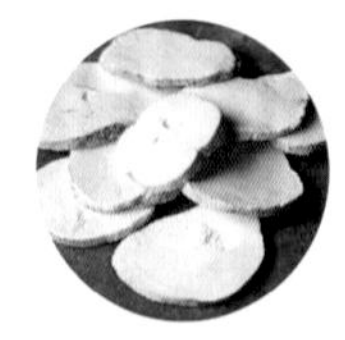

天花粉为葫芦科植物瓜蒌的根，是一味清热泻火的中药，常用于治疗糖尿病。

糖友小记

- 天花粉可清热生津，消肿排脓，常用于内热消渴。麦冬可养阴润肺，清心除烦，益胃生津。人参能大补元气，固脱生津，有助于改善糖尿病患者的虚弱症状。
- 有多食、多饮、消瘦乏力、口干舌燥、虚烦劳热等症状的糖友尤宜小剂量常饮此茶。
- 胃肠实热、脘腹胀痛或下痢、滑泄者忌服。饮此茶时忌食萝卜、茶叶。

西洋参茶

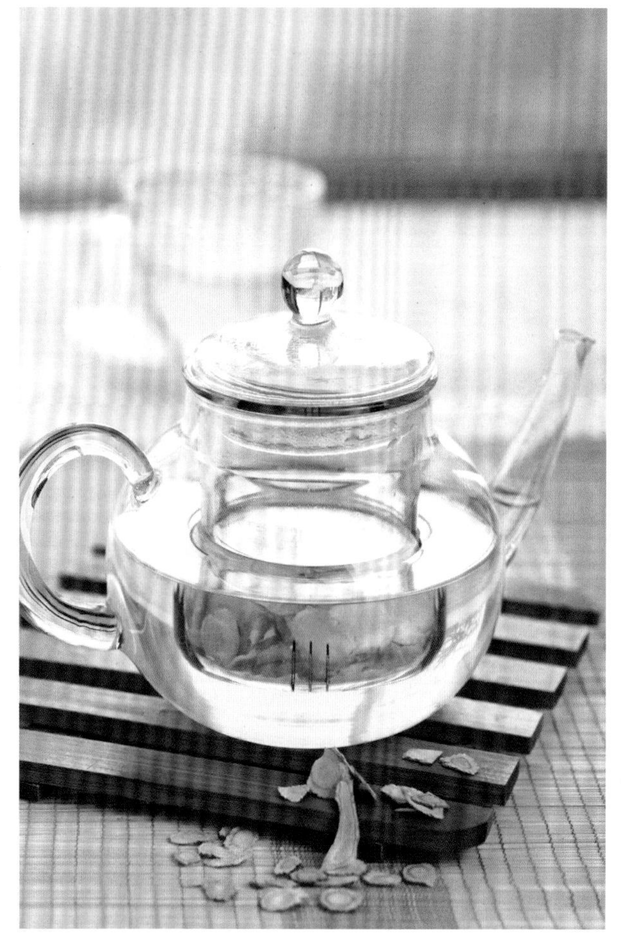

功效

益气滋阴，清热生津，止消渴，养精神。

材料

西洋参片5克。

做法

将西洋参片放入茶壶中，以沸水冲泡，闷泡15分钟后饮用。可多次冲泡，代茶频饮。

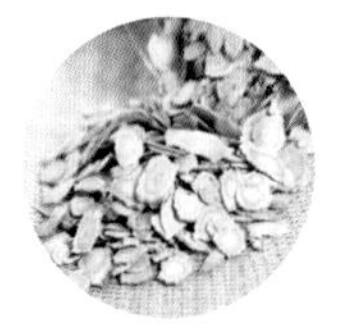

西洋参也叫洋参、花旗参。

糖友小记

- 西洋参补气作用弱于人参，其药性偏凉，兼能清火养阴生津，尤以夏季更好。因其性凉而补，凡欲用人参而不受人参之温补者，皆可以此代之。
- 此茶适合热伤气津所致神疲乏力、体倦少气、心烦口渴、身热汗多、尿短赤涩、大便干结、舌燥、脉细弱者，常用于气阴两伤的消渴病。

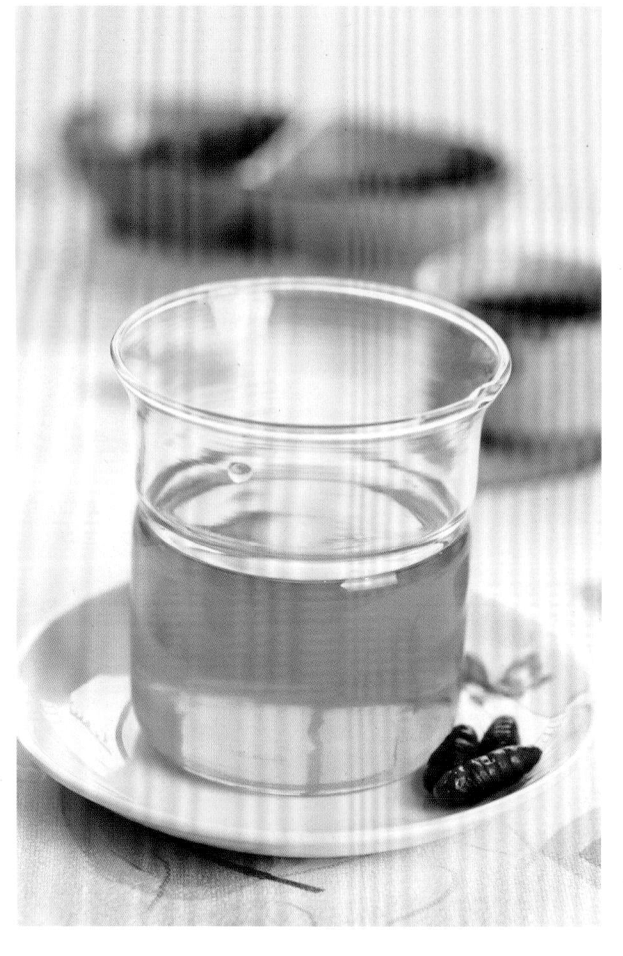

蚕蛹汁

功效

生津止渴，镇静安神，治消渴虚热、心神烦乱。

材料

蚕蛹30克，黄酒120毫升。

做法

1 将蚕蛹、黄酒倒入锅中，加250毫升水，上火熬煮，至汁液浓缩到120毫升左右时，关火。

2 过滤掉蚕蛹及残渣，取汁液饮用。

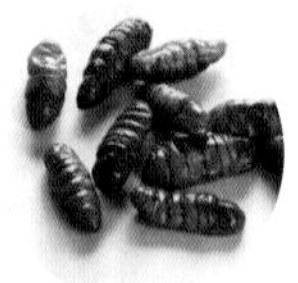

蚕蛹

糖友小记

- 蚕蛹对人体糖、脂肪代谢能起到一定的调整作用，对糖尿病、高血压、高脂血症、慢性肝炎等均有一定的辅助治疗效果。
- 《太平圣惠方》记载此方能“治消渴热，或心神烦乱”。《本草纲目》中也提到蚕蛹“煎汁饮，止消渴”。
- 此方适合消瘦、烦渴不止及并发高血压、高脂血症的糖尿病患者。

生脉饮

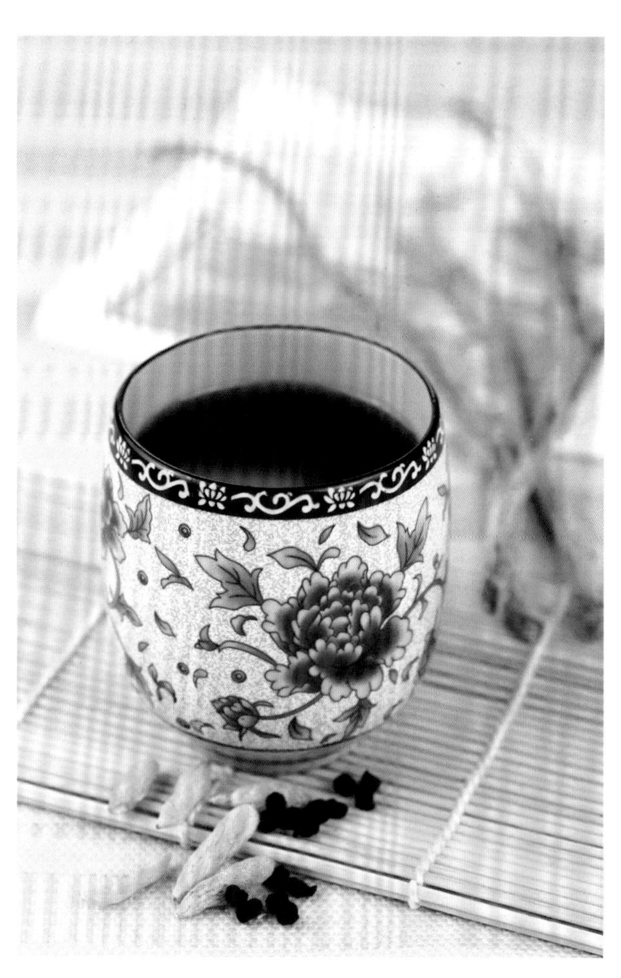

功效

益气养阴，生津止汗，缓解干渴、乏力、多汗等症状。

材料

党参10克，麦冬15克，五味子10克。

做法

将各材料放入杯中，以沸水冲泡，闷泡15分钟后饮用。可多次冲泡，代茶频饮。

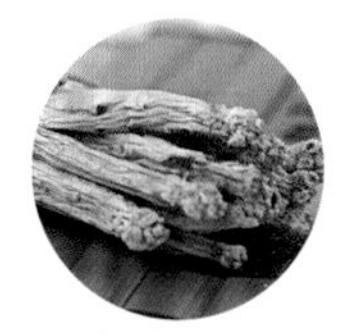

党参

生脉饮是传统名方，原方有人参方和党参方。党参方比较平和（亦可用太子参代替），适合一般虚弱人群补益。

糖友小记

- 党参益气生津，麦冬养阴止渴，五味子敛汗生津。三药合用，可益气复脉、养阴生津。
- 适用于糖尿病气阴两虚所致口渴咽干、乏力、自汗者。
- 暑热病邪热炽盛、气阴未伤及表邪未解而干咳者不宜用。
- 脾胃虚弱、呕吐泄泻、腹胀便溏、咳嗽痰多者忌用。

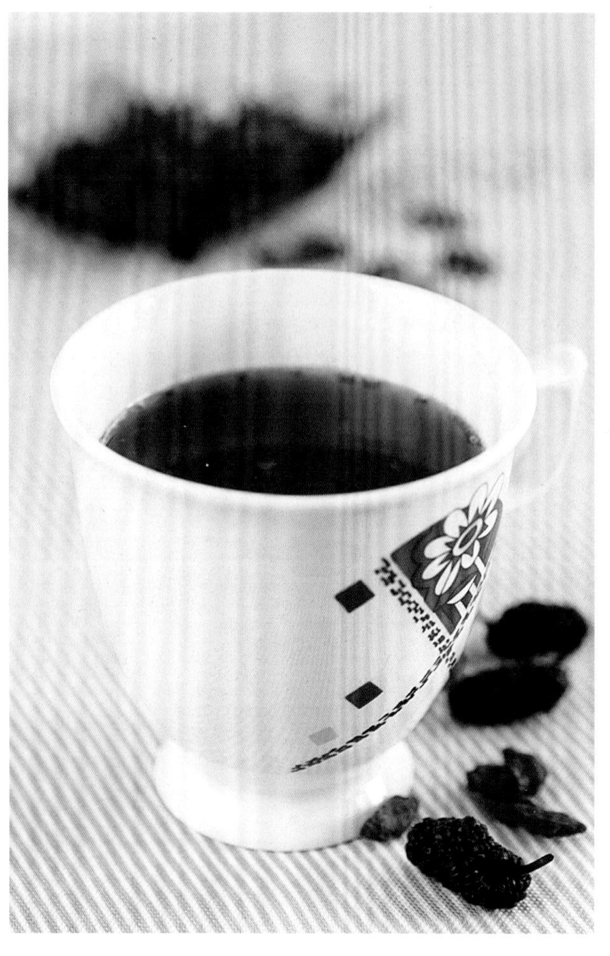

桑椹枸杞茶

功效

补肾益精，降糖降脂，止渴，明目。

材料

鲜桑椹100克，枸杞子10克。

做法

1 将鲜桑椹去蒂，洗净；枸杞子洗净，用温开水泡软。

2 先把鲜桑椹放入打汁机，再倒入泡好的枸杞子和泡水，搅打成汁即可饮用。

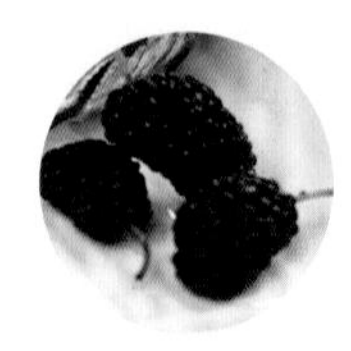

桑椹

糖友小记

- 桑椹可滋阴补血，生津润燥，常用于津伤口渴、内热消渴及肠燥便秘。
- 枸杞子可滋补肝肾之阴，生津止渴，常用于内热津伤引起的消渴。
- 此茶可改善糖尿病患者内热口渴、自汗、体虚乏力、多饮、尿浊量多等症状，对预防糖尿病并发高血压、高血脂、眼病、肾病均有益处。
- 脾胃虚寒、泄泻者不宜多饮。

枸杞洋参茶

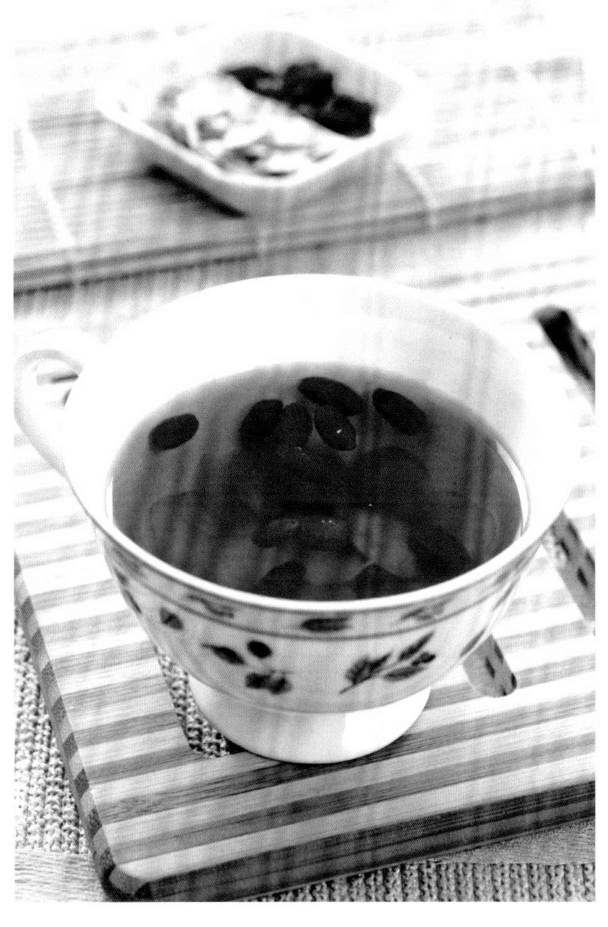

功效

益气滋阴，生津止渴，改善虚热烦渴、劳倦乏力等症状。

材料

枸杞子10克，西洋参10克。

做法

将各材料放入碗中，冲入开水，浸泡15分钟，即可代茶频饮。

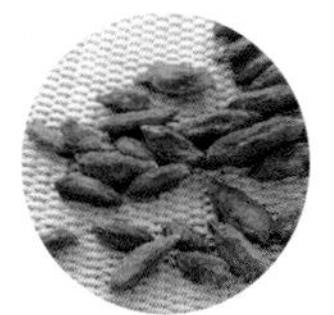

枸杞子

糖友小记

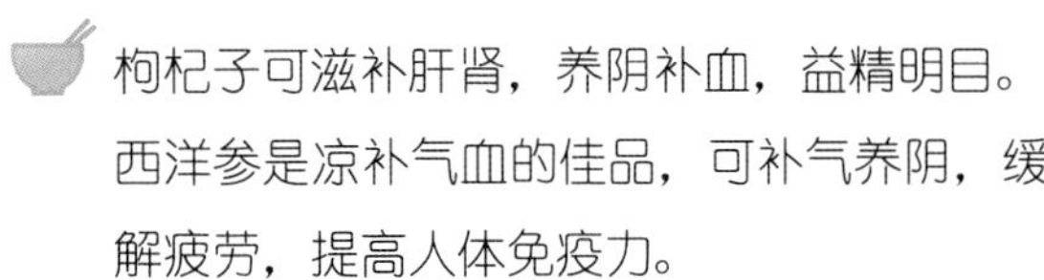

枸杞子可滋补肝肾，养阴补血，益精明目。西洋参是凉补气血的佳品，可补气养阴，缓解疲劳，提高人体免疫力。

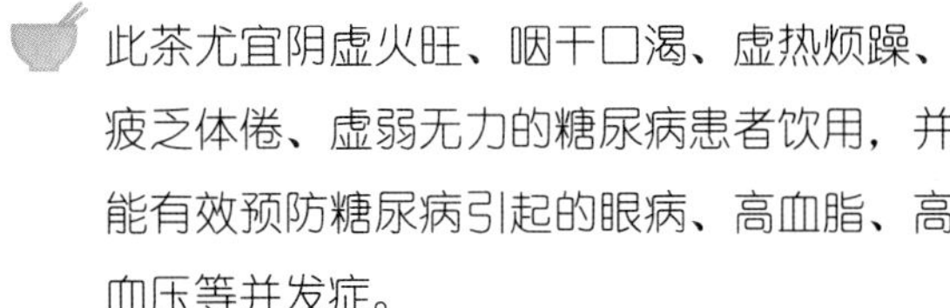

此茶尤宜阴虚火旺、咽干口渴、虚热烦躁、疲乏体倦、虚弱无力的糖尿病患者饮用，并能有效预防糖尿病引起的眼病、高血脂、高血压等并发症。

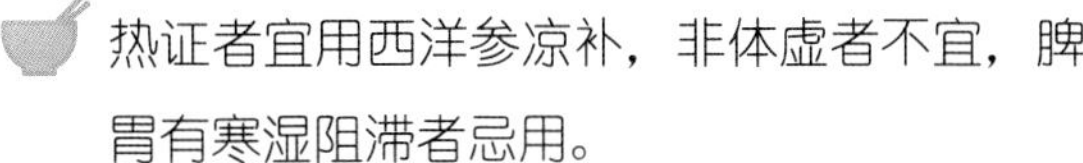

热证者宜用西洋参凉补，非体虚者不宜，脾胃有寒湿阻滞者忌用。

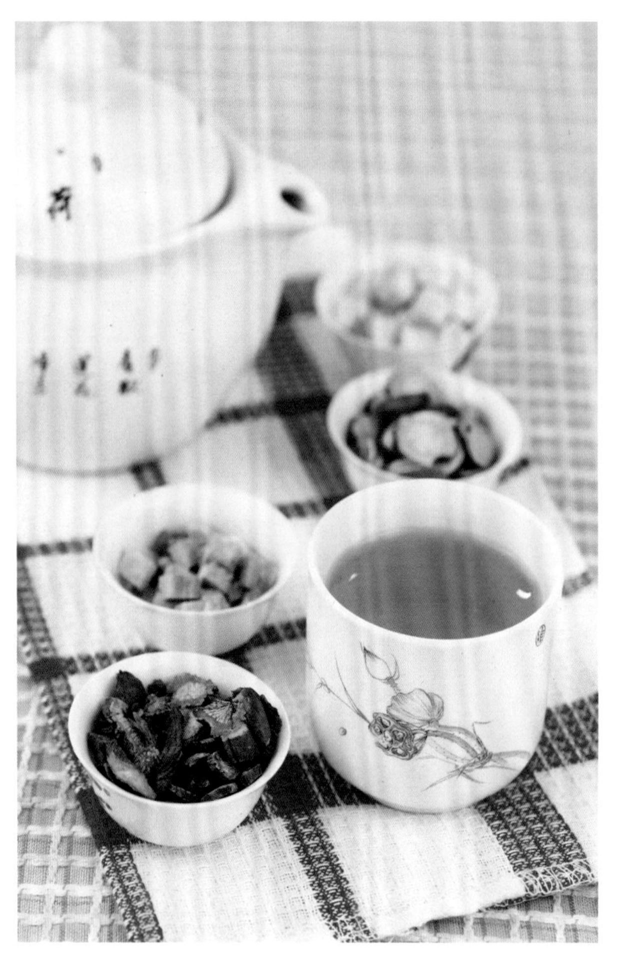

葛根丹参茶

功效

凉血生津，散瘀化痰，安神除烦，降低糖尿病并发症。

材料

丹参、葛根各10克，茯苓、甘草各6克。

做法

1 将丹参、葛根、茯苓、甘草一起研为粗末，盛入茶包中。

2 茶包置于茶壶中，用沸水泡，盖闷20分钟后即可饮用。

3 可多次冲泡，代茶频饮。

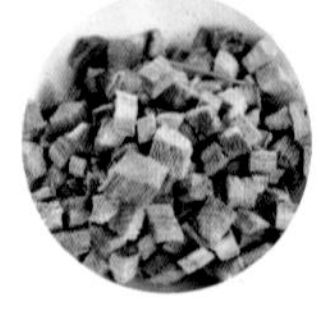

葛根

糖友小记

- 葛根为糖尿病常用药，有解肌退热、生津止渴，常用于高血压病颈项强痛、热病口渴等。
- 丹参活血化瘀、凉血消痈，茯苓宁心化痰，甘草清热解毒。葛根与这些药材搭配，常用于心胸烦热、烦渴口干、失眠心悸、胸闷绞痛、血瘀、水肿、疮疡肿痛，适合糖尿病兼有高血压、动脉硬化、冠心病、心绞痛者饮用。
- 无瘀血者及孕妇慎用。

车前枯草茶

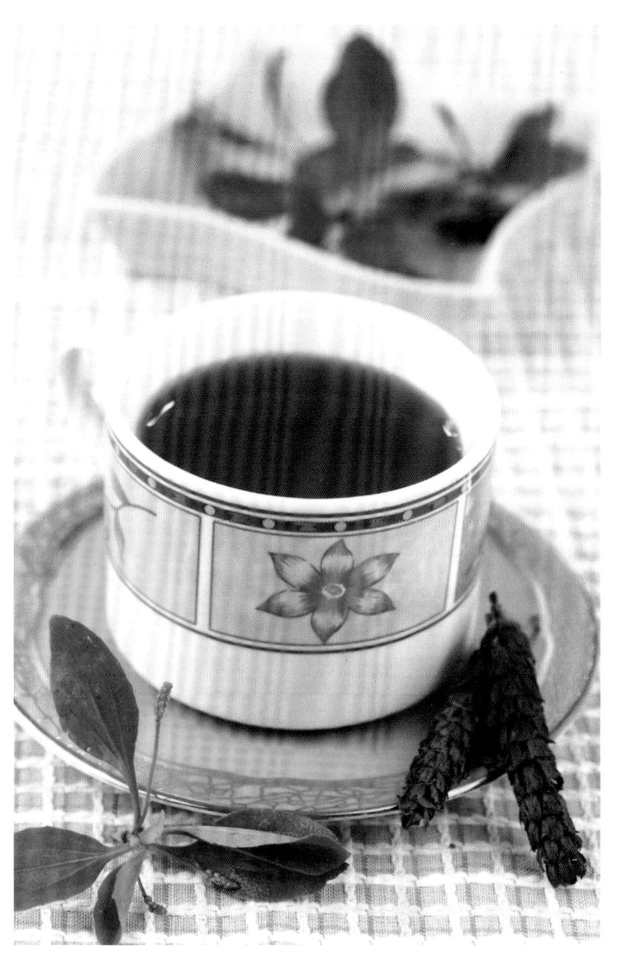

功效

清热利尿，降血糖，降血压。

材料

夏枯草10克，车前草8克。

做法

将夏枯草、车前草放入杯中，用沸水冲泡，15分钟后即可饮用。可多次冲泡，代茶频饮。

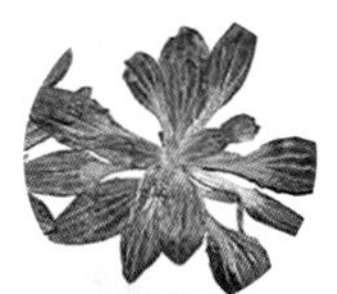

车前草

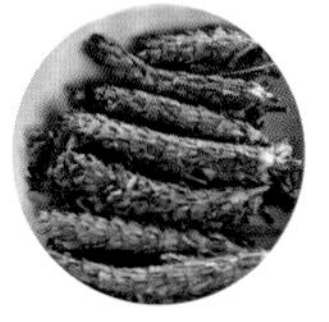

夏枯草

糖友小记

- 车前草清热利尿，凉血解毒，搭配具清热泻火、明目、散结消肿作用的夏枯草，有较好的降压作用，并有清利头目、利尿、消除水肿的作用。
- 此茶适合糖尿病并发高血压、肾病者饮用，有助于改善头痛眩晕、目赤肿痛、尿少、水肿、热淋涩痛等症状。
- 脾胃寒弱、气虚、尿频、尿量多者慎用。

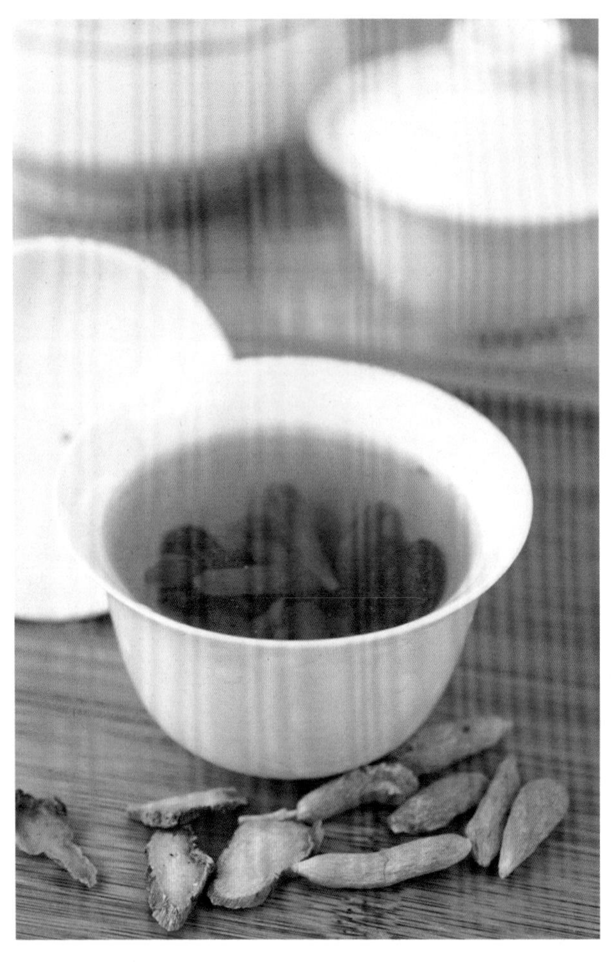

麦冬玉竹茶

功效

养阴生津，清心润肺，改善燥热烦渴、心神烦闷等症状。

材料

麦冬、玉竹各15克。

做法

1 将所有材料放入盖碗中，冲入沸水，盖闷10~20分钟后即可饮用。

2 可多次冲泡，代茶频饮。

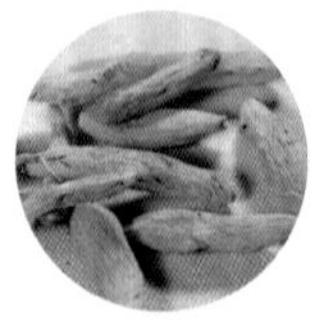

麦冬

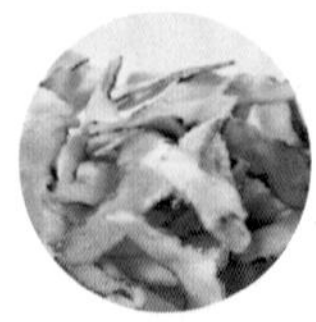

玉竹

糖友小记

- 麦冬可养阴生津、润肺清心，玉竹则有养阴润燥、生津止渴的功效。
- 此茶可除烦闷，生津液，止烦渴，适合虚热劳损所致的津液不足、燥渴消谷、多食易饥、心神烦闷、失眠多梦、心悸健忘、干咳少痰者，尤宜虚烦内热的糖尿病患者。
- 脾胃虚寒泄泻、痰饮湿浊及风寒咳嗽者慎服。

乌梅陈皮茶

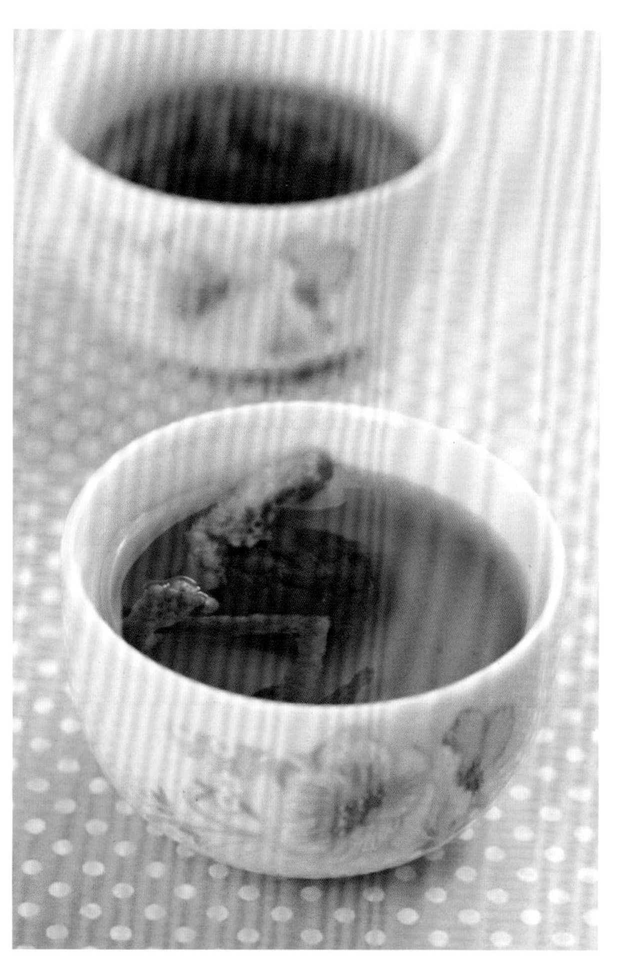

功效

调理脾胃，生津止渴，消除虚热消渴、烦热气滞。

材料

乌梅10克，陈皮6克。

做法

1 将乌梅、陈皮和冰糖放入茶杯中，冲入沸水，浸泡15分钟后即可饮用。

2 可多次冲泡，代茶频饮。

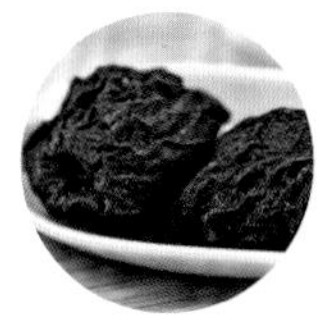

乌梅

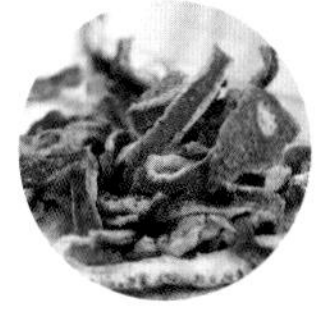

陈皮

糖友小记

- 俗话说“望梅止渴”，乌梅味酸，有生津液、止烦渴的功效。陈皮可理气健脾，燥湿化痰，常用于脾胃气滞。
- 此茶可改善虚热烦渴、胸闷烦满、烦躁失眠、消化不良、呕吐、久泻等症状，适合糖尿病患者饮用。
- 外有表邪或内有实热积滞者不宜饮用。

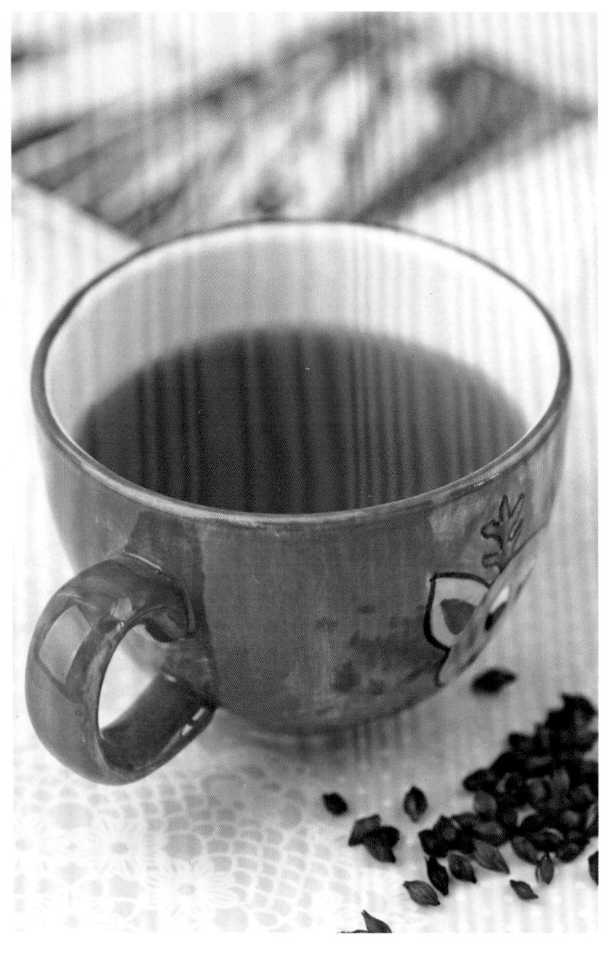

大麦茶

功效

行气消食，健脾和中，改善消化功能，降低血糖。

材料

炒制大麦芽10克。

做法

将炒制大麦芽放入杯中，倒入开水，浸泡10分钟即可饮用。可多次冲泡，代茶频饮。

糖友小记

- 大麦芽富含消化酶及B族维生素，有助胃的消化，并有确切的降血糖效果。
- 炒制过的大麦芽增强了消食、和中、下气的功效，适合食积不消、脘腹胀满、食欲不振、呕吐泄泻者餐后常饮。
- 大麦芽有催生落胎之效，孕妇、妊娠糖尿病患者慎饮。

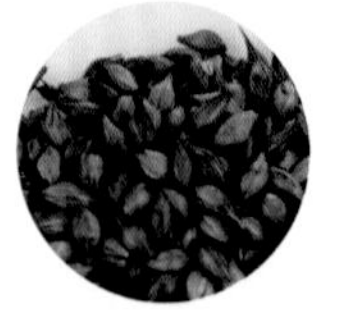

炒麦芽

普洱茶

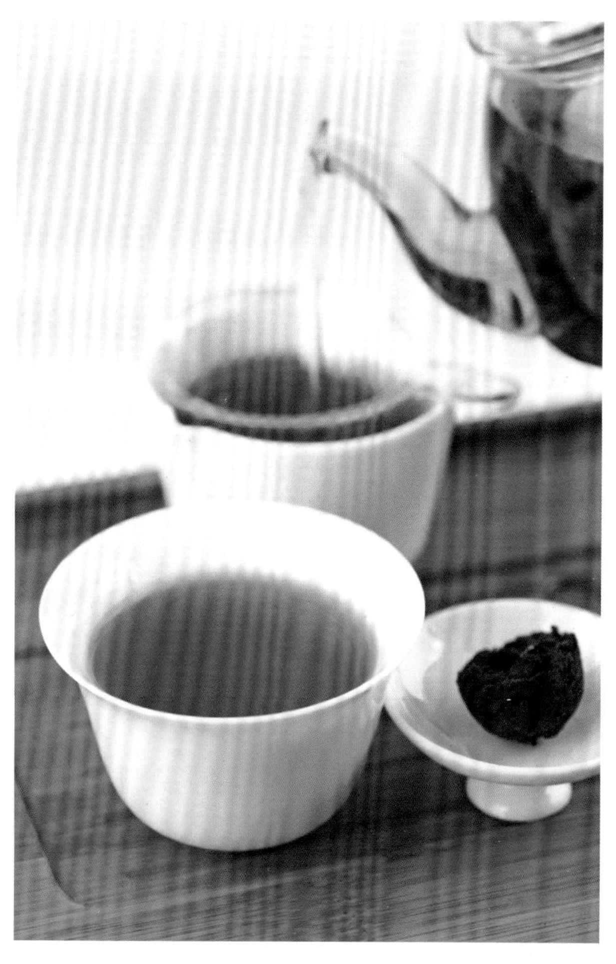

功效

健脾消食，化解油腻，降血糖，降血脂。

材料

普洱茶6克。

做法

将普洱茶置于茶壶中，以沸水冲泡，闷泡15分钟后饮用。

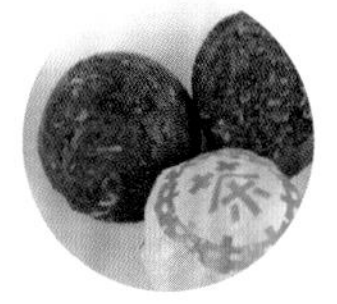

普洱茶

糖友小记

- 普洱茶属于全发酵茶，不像绿茶那么寒凉，可温养脾胃，适合脾胃虚寒者调养。
- 普洱茶有降糖降脂、生津止渴、促进消化、清热解毒、利尿消肿等功效，尤其适合高血糖、高血脂、动脉硬化、肥胖、胃病患者日常饮用。

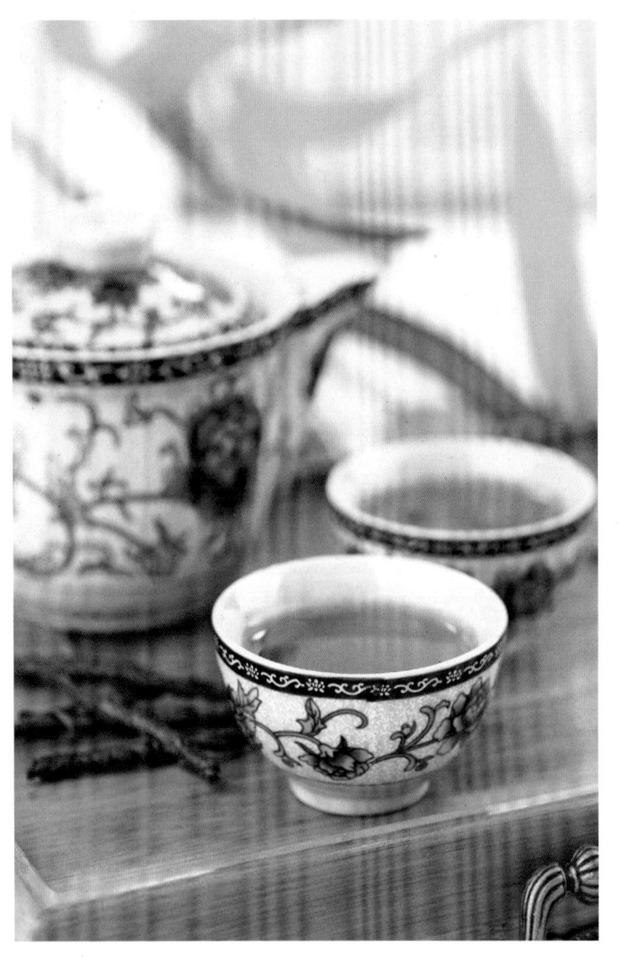

苦丁茶

功效

消食化滞，通利二便，除烦止渴，提神明目。

材料

苦丁茶叶3克。

做法

将苦丁茶叶放入茶壶，以沸水冲泡，闷泡10分钟后饮用。

糖友小记

- 苦丁茶入嘴味道很苦，但回味微甘，饮后提神舒心，是专克“富贵病”的上好茶饮。
- 苦丁茶可健胃消滞，消食化痰，去油解腻，除烦止渴，通利大小便，提神明目，适合糖尿病兼高血脂、高血压、冠心病、肥胖者，有助于改善烦热口渴、小便不利、水肿、便秘、神疲头痛、目赤等症状。
- 脾胃虚寒、腹泻腹痛、风寒感冒者不宜饮用。

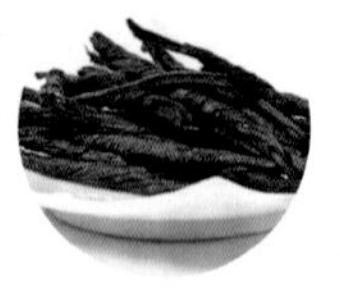

苦丁茶

桑菊茶

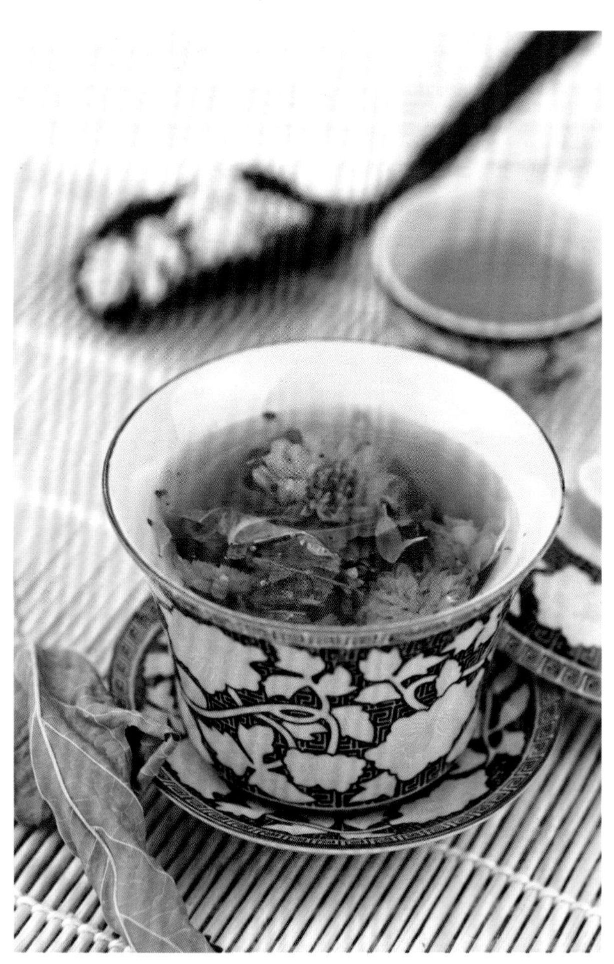

功效

清热解毒，生津润燥，清利头目，预防高血压等并发症。

材料

霜桑叶10克，菊花5克。

做法

1 将霜桑叶和菊花放入茶杯中，以沸水冲泡，闷泡15分钟后饮用。

2 可多次冲泡，代茶频饮。

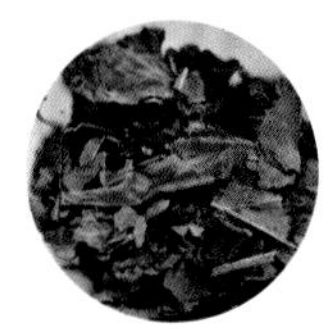

桑叶

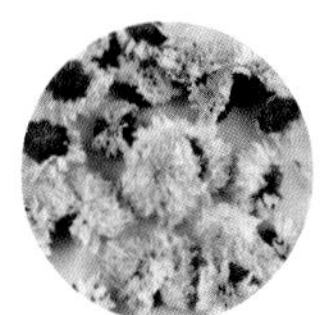

菊花

糖友小记

- 桑叶有疏散风热、清肺润燥、清肝明目的功效，菊花则可清热解毒、散风热、清头目。
- 此茶适合糖尿病患者日常饮用，对防治高血压、眼病等并发症及提高人体免疫力、防治风热感冒十分有益。
- 桑叶、菊花均为苦寒之品，脾胃虚寒、腹泻、风寒感冒者不宜饮用。

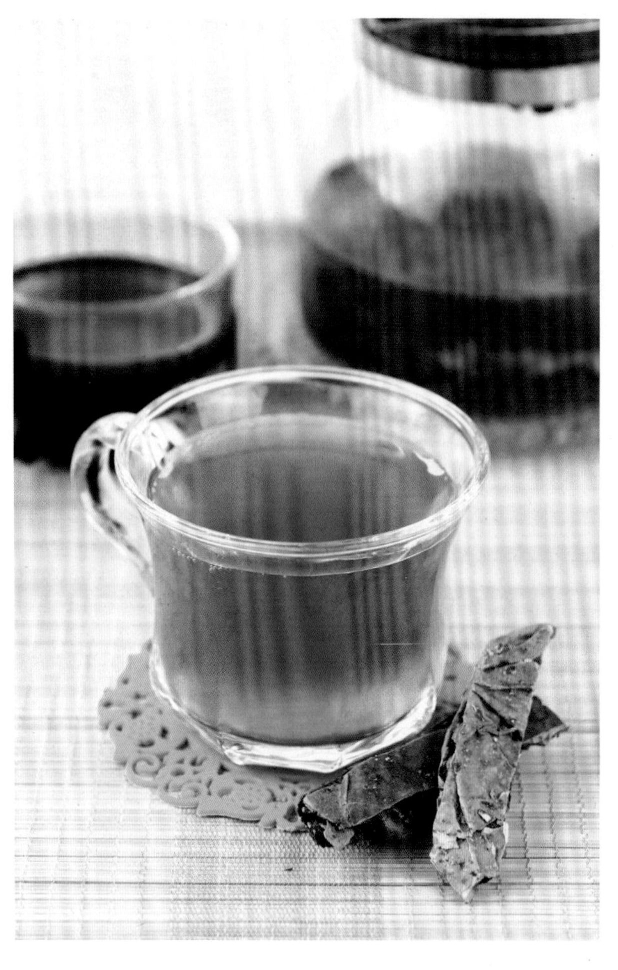

瓜蒌茶

功效

清热化痰，宽胸散结，润肠通便，常用于糖尿病早期。

材料

瓜蒌15克。

做法

1 将瓜蒌捣碎装入茶袋，放入茶壶中，以沸水冲泡，闷泡15分钟后饮用。

2 可多次冲泡，代茶频饮。

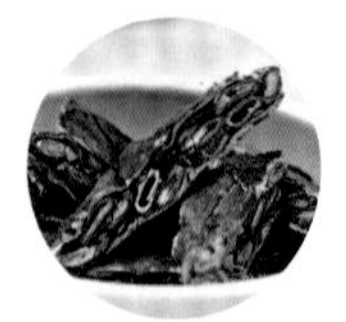

瓜蒌

糖友小记

- 瓜蒌有清热化痰、宽胸散结、润肠通便的功效，常用于痰热咳喘、结胸痞满、肠痈肿痛、大便秘结等。
- 《本草纲目》中记载瓜蒌“润肺燥，降火，治咳嗽，涤痰结，利咽喉，止消渴，利大肠消痈肿疮毒”。唐代医家孙思邈认为“长服瓜蒌汁以除热”，最宜糖尿病早期的“上消”阶段，可预防疾病的发生、发展。
- 瓜蒌性寒，脾胃虚寒者不宜饮用。

山楂大麦茶

功效

健脾消食，行气化瘀，用于饮食积滞、肥胖、三高。

材料

山楂干5克，炒麦芽10克。

做法

1 将山楂干、炒麦芽放入杯中，冲入沸水，浸泡20分钟后即可饮用。

2 可多次冲泡，代茶频饮。

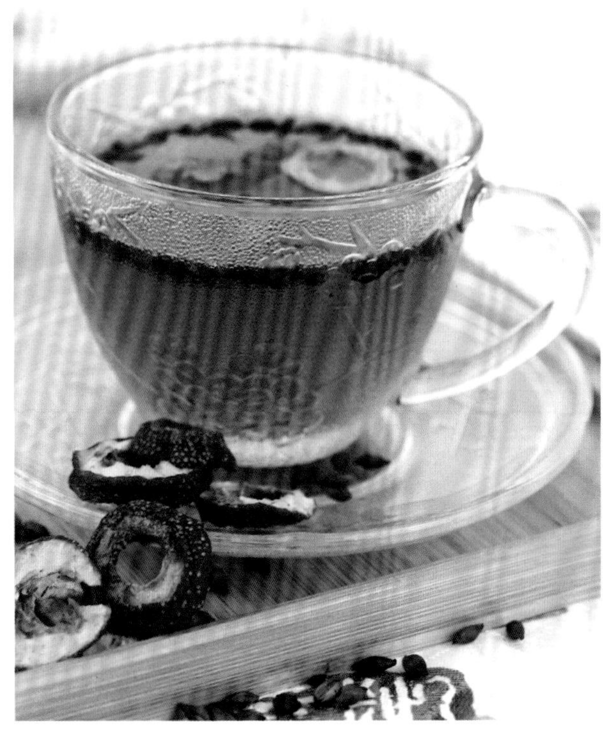

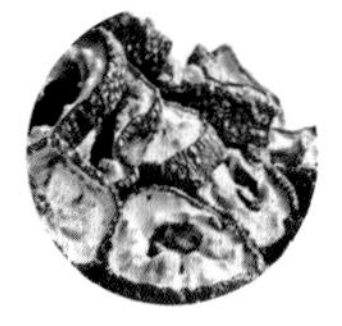

山楂

糖友小记

- 山楂可消食化积，行气散瘀。大麦芽行气消食，健脾和中，降低血糖。
- 此茶能促进人体的消化功能，有一定的“刮油”作用，适合因饮食油腻、肉食过多或面食过量等引起的饮食积滞不化、腹胀、吐泻者，是调理肠胃、降糖、降压、降脂的保健茶。
- 妊娠糖尿病患者慎饮。

选对药材，药粥最宜老年人

普通的大米粥由于淀粉糊化程度高，容易加快升糖速度，对糖尿病患者来说，不是最佳的主食选择。但如果不是以大米为主，而是以药食两用的粗杂粮为主，或是添加了一些有利于降糖的中药材，做成药粥，则有利于糖尿病患者的康复。一方面，较为粗硬的材料或中药材经熬煮软烂后，更容易消化并发挥药效，另一方面，不少老年糖友牙口不好、咀嚼困难，药粥更是理想的选择。

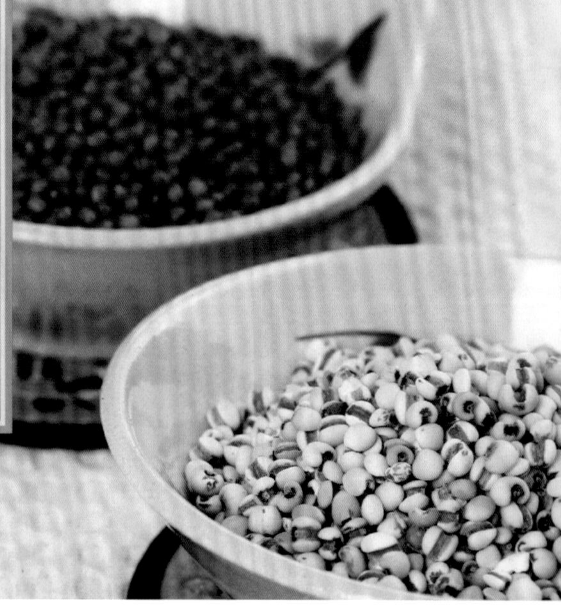

葛根粉粥

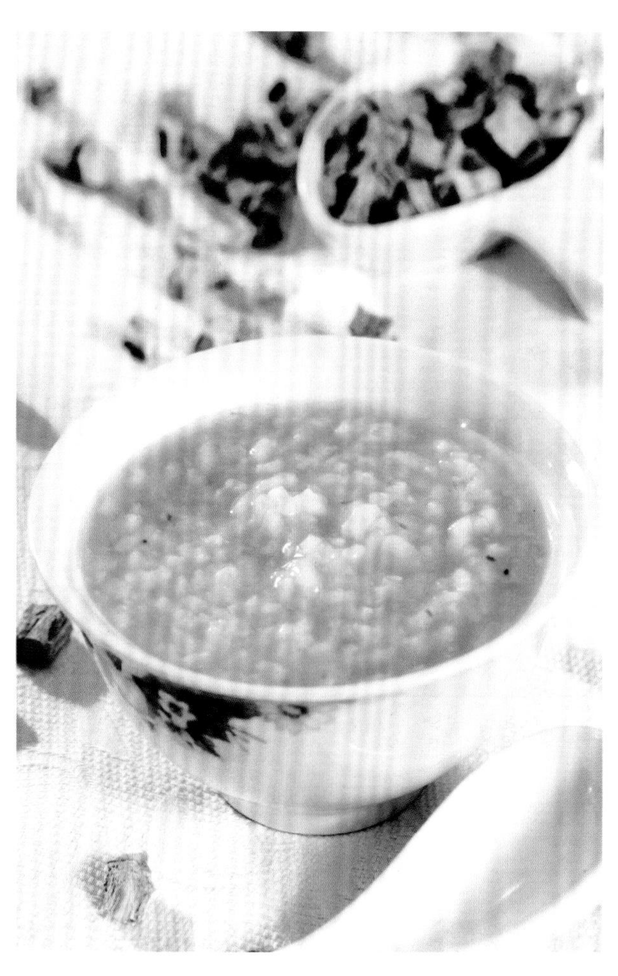

功效

生津止渴，降压除烦，用于内热消渴及高血压。

材料

葛根粉15克，粳米100克。

做法

1 将粳米洗净，放入锅中加适量水烧开，撇去浮沫，改中火煮20分钟。

2 放入葛根粉，再煮10分钟即成。

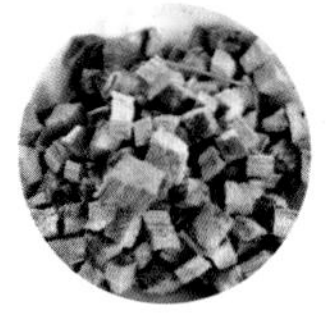

葛根

糖友小记

- 葛根有解肌退热、生津止渴的功效，可用于内热消渴、口渴多饮、体瘦乏力、表证发热、项背强痛，有一定的降糖、降压作用。
- 《神农本草经》中记载葛根“主消渴”，《名医别录》中记载“生根汁，疗消渴，伤寒壮热”，是治疗消渴症的传统药材。
- 此粥适合糖尿病兼有高血压患者作为日常主食食用。

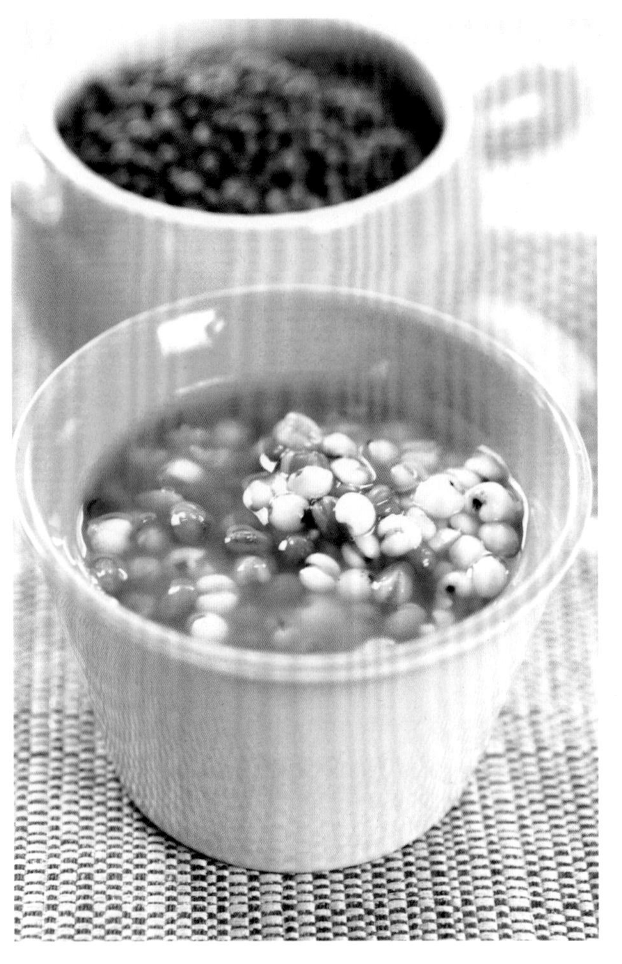

苡仁绿豆粥

功效

健脾利湿，清热解毒，利尿消肿，生津止渴。

材料

薏苡仁、绿豆各25克。

做法

1 先将绿豆洗净，放锅中，加适量水烧开，改小火煮30分钟。
2 再把薏苡仁淘洗干净，倒入锅中，续煮20分钟至粥稠。

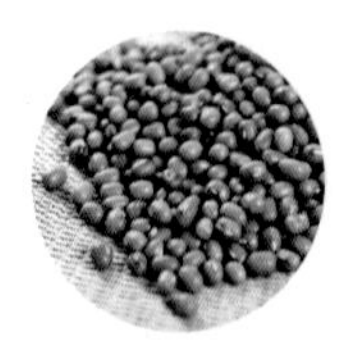
绿豆

糖友小记

- 薏苡仁、绿豆均有健脾利湿、清热解毒、利尿、消水肿的作用，对于糖尿病并发肾病者来说，是天然的保健食疗品。
- 此粥也有止渴生津的功效，可改善津干、口渴、烦热的症状，夏季食用可以清暑热、消除暑湿。
- 脾胃虚寒、寒性腹泻、小便多者不宜饮用。

苡仁海带粥

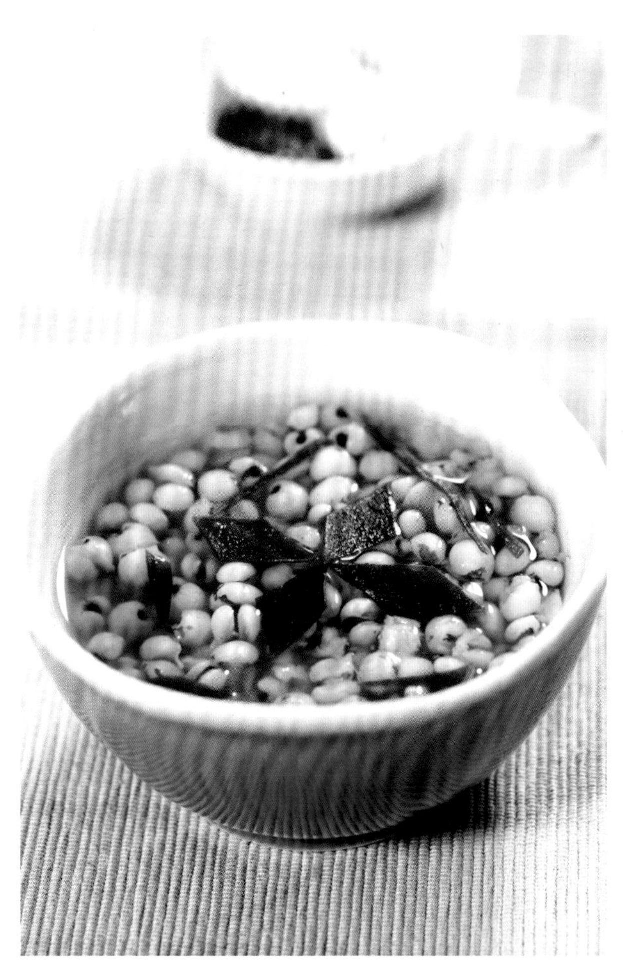

功效

清热利湿，利尿消肿，减脂瘦身，稳压降糖。

材料

薏苡仁30克，水发海带50克。

做法

1 将薏苡仁淘洗干净；海带洗净，切片。

2 薏苡仁、海带同入锅中，加适量水，小火煮40分钟即可。

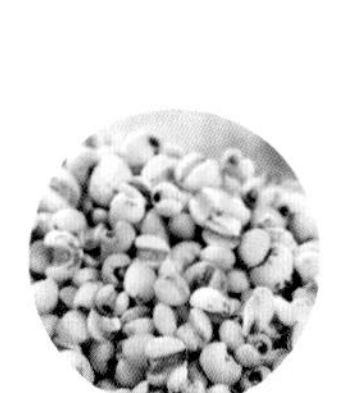

薏苡仁也叫薏米、薏仁米。

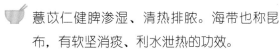

糖友小记

- 薏苡仁健脾渗湿、清热排脓。海带也称昆布，有软坚消痰、利水泄热的功效。
- 此粥可改善热结便秘、小便色黄、尿少、水肿、腹胀、烦躁、痈肿等症状，适合糖尿病兼有高血压、高血脂、肥胖、肾病水肿者食用。
- 虚寒腹泻、便溏、尿多者不宜食用。
- 薏苡仁、海带均为通利滑泻催生之品，不利于安胎，妊娠糖尿病患者慎食。

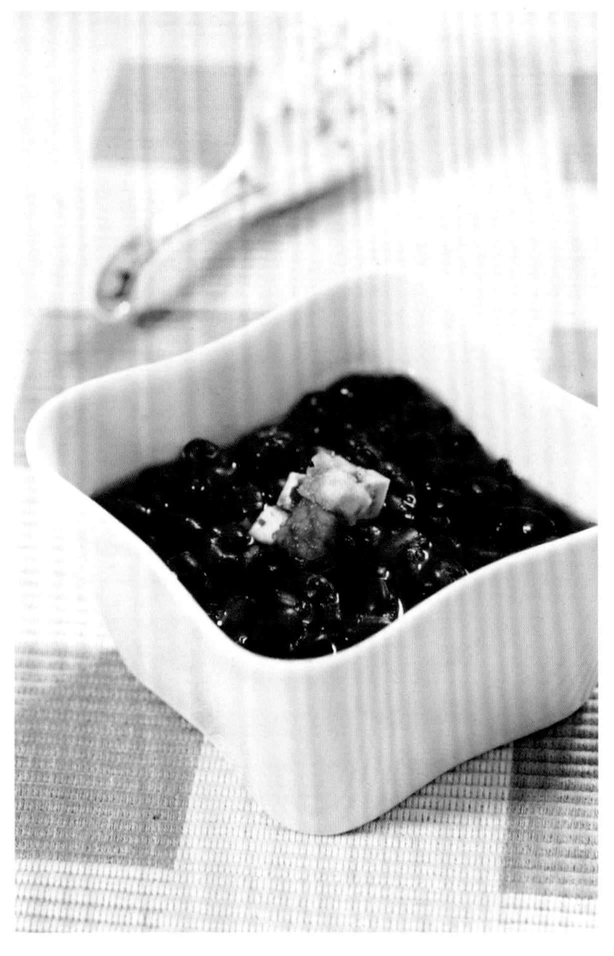

茯苓赤豆粥

功效

健脾除湿，利尿消肿，适用于糖尿病兼肥胖、水肿者。

材料

赤小豆100克，茯苓50克。

做法

1 将赤小豆、茯苓分别淘洗干净。

2 砂锅中，加入适量水煮沸，放入赤小豆、茯苓，改小火煮至豆烂、粥稠即成。

糖友小记

- 赤小豆利水消肿、解毒排脓，常用于水肿胀满、脚气肢肿、黄疸尿赤、痈肿疮毒等，并有“久食瘦人”之说。
- 茯苓利水渗湿、健脾宁心，常用于水肿尿少、便溏泄泻、心神不安、惊悸失眠等。
- 此粥尤宜糖尿病兼有肥胖、肾病水肿者食用。
- 虚寒精滑或气虚下陷者慎服茯苓。

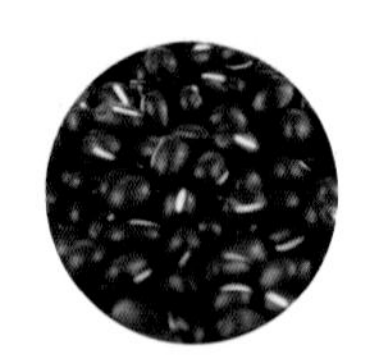

赤小豆也叫红豆、红小豆。

洋参茯苓麦冬粥

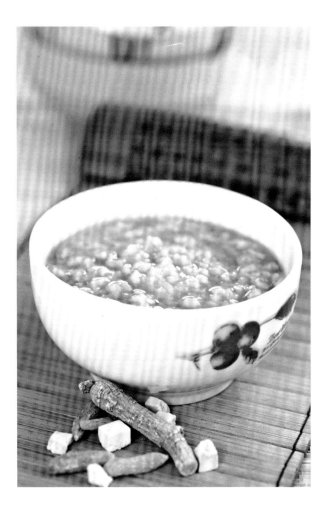

功效

补气养阴，清热生津，止渴除烦，利尿消肿。

材料

西洋参10克，茯苓、麦冬各6克，粳米100克。

做法

1 先将西洋参、茯苓、麦冬放入锅中，加适量水煎煮30分钟，滤渣留汤。

2 倒入粳米续煮30分钟，至粥稠即成。

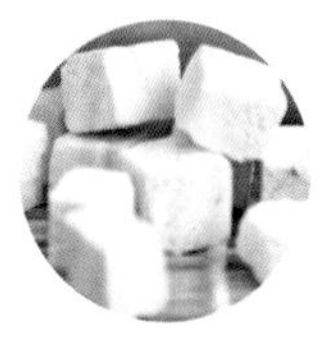

茯苓

糖友小记

- 西洋参补气养阴、清热生津，茯苓利水渗湿、宁心安神，麦冬可养阴润肺、清心除烦、益胃生津。《名医别录》中说麦冬疗“虚劳客热，口干燥渴……消谷调中”。
- 此粥适合虚热烦倦、消渴、口燥咽干、心烦失眠、身热多汗、神疲气短、湿热水肿者食用。
- 脾胃寒湿者不宜食用。

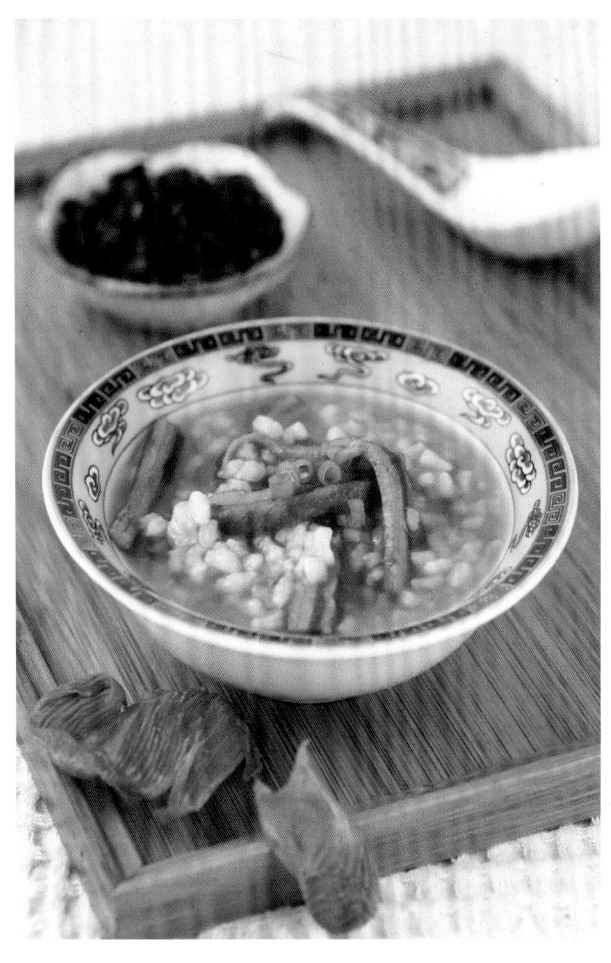

鸡内金猪肚粥

功效

消积滞，健脾胃，止消渴。

材料

鸡内金8克，猪肚、粳米各100克。

调料

盐适量。

做法

1 将猪肚焯水，切成丝；鸡内金切碎；粳米淘洗干净。

2 锅中放入猪肚和适量水烧开，改小火煮40分钟，放入鸡内金、粳米续煮30分钟，至猪肚软烂、粥稠时放盐调味即可。

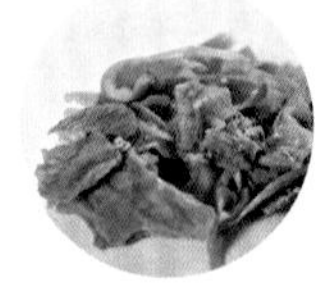
鸡内金

糖友小记

- 鸡内金为鸡的干燥砂囊内壁，有健胃消食的作用，常用于饮食积滞、消化不良，搭配健脾胃的猪肚，可以改善脾胃运化功能，缓解肺胃燥热引起的津干口渴、多食易饥等糖尿病症状。
- 脾虚无积滞者慎用鸡内金。
- 猪肚的胆固醇较高，血脂偏高者要限量食用。

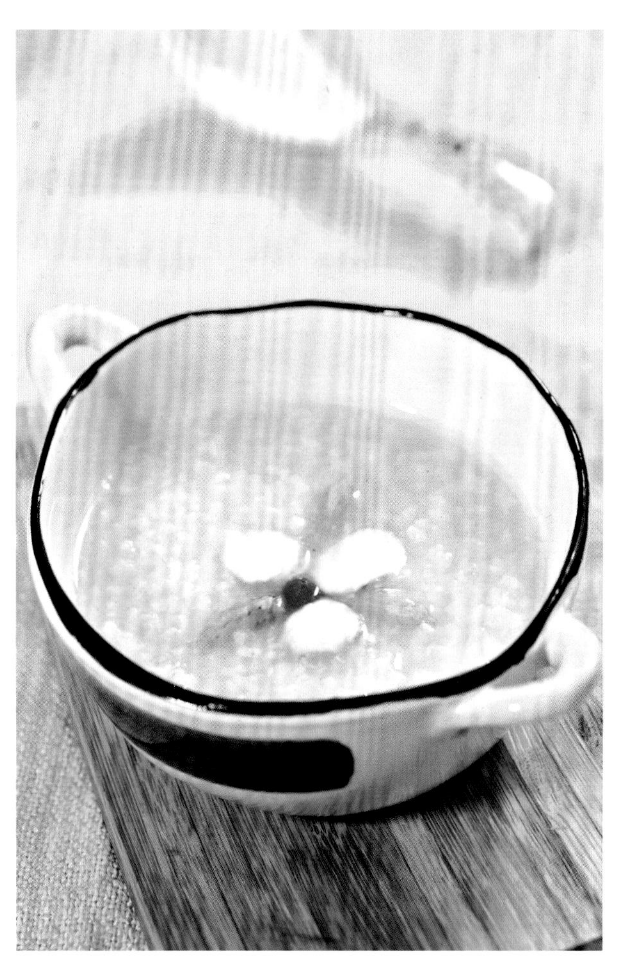

麦冬山药粥

功效

气阴双补，健脾和胃，生津止渴。

材料

麦冬、山药各15克，枸杞子5克，粳米100克。

做法

1 山药去皮，洗净，切成片。

2 砂锅中倒入适量水，大火烧开，放入粳米、麦冬、山药、枸杞子，改小火煮40分钟，至粥稠即成。

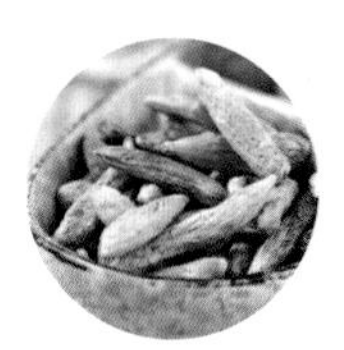

麦冬

糖友小记

- 麦冬有育阴润肺、清心除烦、养胃生津的功效，常用于虚劳烦热、消渴、热病津伤、咽干口燥、便秘等症状。
- 山药可补脾养胃，生津益肺，固肾止泻，常用于脾虚久泻、尿频、虚热消渴等症状。山药虽含糖，但古今医家喜用它治疗糖尿病者多见。
- 此粥适合气阴两虚的糖尿病患者，可改善虚热烦渴、多尿、体虚神疲等症状。
- 湿盛中满或有实邪、积滞者少吃山药。

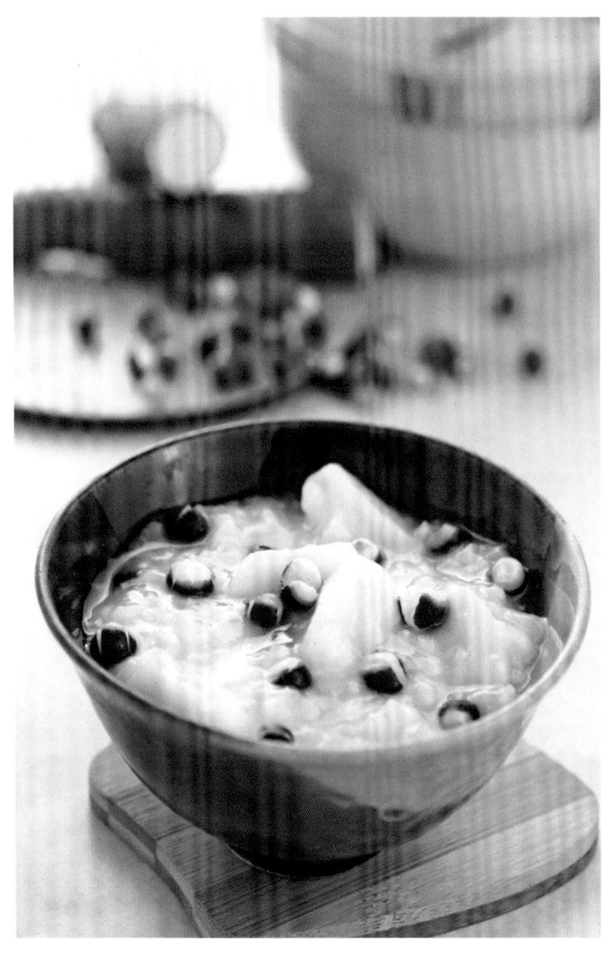

山药芡实粥

功效

健脾益气，补虚劳，止遗泄。

材料

粳米、鲜山药各100克，芡实30克。

做法

1 山药洗净，去皮，切块；粳米淘洗干净。

2 锅中倒入适量水，先放入芡实煮软，再倒入粳米、山药，煮至粥稠。

糖友小记

- 《本草纲目》中记载芡实可“止渴益肾，治小便不禁，遗精，白浊，带下”。
- 此粥可补虚劳、健脾益气、止泻止遗，适合虚弱消瘦、食少泄泻、遗精、带下、小便不禁以及并发肾病的糖尿病患者食用。
- 老年人常食还有强腰益精、强心益智、延缓衰老、增强人体免疫力的作用。
- 内有积滞、大便燥结者不宜多吃。

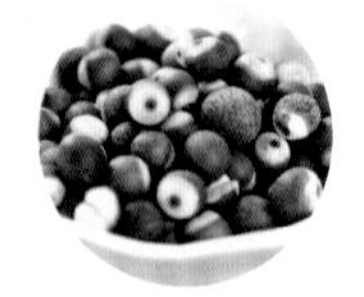

芡实也叫鸡头米。

莲子芡实粥

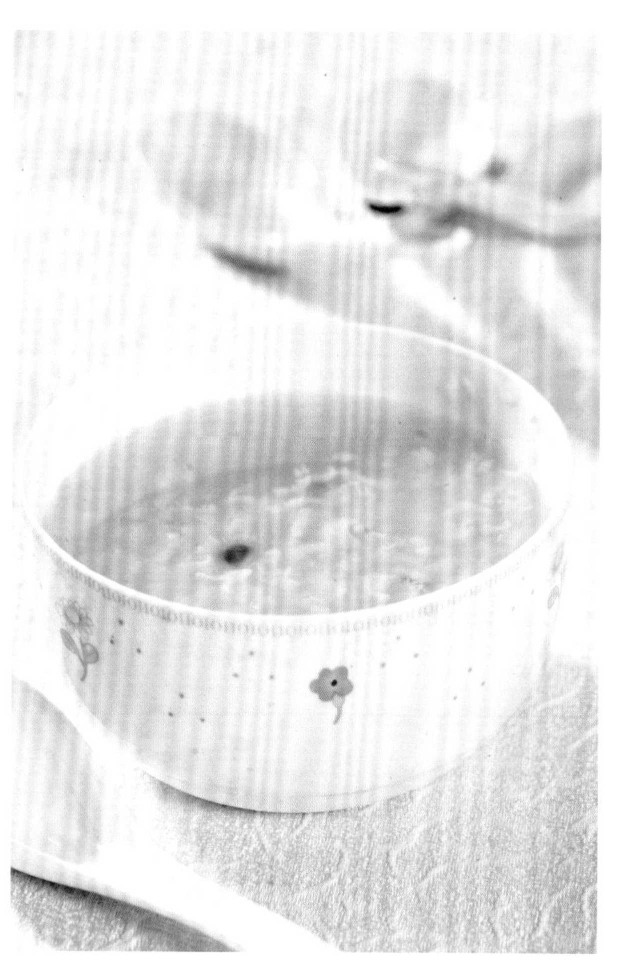

功效

健脾止泻，益肾固精，常用于糖尿病并发肾病。

材料

粳米100克，无心莲子、芡实各20克。

做法

1 芡实捣碎；粳米淘洗干净。

2 砂锅中放入莲子、芡实和适量水，大火烧开，改小火煮30分钟。

3 再放入粳米，续煮至粥稠即可。

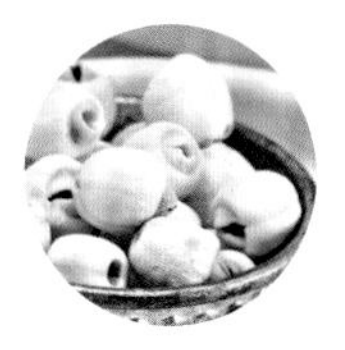

莲子

糖友小记

- 《日用本草》中记载莲子“止烦渴，治泻痢，止白浊”。
- 莲子、芡实均有益肾固精、补脾止泻、调治带下的作用，常常一起合用于肾虚遗精、遗尿、脾虚食少泄泻、带下等症，尤为适合脾虚所致的糖尿病及并发肾病者食用。
- 莲子、芡实均有收敛固涩的作用，中满痞胀及大便燥结者勿食。

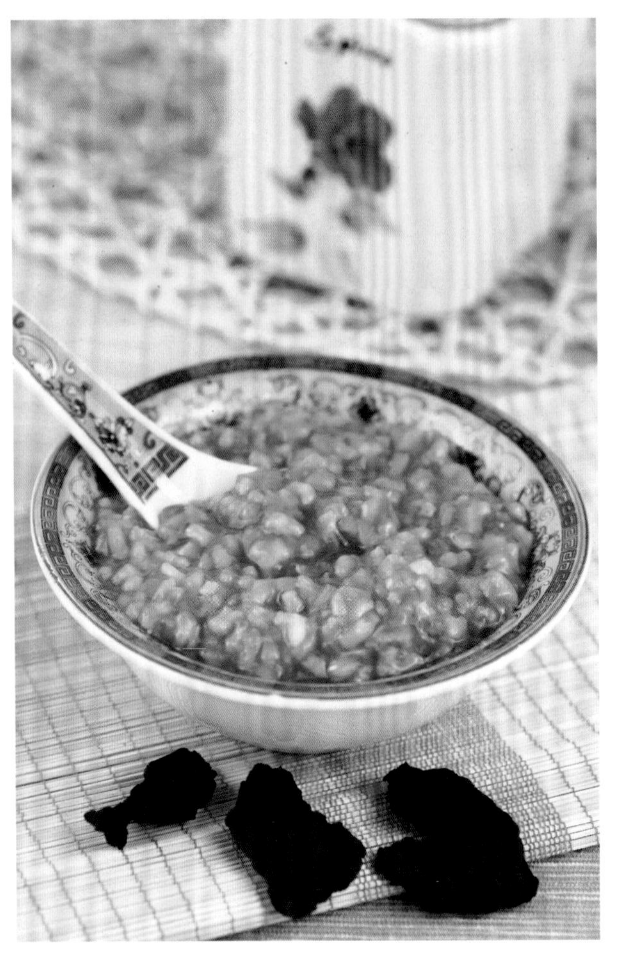

生地黄粥

功效

凉血滋阴，生津止渴，用于阴虚火旺、虚热烦渴。

材料

生地黄10克，粳米100克。

做法

1 先将生地黄放入锅中，加适量水煮30分钟，滤渣留汤。

2 再倒入淘洗净的粳米，小火煮至粥成。

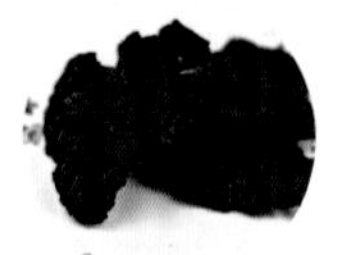

生地黄

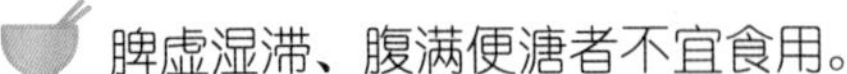

糖友小记

- 生地黄是糖尿病的常用药，有清热凉血、养阴生津的作用，常用于阴虚内热、血热、津伤口渴、烦渴多饮、虚烦不眠、骨蒸劳热、肠燥便秘等。
- 脾虚湿滞、腹满便溏者不宜食用。

海带陈皮粥

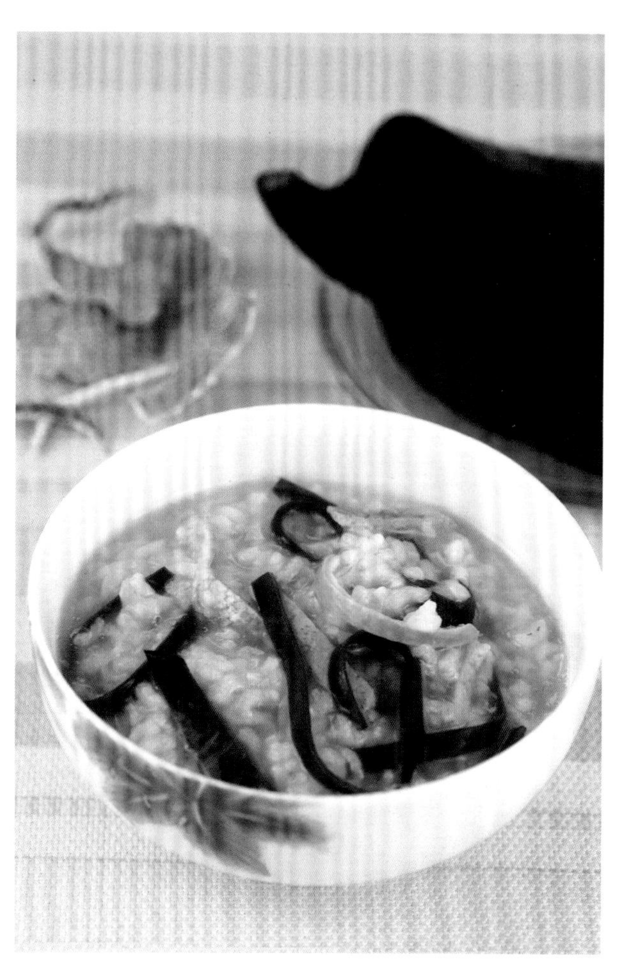

功效

理气化痰，除湿散结，利尿通便，降压降脂。

材料

海带30克，陈皮10克，粳米100克。

调料

盐适量。

做法

1 将粳米淘洗干净；海带洗净，切丝。

2 煮锅中加适量水烧开，放入各材料，改小火煮30分钟，至粥稠，放入盐即可。

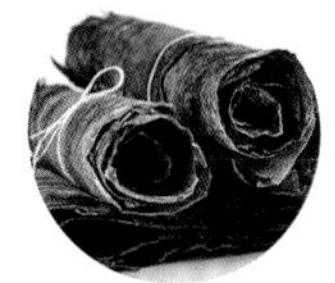

海带也称昆布。

糖友小记

- 海带有软坚散结、消痰、利水的功效。陈皮可理气健脾、燥湿化痰。
- 此粥可调理脾胃，促进人体的消化和代谢，适合胸脘胀满、食少吐泻、咳嗽痰多、痰饮水肿、便秘、肥胖者食用。
- 糖尿病并发高血压、高血脂、肾病水肿者也宜食用。
- 妊娠糖尿病患者不宜多吃海带。

加味中药，汤羹胜似保健品

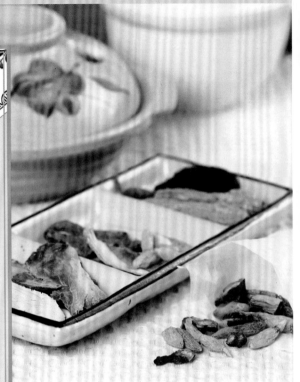

由于糖尿病患者本来就容易津干口渴，所以，汤是最好的保健品，既能补充水分，又能让药物成分充分溶解释放。此外，制作汤羹时，口味易于调节，食材更加软烂，也更适合脾胃虚弱的人消化吸收营养物质。只要对症添加少量药材，汤羹的保健效果就能显现出来了。

葛根鱼头汤

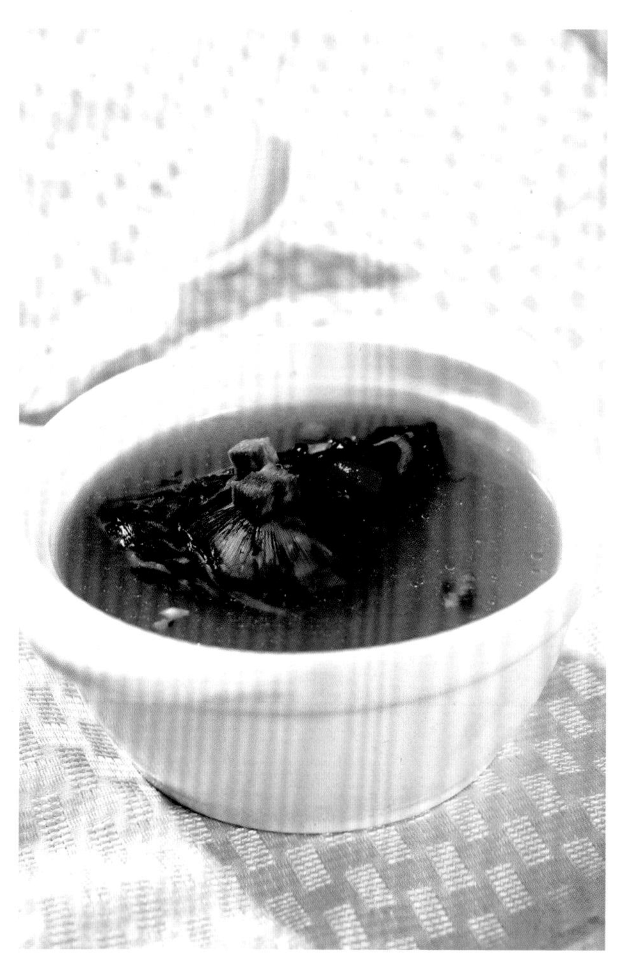

功效

滋阴退热，生津止渴，益精养血，止消渴，降血压。

材料

鲤鱼头1个，葛根20克，枸杞子5克。

调料

料酒、姜片各10克，盐适量。

做法

1 鱼头去鳃、鳞，冲洗干净，葛根、枸杞子分别洗净。

2 砂锅中放入鲤鱼头，加适量水烧开，撇去浮沫，放入葛根、料酒、姜片，改小火煮30分钟，至肉烂汤浓，加盐调味即成。

糖友小记

- 鱼头含有丰富的不饱和脂肪酸，有助于保护心脑血管。葛根可解肌退热、生津止渴，枸杞子调补肝肾、益精养血。
- 此汤可以缓解烦热口渴、颈项强痛、头晕眼花等症状。适合糖尿病并发高血压、冠心病、眼病、肾病患者常食。

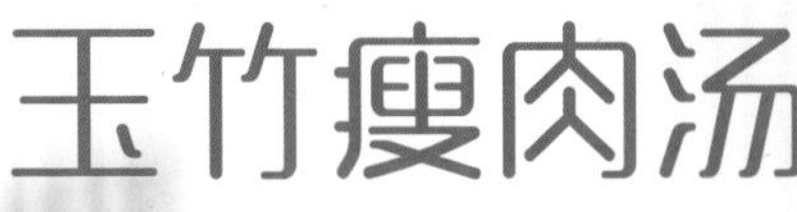

玉竹瘦肉汤

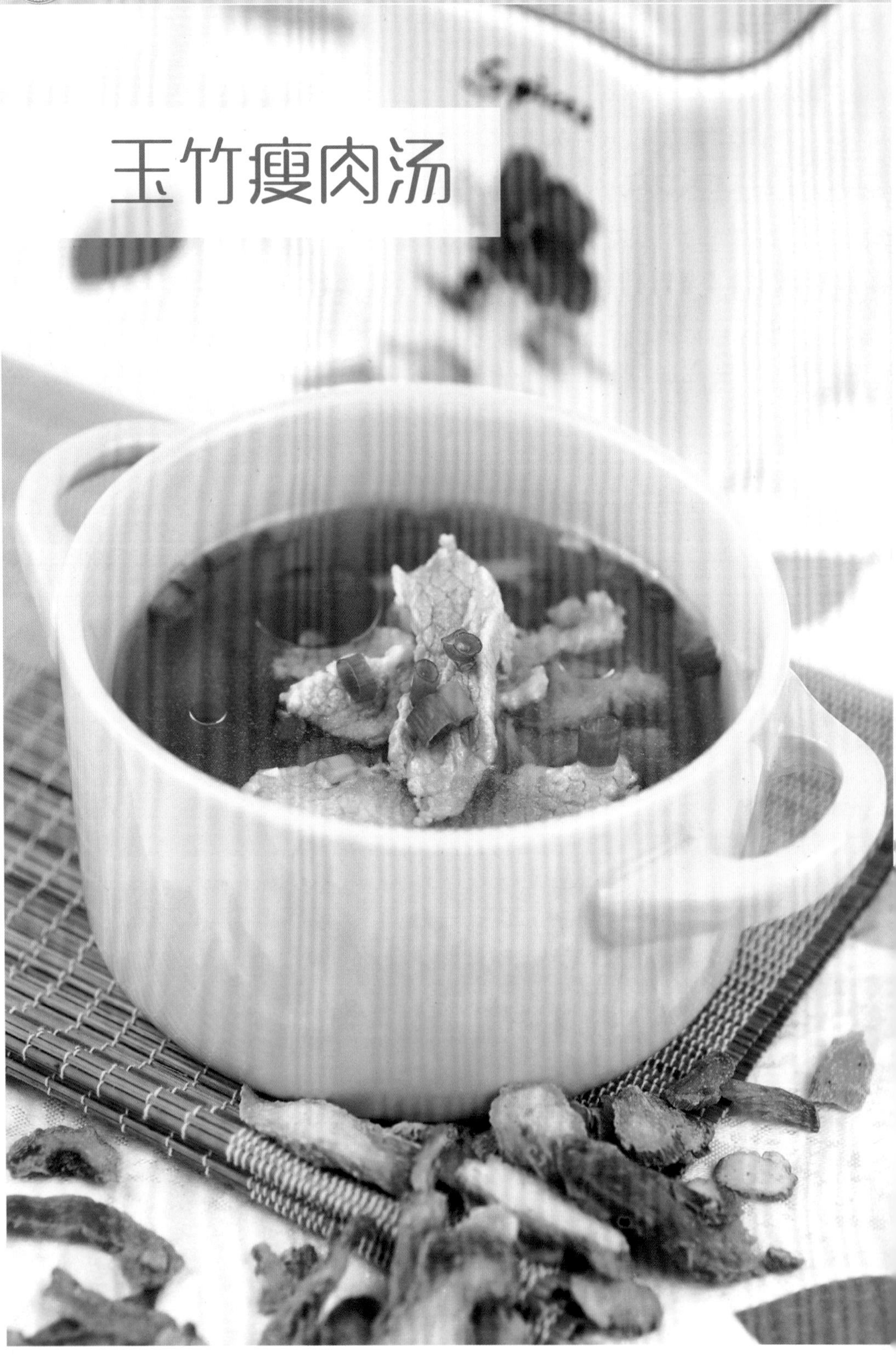

功效

养阴血，除烦躁，止消渴，补虚损，解劳倦。

材料

制玉竹15克，猪瘦肉100克，香葱末少许。

调料

料酒、淀粉各10克，香油、盐、鸡精各适量。

糖友小记

- 玉竹有养阴润燥、生津止渴的功效，常用于燥热咳嗽、咽干口渴、内热消渴。
- 《日华子本草》中记载玉竹“除烦闷，止渴，润心肺，补五劳七伤、虚损”。
- 玉竹搭配养阴补血的猪肉，尤其适合阴虚内热、虚劳烦渴、疲倦乏力、消谷易饥、小便频数的糖尿病患者食用。
- 痰湿气滞、内寒偏盛、脾虚便溏者慎用玉竹。

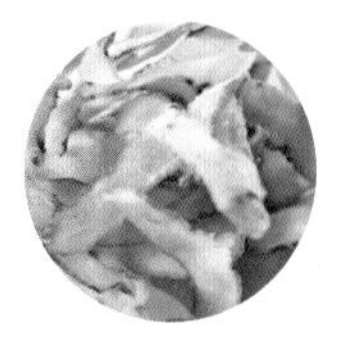
玉竹

做法

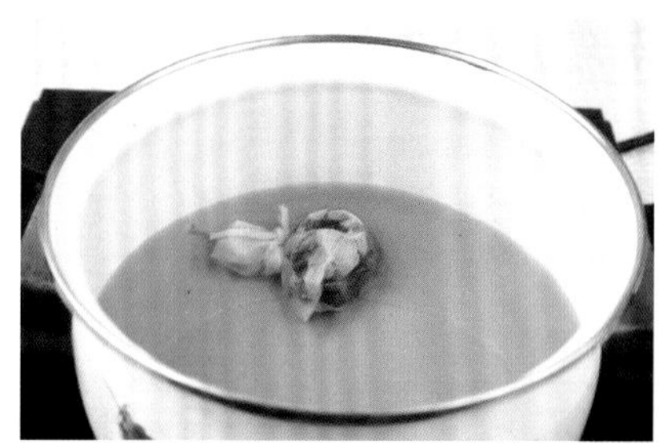

1 将制玉竹洗净，放入调料袋中，封好口，放入锅中，加适量水，小火煎煮30分钟。

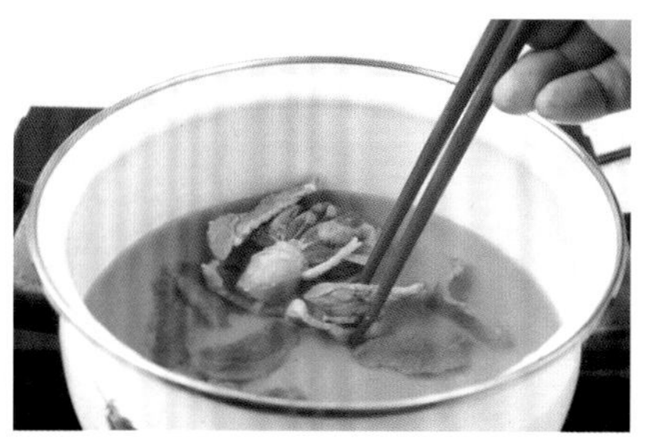

2 猪瘦肉切成片，用料酒、淀粉抓匀上浆后下入锅中，滑散。

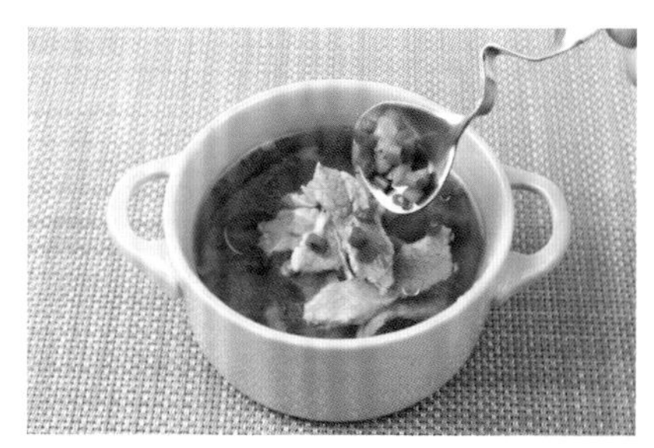

3 再煮沸，拣去调料袋，盛入汤碗，加盐、鸡精调味，淋香油，撒上香葱末即可。

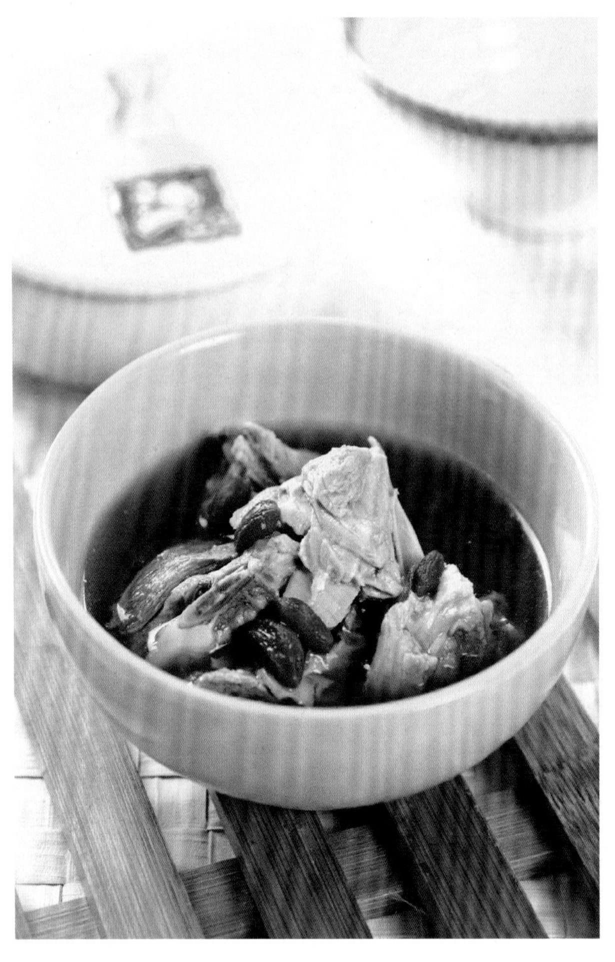

枸杞兔肉汤

功效

滋阴补虚，养血润燥，用于阴虚内热、劳乏消渴。

材料

兔肉200克，枸杞子15克。

调料

料酒、葱段、姜片各10克，盐适量。

做法

1 兔肉洗净，切块，入沸水锅中焯水，捞出沥干。

2 砂锅中加适量水，大火烧开，放入兔肉、葱段、姜片，改小火煮1小时，挑出葱、姜，放入枸杞子续煮20分钟，最后加盐调味即可。

糖友小记

- 兔肉补中益气，凉血解毒，养阴润燥，可改善阴血不足所致的干渴、多饮、多尿、虚弱消瘦等症状。
- 枸杞子调补肝肾，益精明目，常用于阴虚内热、消渴症。
- 此汤尤宜劳乏、内热、消瘦的糖尿病患者食用，对预防并发眼病、肾病、高脂血症等均有助益。

猪胰汤

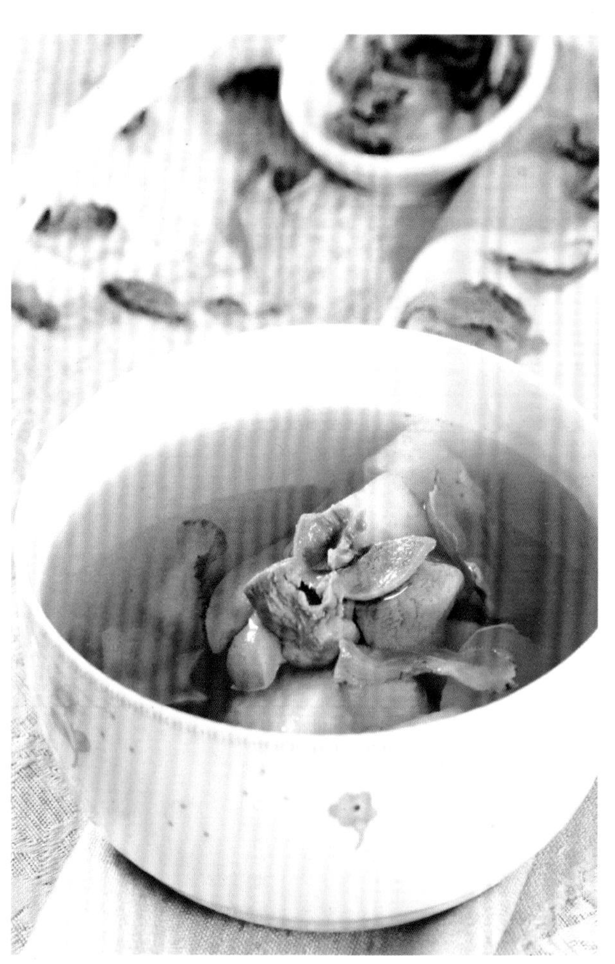

功效

止渴润燥，改善胰岛功能。

材料

猪胰30克，山药30克，玉竹10克。

调料

盐适量。

做法

1 将猪胰洗净，切片；山药洗净，去皮，切块。

2 猪胰、山药和玉竹一起放锅中，加适量水烧开，改小火煮20分钟，放盐调味即可。

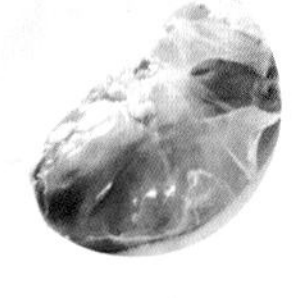

猪胰

糖友小记

- 猪胰是猪的胰脏，其所含胰岛素原可直接参与调节胰岛素水平、血糖和脂类代谢，非常适合糖尿病患者食疗保健。
- 猪胰还能养肺润燥、生津液、消积滞、除油腻、润肌肤。《本草经疏》中记载“猪胰盖是甘寒滑泽之物，甘寒则津液生，滑泽则垢腻去”。
- 猪胰为内脏食物，胆固醇偏高者不宜多吃。

芡实鸭汤

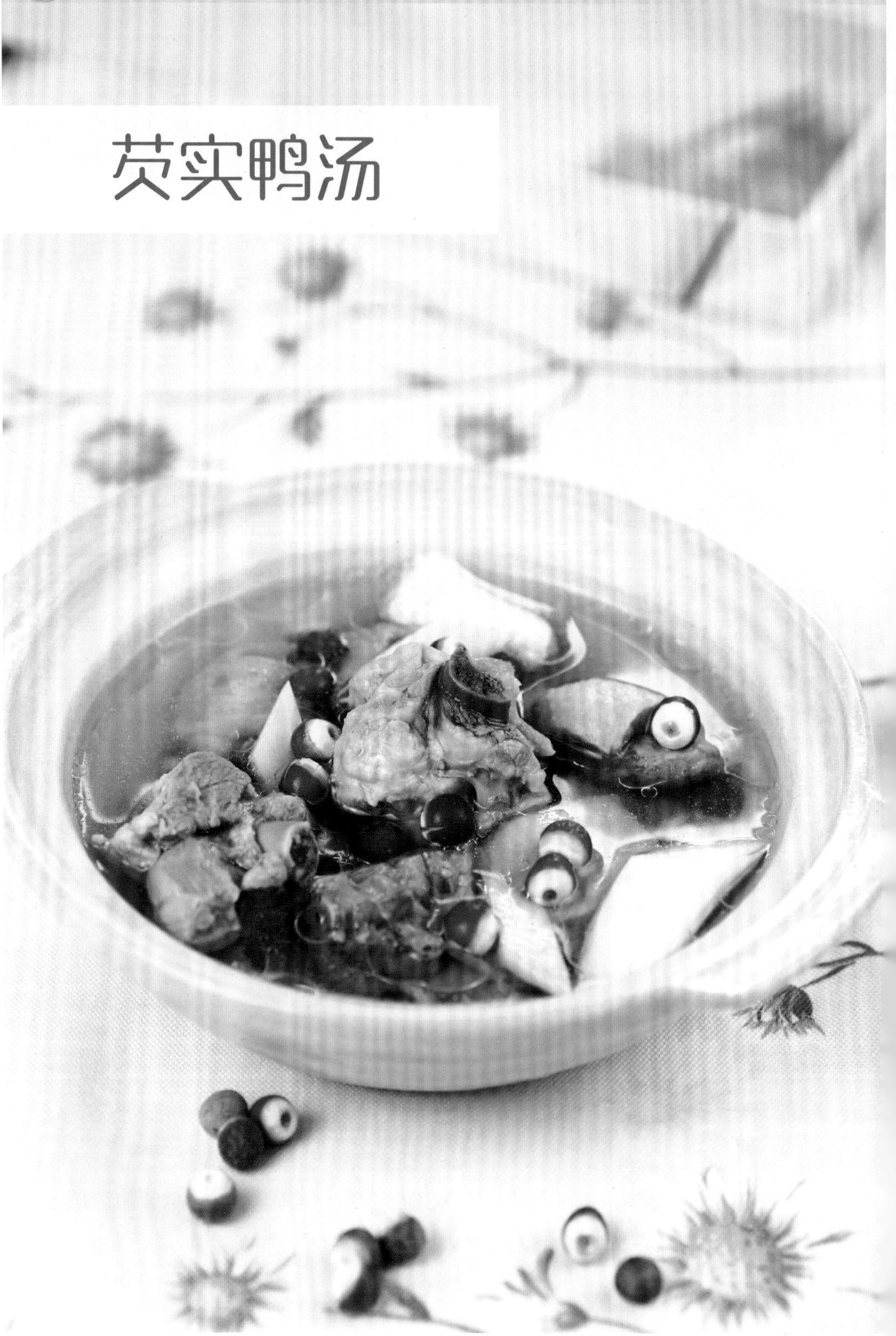

功效

滋阴补虚，健脾除湿，固肾益精。

材料

老鸭250克，芡实20克。

调料

料酒、葱段、姜片各20克，盐、胡椒粉各适量。

做法

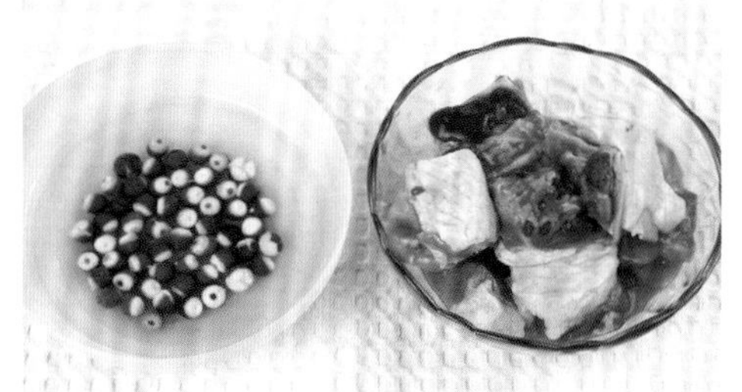

1 芡实用水浸泡一夜至泡软；将老鸭剔去肥油和筋膜，洗净，剁成块。

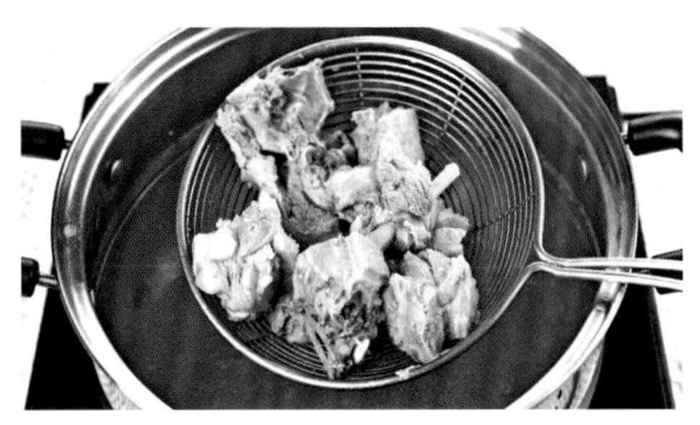

2 将鸭块放入冷水锅中加热，焯烫一下，捞出洗净。

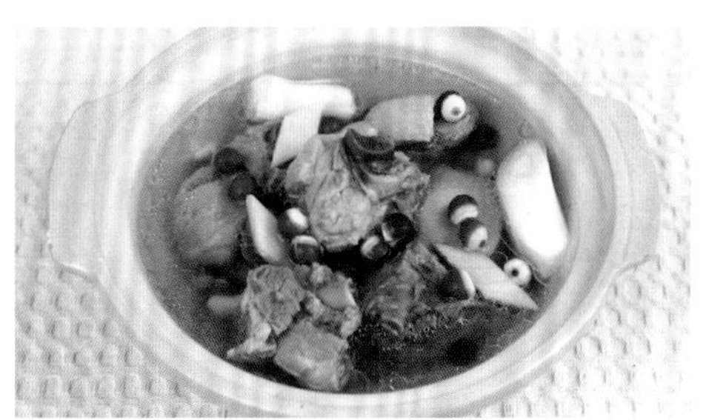

3 砂锅中放入鸭块，加适量水，大火烧开，撇去浮沫，放入芡实、葱段、姜片，倒入料酒，改小火煮2小时，至肉烂时，用盐和胡椒粉调味即成。

糖友小记

- 鸭肉是凉补气血的佳品，可大补虚劳，健脾除湿，退热消肿，尤宜阴虚内热者补益。
- 鸭肉搭配益肾固精、健脾止泻的芡实，可用于虚劳内热、疲惫乏力、烦渴、水肿、营养不良、盗汗、遗精、带下、免疫力低下的糖友。

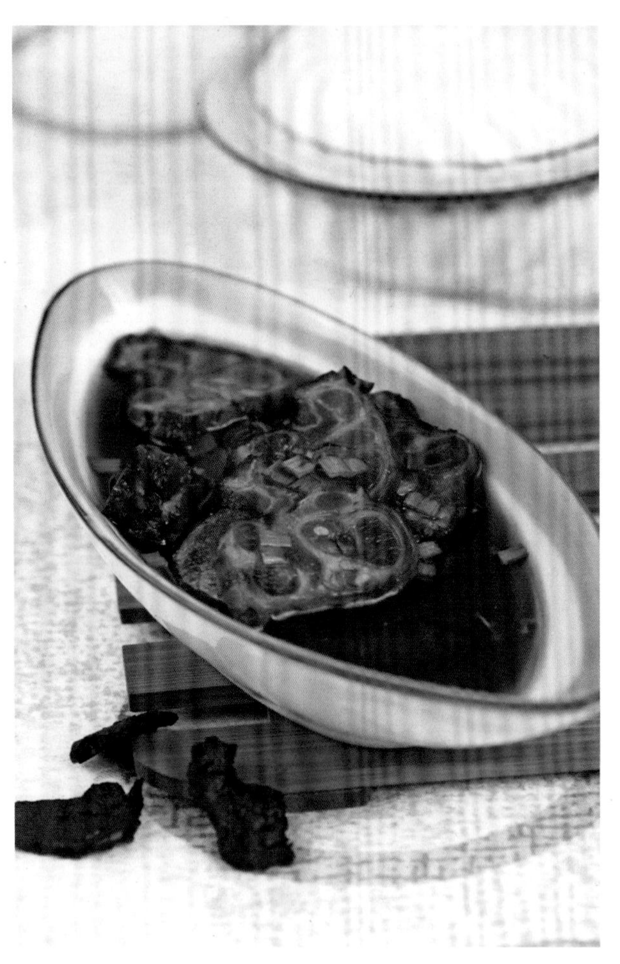

黄精蹄筋汤

功效

养阴补虚，益脾胃，止消渴，强筋骨。

材料

黄精20克，牛蹄筋150克，蒜苗末适量。

调料

酱油、料酒各15克，盐适量。

做法

1 牛蹄筋放入冷水锅中加热，焯烫一下捞出，洗净后切成片。
2 黄精洗净，切碎，装入药袋。
3 蹄筋片放入锅中，加适量水煮沸，放入药袋，加入料酒、酱油，小火煮2小时。
4 将煮好的蹄筋汤加盐调味后盛入容器，撒上蒜苗末即可。

糖友小记

- 黄精是中医治疗糖尿病常用的药物，主要是补气阴、健脾胃、润心肺、强筋骨，常用于脾虚阴伤所致的面色萎黄、困倦乏力、精血不足、内热消渴、口干食少、筋骨软弱、大便干燥等。
- 牛蹄筋可强筋壮骨、益气补虚，腰膝酸软、身体瘦弱、骨质疏松者尤宜多吃。
- 中寒泄泻、痰湿痞满、气滞者忌用黄精。

菇豆冬瓜汤

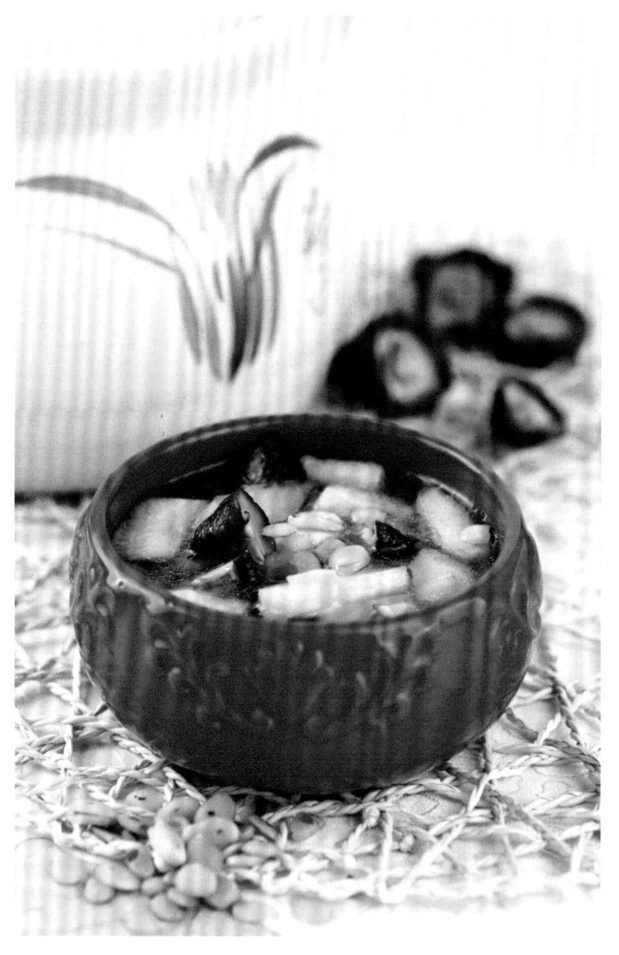

功效

补气健脾，化湿利水。

材料

白扁豆20克，水发香菇50克，冬瓜200克。

调料

盐、香油各适量。

做法

1 将水发香菇切块；冬瓜去皮，切片。

2 先将白扁豆放入锅中，加适量水，煮40分钟，再放入香菇和冬瓜，煮5分钟，放盐和香油调味即可。

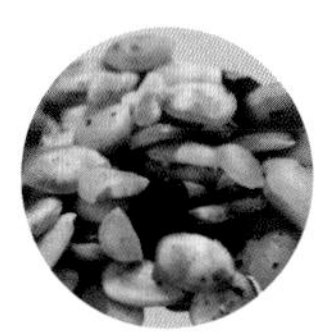

白扁豆

糖友小记

- 白扁豆能补气健脾，兼能化湿，适用于脾胃虚弱、脾虚湿滞、食欲不振、大便溏泻等。
- 冬瓜利水消肿，香菇调补胃气，可明显降低血清胆固醇，与白扁豆合用，能起到补脾虚、化脾湿、健脾运的作用，适合脾虚湿盛水肿、泄泻者，尤宜脾虚、代谢不良的糖尿病、高血脂、虚胖者食用。
- 气滞腹胀者不宜多吃。

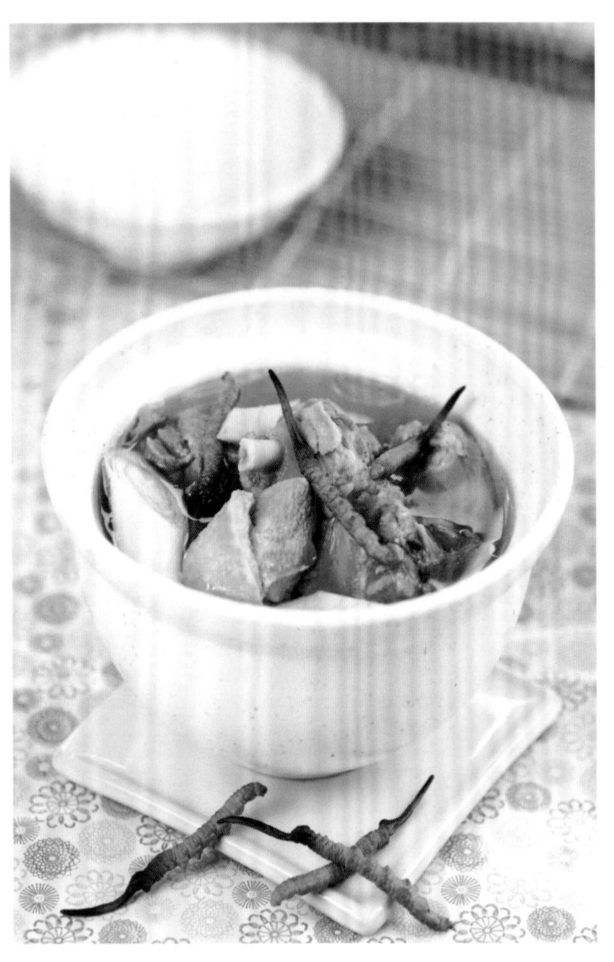

虫草老鸭汤

功效

补虚损，益精气，滋阴养血，生津养胃。

材料

老鸭半只，冬虫夏草5克，葱段、姜片各适量。

调料

盐、料酒各适量。

做法

1 将老鸭洗净，切块，焯水。

2 砂锅中放入鸭块，加足量水煮沸，撇净浮沫，再放葱段、姜片、料酒，改小火煮1小时，撇去浮油，放入虫草，续煮1小时，加入盐调味，再续煮10分钟即可。

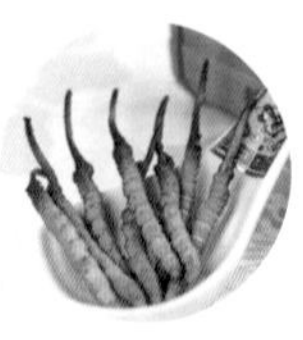

冬虫夏草

糖友小记

- 冬虫夏草在古代称为“雪蚕”。李时珍在《本草纲目》中称其可“解内热、渴疾”，说明了它对消渴症的治疗作用。再加上鸭肉凉补气血的功效，对调理糖尿病患者阴虚内热或气阴两虚的体质非常有益。
- 此汤最宜肺肾两虚、内热烦渴、体虚精亏的糖尿病患者食用，是凉补气血的佳品。
- 有表邪者慎用冬虫夏草。

黄芪鲫鱼汤

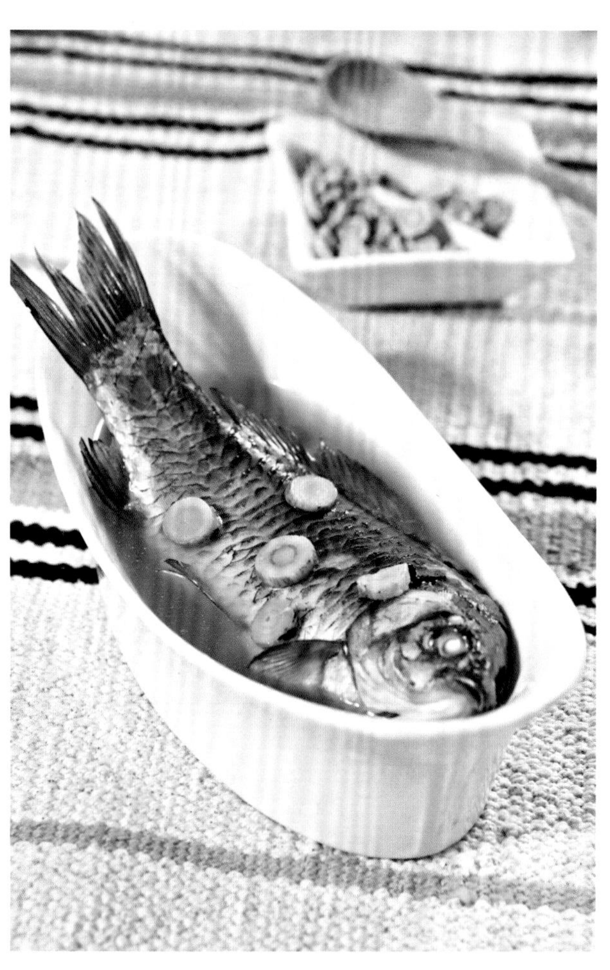

功效

气阴双补，健脾利水。

材料

鲫鱼 1 条（350克），生黄芪30克，姜片10克。

调料

料酒、盐各适量。

做法

1 将黄芪水煎2次，去渣，合成一碗汁备用。
2 将鲫鱼去鳞及内脏，洗净，放入锅中，倒入药汁，加适量水、料酒、姜片、盐，煮至鱼熟汤浓即成。

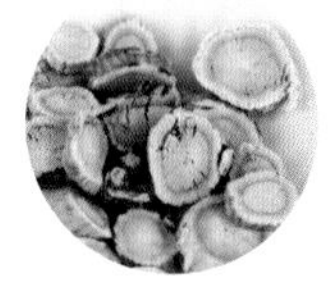

黄芪

糖友小记

- 黄芪是健脾补中的良药，常用于脾气虚弱、倦怠乏力、食少便溏、内热消渴、脾湿浮肿、尿少、气虚水肿、血虚痿黄、久泻、自汗等。
- 鲫鱼有补虚和中、温胃进食、益气强身的功效，搭配黄芪，最宜补脾气、除脾湿、消水肿，适合脾虚消瘦或水肿的糖友补益。
- 阴虚阳亢、内有积滞者及感冒发烧时不宜多吃。

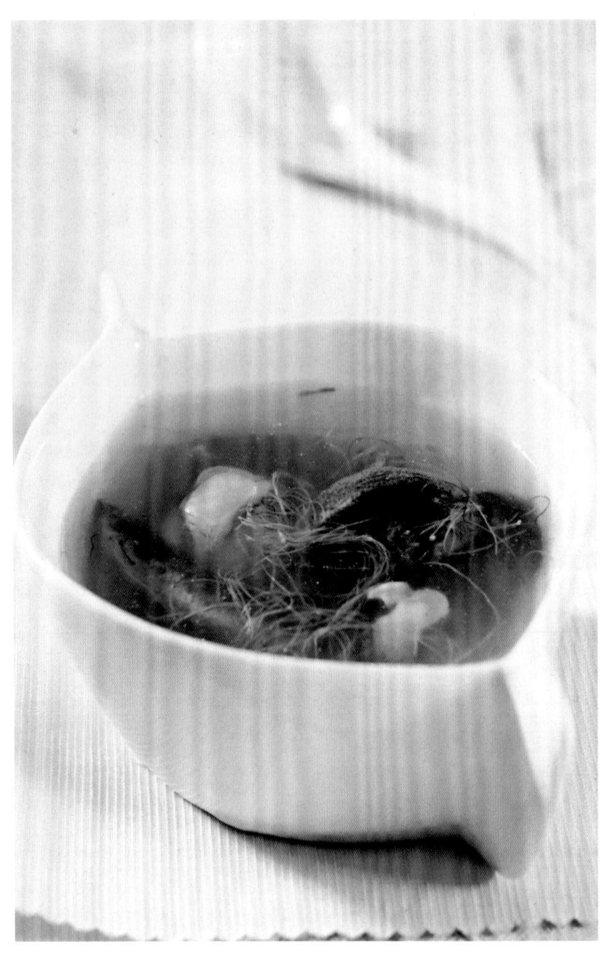

玉须鳅鱼汤

功效

益气补虚，滋阴清热，利尿通淋，降糖降压。

材料

泥鳅100克，玉米须15克。

调料

盐适量。

做法

1 将泥鳅掏去内脏，洗净备用。

2 玉米须放锅中，加适量水小火煮15分钟。

3 放入泥鳅，续煮10分钟，加盐调味即可。

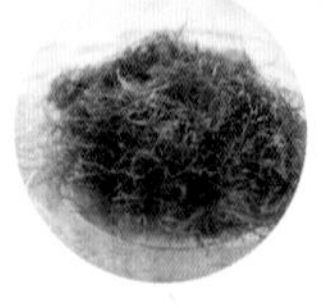

玉米须

糖友小记

- 玉米须可止血、利尿，有通淋的作用，对降血糖、降血压有辅疗功效。可改善口渴、多饮、尿浊、水肿等症状，常用于糖尿病、高血压、肾脏病、膀胱炎等疾病。
- 泥鳅有暖中益气、滋阴清热、清利小便的作用，能改善糖尿病患者阴虚低热、善饥多食、虚弱乏力的症状。
- 此汤利尿作用较强，尿频、尿多、尿不禁者慎饮。

洋参鸡肉汤

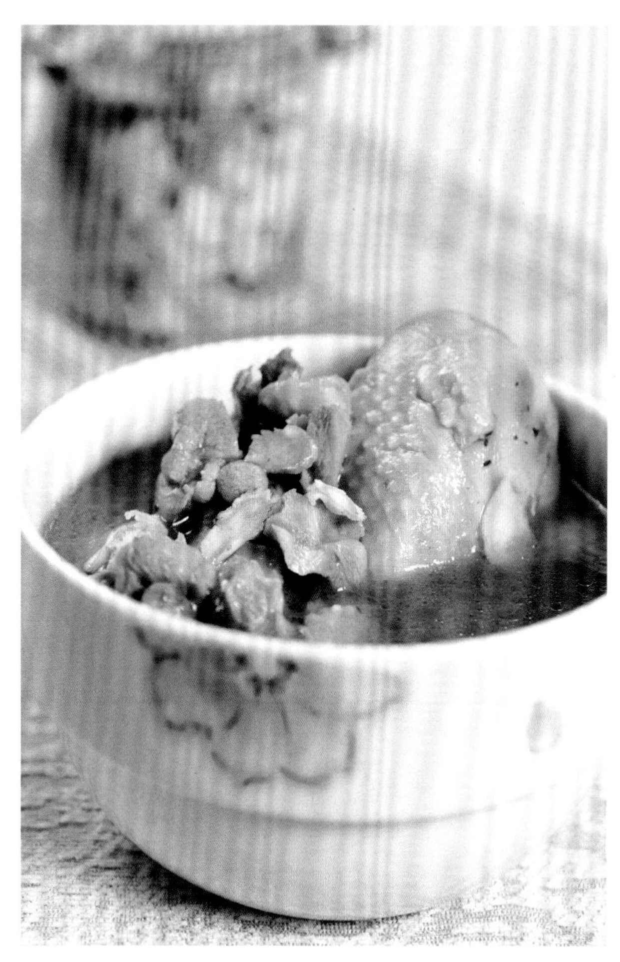

功效

益气补虚，养阴补血，生津止渴，缓解疲乏。

材料

西洋参片15克，鸡肉150克，姜片、葱段各10克。

调料

料酒10克，盐适量。

做法

1 将鸡肉剁块、洗净，先入沸水中焯烫一下，捞出后，再放入锅中，加水没过，大火烧开，撇去浮沫。

2 放入葱段、姜片，倒入料酒，改小火煮1小时，挑去葱、姜，放入西洋参片，续煮半小时，至肉烂汤浓，加盐调味，即可盛出。

糖友小记

- 西洋参可凉补气血，适合内热烦渴的糖尿病患者补益虚损。
- 西洋参搭配滋阴养血的鸡肉，适合神疲乏力、体倦疲惫、面色萎黄、虚弱消瘦、内热消渴、口干津少、烦热多汗、夜尿多、腰酸背痛、性功能减退的糖尿病患者食用。
- 无病者食用也可提高人体免疫力、增添精力。

消渴顽疾，通用简方有疗效

消渴是一种慢性病，多数情况下，治疗是以“缓图、治本”为前提的。在《余瀛鳌通治方验案按》一书中收录了余老通过查阅文献、结合诊疗，筛选和整理出一些历代治疗消渴的通治方。这些方剂组方的配伍较严谨、疗效确切，可供糖友们参考选用。

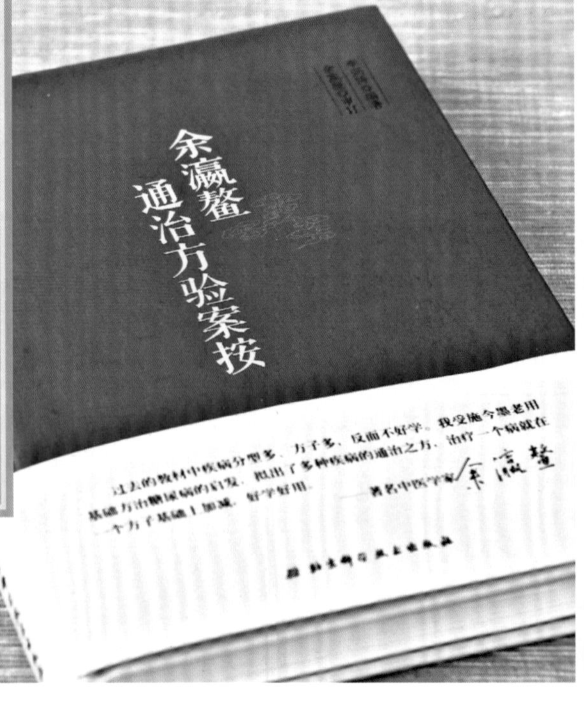

玉泉丸

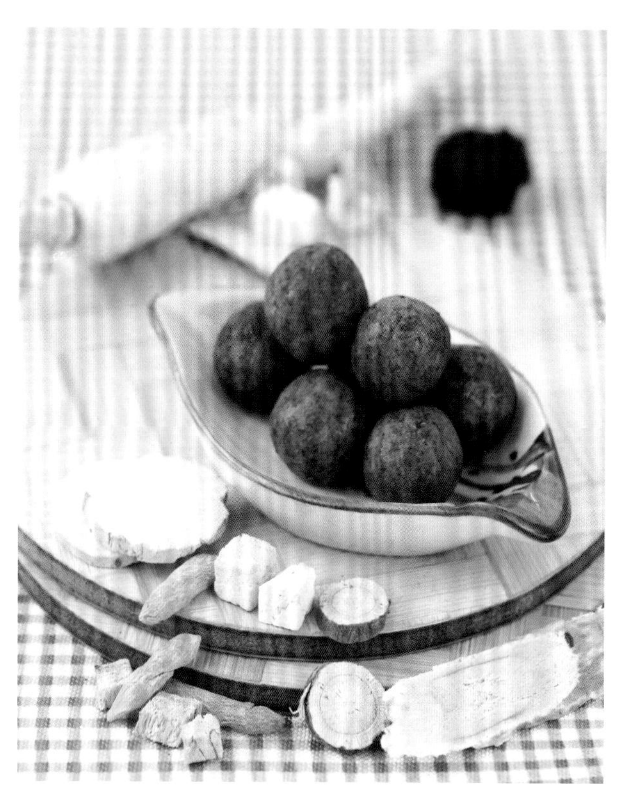

功效

主治消渴，小便频数。

材料

麦冬、人参、茯苓、黄芪（半生、半蜜炙）、乌梅、甘草各50克，天花粉、葛根各75克。

调料

炼蜜适量。

做法

1 将各药材研成粉末后混匀，倒入消过毒的盆中。

2 按药粉：炼蜜＝1：1.2的比例取炼蜜，倒入盆中，同时用粗竹筷在药粉中搅拌，边倒炼蜜边搅药粉，当基本上看不到干药粉时停止加蜜，像和面一样将药与炼蜜和成团状，先把和好的药团搓成粗条，再切为小节（每节约10克），最后每节搓成一丸。

3 制成的蜜丸用蜡纸或保鲜膜包好，贮存于阴凉干燥处即可。

糖友小记

- 每日2次，每次1丸。温汤嚼服。
- 此方出自《仁术便览》，余老常以此方加减来治疗糖尿病，较为平正可取。常用于治中消。
- 炼蜜：炼蜜即熬炼蜂蜜，是制蜜丸的基础。炼蜜时，先用武火将蜂蜜熬沸，然后改为文火慢熬，同时在旁边放一碗凉水，并注意观察蜂蜜的颜色。当发现蜂蜜泛黄沫时，用一根竹筷在蜂蜜中沾上一滴，然后把竹筷挪到凉水碗上方，让蜂蜜滴入水中。如果蜂蜜在水中不散开而沉底，滴水成珠，就算炼好了（若蜂蜜炼不到火候，便做不了药丸，当然，火候太过也不好）。

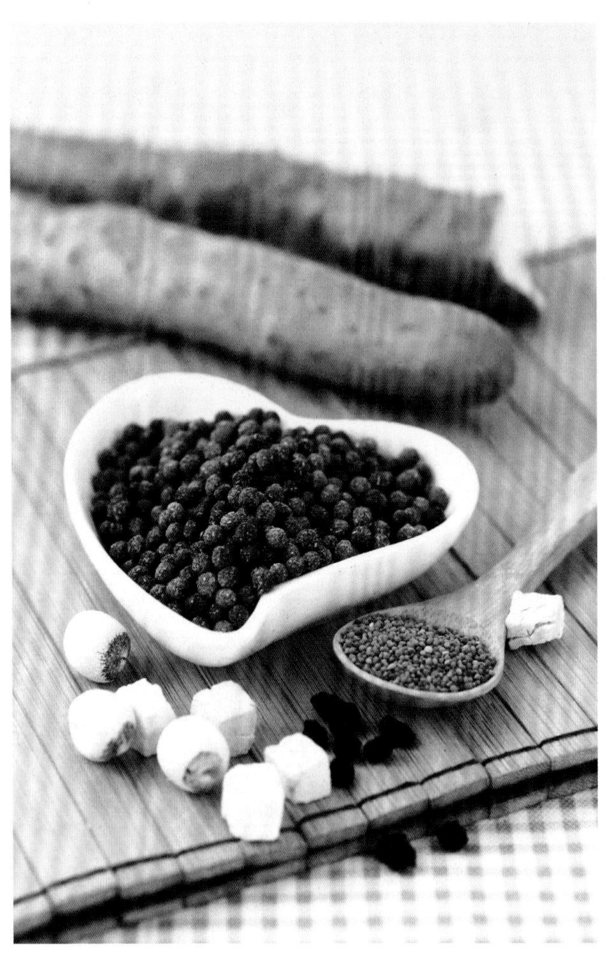

茯菟丸

功效

主治消渴（三消通治）。

材料

菟丝子（酒浸）700克，北五味子350克，茯苓250克，莲子肉150克，鲜山药300克。

做法

1 将菟丝子、北五味子、茯苓、莲子肉研成粉末，混匀。

2 鲜山药蒸熟，去皮后捣成山药泥。

3 把药粉和山药泥和成团状，先将药团搓成细条后切为小节，再揉搓成绿豆大小的丸。

4 把制成的丸装瓶，贮存于阴凉干燥处即可。

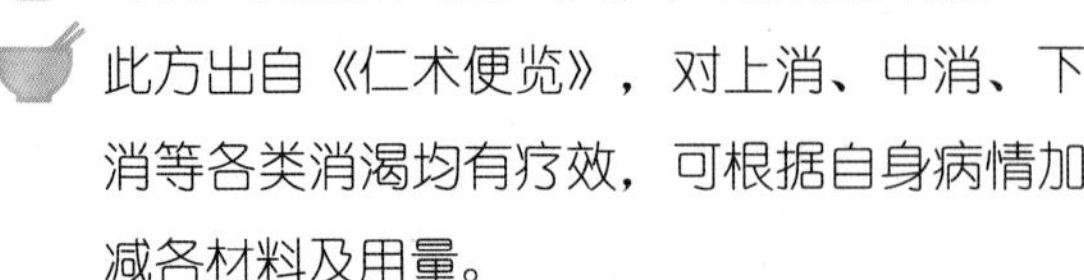

糖友小记

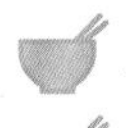

- 每次10克左右（约50丸），用米汤冲服。
- 此方出自《仁术便览》，对上消、中消、下消等各类消渴均有疗效，可根据自身病情加减各材料及用量。

合治汤

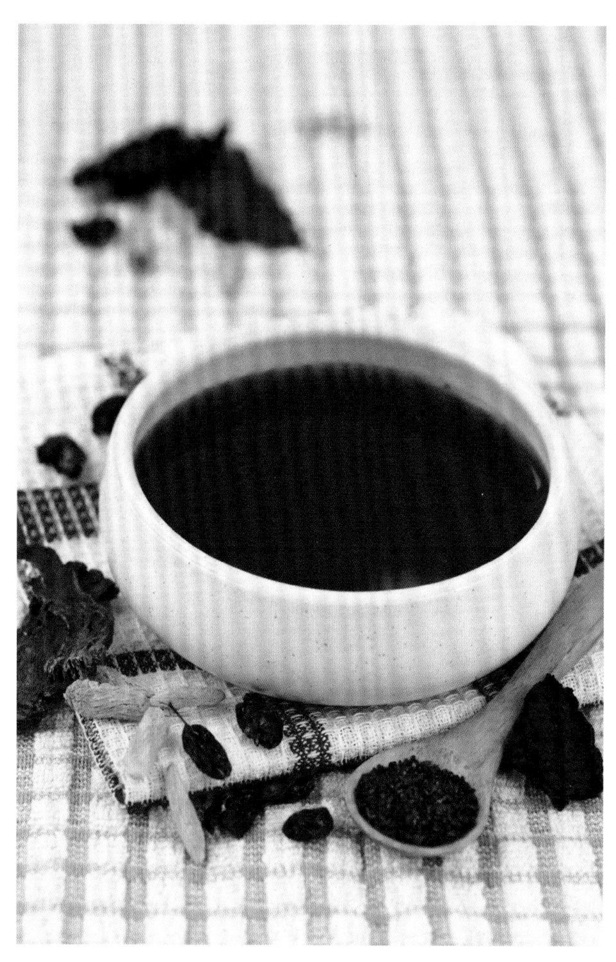

功效

主治消渴（三消通治）。

材料

熟地150克，山萸肉、麦冬各100克，车前子25克，玄参50克。

做法

1 将所有药材放入砂锅中，加适量水，大火烧开，改小火煎煮30分钟，取汤汁。

2 再倒入水，没过药材，小火煎煮20分钟，取汤汁。

3 把2次取的汤汁混合均匀。

糖友小记

- 每日1剂，分2次饮用。
- 此方出自《石室秘录》，是陈士铎用于治消渴的通治方。他认为三消均有“肾虚以致渴”的特点，其内热源于肾虚，是一种虚热，故“不宜直折，不宜寒消”，而应“补肾中之水，水足而火自消”。

六神汤

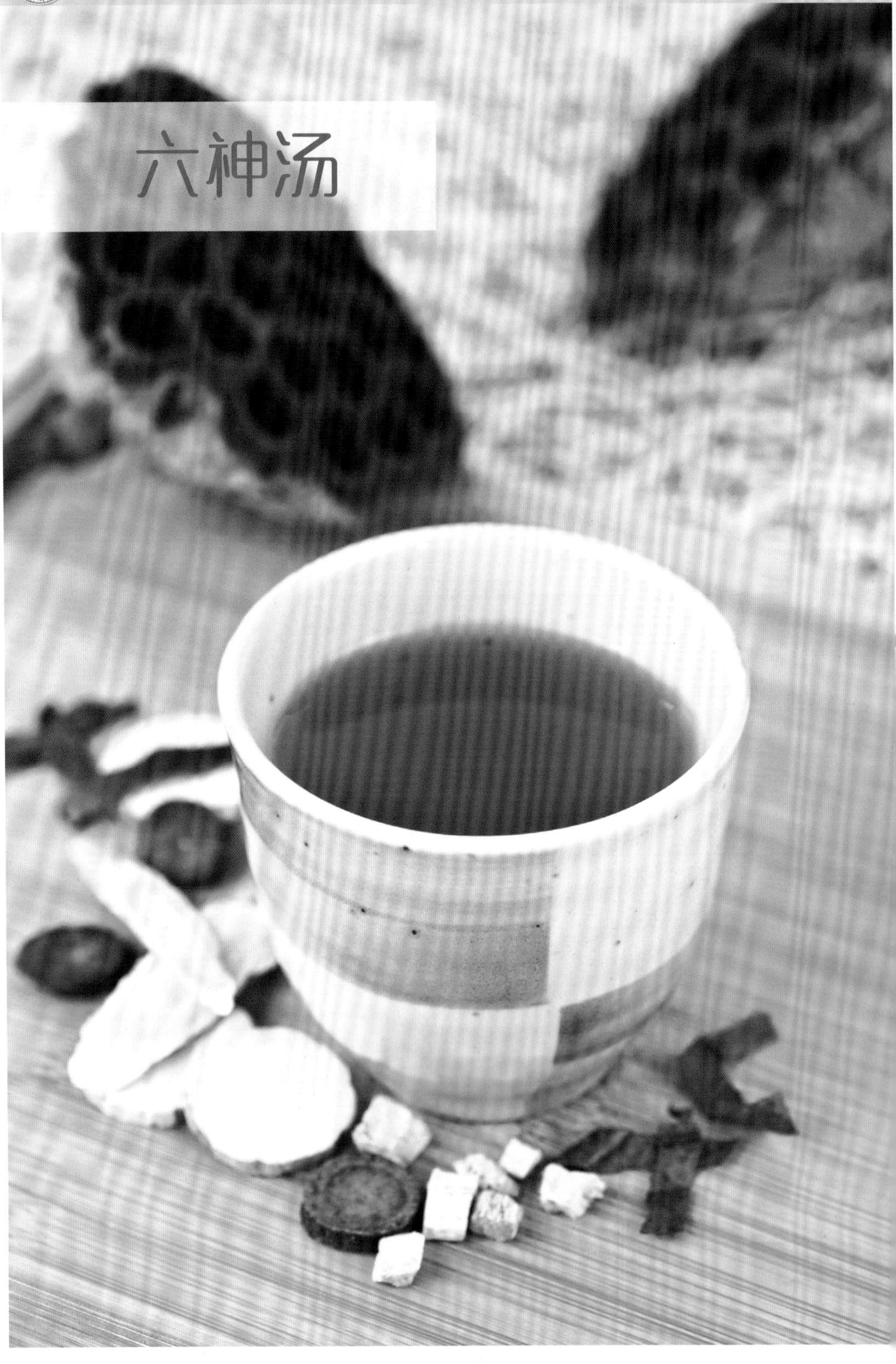

功效

主治消渴（三消通治），尤善治糖尿病口渴。

材料

莲房、葛根、枇杷叶、炙甘草、瓜蒌根、生黄芪各100克。

做法

1 将各药材一起打成粉末，装瓶保存。
2 每次取12克，装入茶袋中。
3 用300毫升水煎煮，至剩余200毫升汤汁，过滤去渣后，取汁温热饮用。

糖友小记

- 此方出自《三因极一病症方论》（南宋•陈言撰著），是治疗三消渴疾的传统常用方。
- 此方对不同程度的糖尿病均有效，也有助于缓解糖尿病口渴等不适症状。
- 此方可一次多制作一些散粉，每日饮服1次，比较方便。

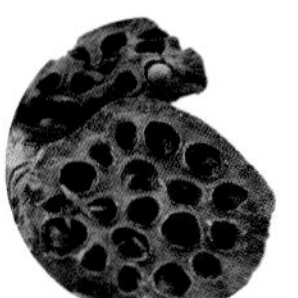
莲房

也叫莲蓬，是化瘀止血的常用药。现代研究也发现，莲房提取物对改善2型糖尿病有一定作用。

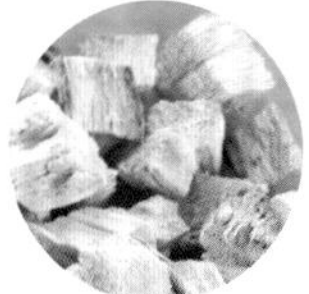
葛根

葛根可生津止渴，对热病口渴、消渴等症均有疗效，且可预防并发高血压、高血脂等心血管疾病。

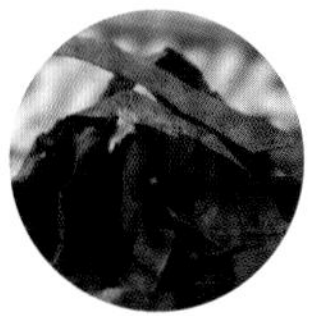
枇杷叶

枇杷叶可清肺、胃之热，常用于烦热口渴。《食疗本草》记载它“煮汁饮，主渴疾”。

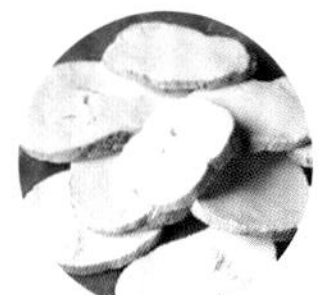
瓜蒌根

也叫天花粉，《神农本草经》记载它“主消渴身热、烦满大热，补虚安中，续绝伤”，是治疗糖尿病的常用药。

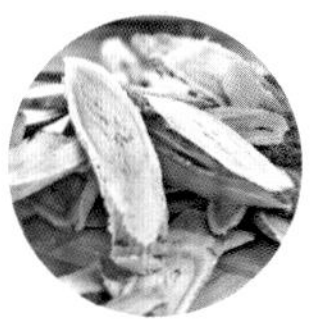
生黄芪

黄芪是补气要药，常用于治疗血虚痿黄、内热消渴，适合糖尿病体虚乏力、口渴、浮肿、并发肾病者食用。

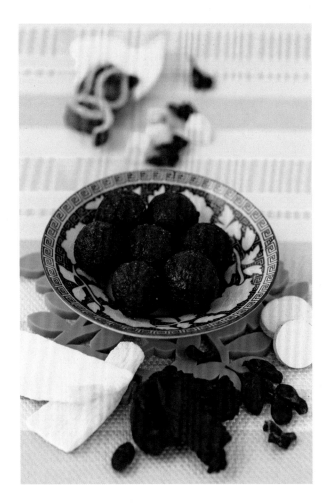

健脾滋肾降糖方

功效

补肾、益精、健脾、降糖。

材料

熟地黄160克，山茱萸、山药各80克，牡丹皮、茯苓、泽泻各60克，天花粉、桑椹、杭芍、乌梅肉各50克。

调料

炼蜜适量。

做法

1 将各药材研成粉末后混匀，倒入消过毒的盆中。

2 制成蜜丸（方法详见第183页）。

3 制成的蜜丸用蜡纸或保鲜膜包好，贮存于阴凉干燥处即可。

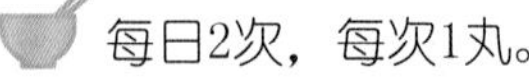

糖友小记

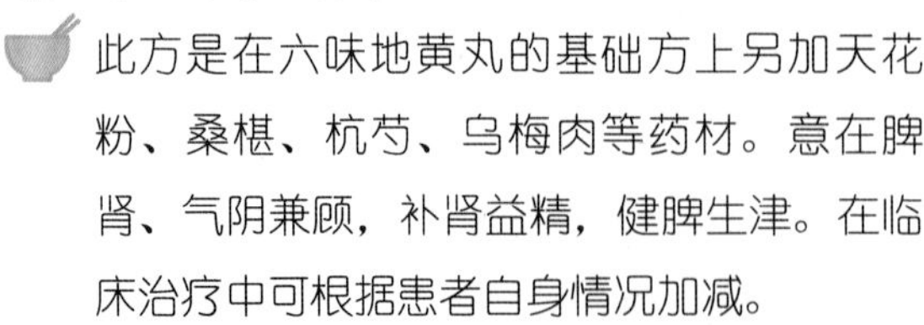

- 每日2次，每次1丸。
- 此方是在六味地黄丸的基础方上另加天花粉、桑椹、杭芍、乌梅肉等药材。意在脾肾、气阴兼顾，补肾益精，健脾生津。在临床治疗中可根据患者自身情况加减。
- 在青壮年糖尿病患者中，多兼有遗精、滑精者，可在此方基础上，增加鱼鳔胶、潼沙苑等药材，补肾益精，颇有良效。

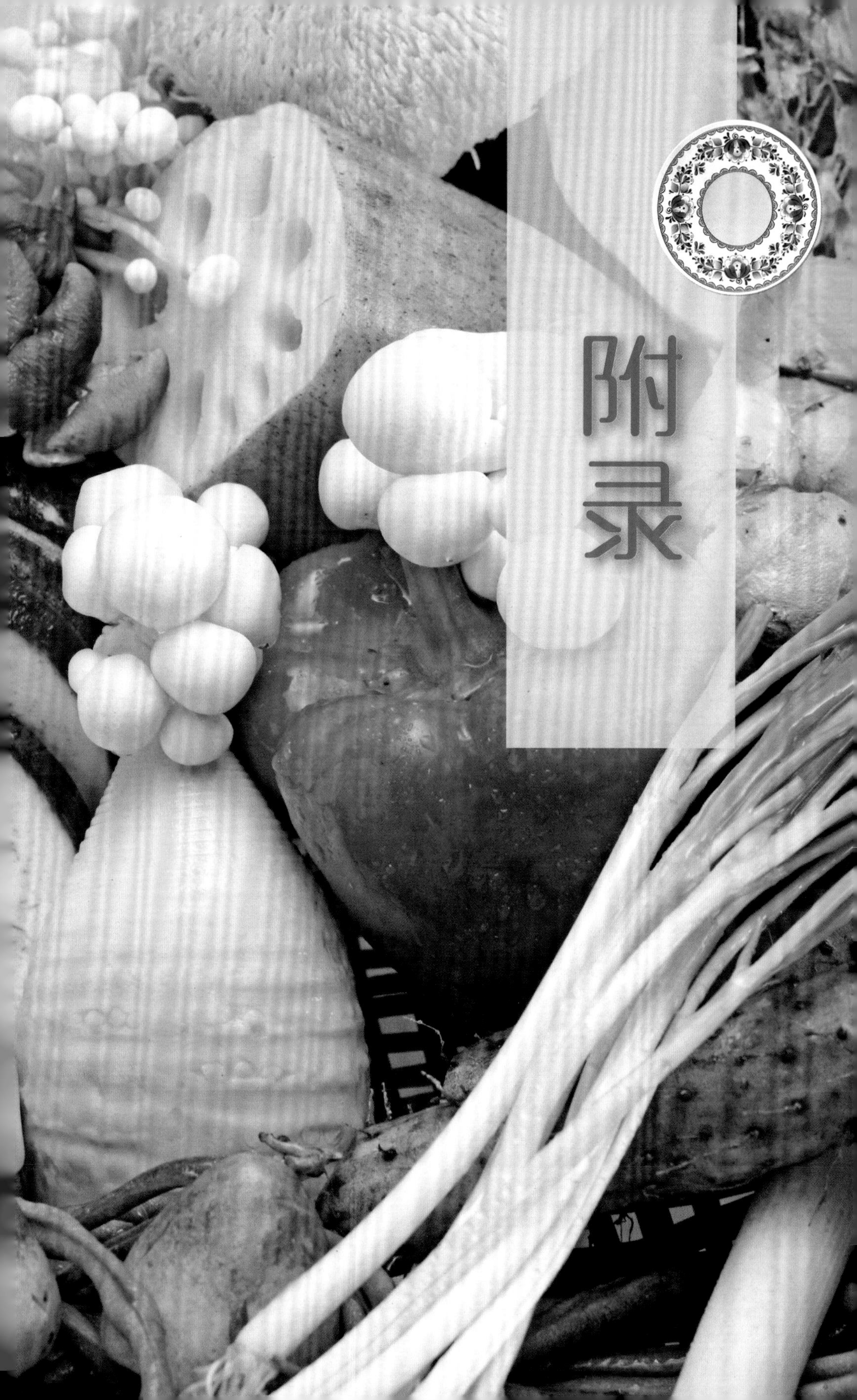

附录

日常食材热量及营养成分速查表

（以食物的100克可食部计）

谷类和豆类

食物名称	能量（千卡）	蛋白质（克）	脂肪（克）	碳水化合物（克）	膳食纤维（克）
小麦面粉（标准粉）	354	15.7	2.5	70.9	3.7
小麦粉（富强粉）	350	10.3	1.1	75.2	0.6
稻米	346	7.4	0.8	77.9	0.7
粳米（小站稻米）	342	6.9	0.7	79.2	2.3
糯米（江米）	348	7.3	1	78.3	0.8
玉米（鲜）	106	4	1.2	22.8	2.9
玉米面（黄）	339	8.5	1.5	78.4	5.5
小米	355	8.9	3	77.7	4.6
薏米	357	12.8	3.3	71.1	2
红豆	309	20.2	0.6	63.4	7.7
芸豆（红）	314	21.4	1.3	62.5	8.3
绿豆	316	21.6	0.8	62	6.4
黄豆	359	35	16	34.2	15.5
黑豆	381	36	15.9	33.6	10.2
青豆	373	34.5	16	35.4	12.6
豆腐（均值）	81	8.1	3.7	4.2	0.4
北豆腐	98	12.2	4.8	2	0.5
南豆腐	57	6.2	2.5	2.6	0.2
内酯豆腐	49	5	1.9	3.3	0.4
豆浆	14	1.8	0.7	1.1	1.1
豆腐干（均值）	140	16.2	3.6	11.5	0.8

鱼、肉、蛋、奶类

食物名称	能量（千卡）	蛋白质（克）	脂肪（克）	碳水化合物（克）	胆固醇（毫克）
牛肉	125	17.8	2	0.2	122
猪肉	331	14.6	30.8	1.1	69
羊肉	118	20.5	3.9	0.2	60
兔肉	84	21	3.8	0.2	65
鸡肉	166	18.5	9.6	1.4	187
鸭肉	149	17.3	9	0.2	89
鸡蛋	140	12.9	9.1	1.5	1200
鸭蛋	180	12.6	13	3.1	550
鹌鹑蛋	97	18.8	2.4	0.1	138
猪肝	143	22.7	5.7	0.3	368
海参	71	16.5	0.2	0.9	51
虾	93	18.6	0.8	2.8	193
蟹	95	13.8	2.3	4.7	125
蛤蜊	45	7.7	0.6	2.2	63
鳝鱼	89	18	1.4	1.2	126
鱿鱼	77	17	4.7	7.9	231
甲鱼	197	16.5	0.1	1.6	95
草鱼	112	18.5	4.3	2.5	86
鲤鱼	109	17.7	4.1	0.5	83
鲈鱼	100	18.6	3.4	0.4	86
鲫鱼	91	17.4	1.3	2.5	130
带鱼	127	17.7	4.9	3.1	76
鳕鱼	88	20.4	0.5	0.5	114
牛奶（均值）	54	3	3.2	3.4	24
酸奶（均值）	72	2.5	2.7	9.3	7.5
奶酪（干酪）	328	25.7	23.5	3.5	83
奶油	879	0.7	97	0.9	300

蔬菜类

食物名称	能量（千卡）	膳食纤维（克）	维生素A（国际单位）	叶酸（微克）	维生素C（毫克）	钙（毫克）	钾（毫克）	镁（毫克）	铁（毫克）
大白菜	13	1	1.7	14.8	8	29	109	12	0.3
小白菜	15	1.1	280	110	28	90	178	18	1.9
油菜	10	2	180.5	103.9	36	148	175	25	0.9
菠菜	24	1.7	487	110	32	66	311	58	2.9
圆白菜	22	1	12	0	40	49	124	12	0.6
芹菜	11	1.3	3	13.56	2	15	128	16	0.2
茄子	21	1.3	8	19	5	24	142	13	0.5
番茄	11	1.9	63	5.6	14	4	179	12	0.2
黄瓜	15	0.5	15	25	9	24	102	15	0.5
南瓜	22	0.8	148	31.7	8	16	145	8	0.4
冬瓜	8	1.1	13	9.4	16	12	57	10	0.1
白萝卜	13	1.8	0	6.8	19	47	167	12	0.2
豆角	30	2.1	33	50	18	29	207	35	1.5
土豆	57	1.2	1	12.4	14	7	347	24	0.4
花椰菜	24	1.2	5	—	61	23	200	18	1.1
韭菜	18	3.3	266	61.2	2	44	241	24	0.7
青辣椒	17	2.5	16	3.6	59	11	154	15	0.3
藕	42	2.6	—	10.3	19	18	293	14	0.3
黄豆芽	32	3.6	1.55	30.1	4	30	175	36	0.6

水果类

食物名称	能量（千卡）	碳水化合物（克）	膳食纤维（克）	维生素A（国际单位）	维生素C（毫克）	钙（毫克）	钾（毫克）	镁（毫克）	铁（毫克）
苹果	52	13.5	1.2	3	4	4	119	4	0.6
梨	44	13.3	3.1	6	6	9	92	8	0.5
桃	48	12.2	1.3	3	7	6	166	7	0.8
鲜枣	122	30.5	1.9	40	243	22	375	25	1.2
葡萄	43	10.3	0.4	8	25	5	104	8	0.4
柑橘	51	11.9	0.4	148	28	35	154	11	0.2
香蕉	91	22	1.2	10	8	7	256	43	0.4

菌藻类

食物名称	能量（千卡）	蛋白质（克）	脂肪（克）	碳水化合物（克）	膳食纤维（克）	钙（毫克）	磷（毫克）	钾（毫克）	铁（毫克）
草菇	23	2.7	0.2	4.3	1.6	17	33	179	1.3
金针菇	26	2.4	0.4	6	2.7	—	97	195	1.4
黑木耳（干）	205	12.1	1.5	65.6	29.9	247	292	757	97.4
香菇	19	2.2	0.3	5.2	3.3	2	53	20	0.3
银耳（干）	200	10	1.4	67.3	30.4	36	369	1588	4.1
海带（干）	77	1.8	0.1	23.4	6.1	348	52	761	4.7
紫菜（干）	207	26.7	1.1	44.1	21.6	264	350	1796	54.9

食物交换份等量代换表

等值谷薯类交换表

每份谷薯类提供蛋白质约2克，碳水化合物约20克，热量90千卡。

食品	1份的重量（克）
面粉、米粉、玉米粉	25
燕麦面、荞麦面、莜麦面	25
大米、小米、糯米	25
挂面、通心粉、米粉	25
高粱米、玉米糙、薏米	25
馒头、烙饼、烧饼	35
米饭	75
油条、油饼	25
咸面包	30
蛋糕	30
鲜玉米、窝头	50
白薯	80
白薯片	60
干粉条、干莲子	25
桃酥	18
苏打饼干、椒盐饼干	20
炸土豆片、炸鱿鱼卷	18
芋头	110
土豆	120
湿粉皮、凉粉	150

等值豆类食品交换表

每份大豆类提供蛋白质约8克，脂肪约5克，碳水化合物约4克，热量90千卡。

食品	1份的重量（克）
豆浆（黄豆1质量份加水8质量份磨浆）	420
豆腐丝、豆腐干、油豆腐	50

大豆粉	25
腐竹	20
豆腐脑	250
南豆腐（嫩豆腐）	160
北豆腐	100
绿豆、红豆、豌豆	30
黄豆、青豆、炸蚕豆	25

等值肉、蛋、水产类交换表

每份肉类提供蛋白质约 9 克，脂肪约 6 克，热量 90 千卡。

食　品	1份的重量（克）
熟火腿、香肠、烤鸭	20
肥瘦猪肉、猪肉松	25
熟酱牛肉、酱鸭、肉肠	35
熟叉烧肉、午餐肉	35
瘦畜肉（猪、牛、羊）	50
鸭肉、鹅肉	50
兔肉、蟹肉、水发鱿鱼	100
鸡蛋清	150
鹅蛋	45
田螺	150
鸡蛋粉	15
鸡蛋（带壳）	60
鸭蛋、松花蛋	60
鹌鹑蛋（6个）	60
草鱼、鲤鱼、鲫鱼、鲢鱼	80
甲鱼、鳝鱼	80
带鱼、比目鱼、大黄鱼	80
对虾、青虾、鲜贝	80
水发海参	350

等值蔬菜类交换表

每份蔬菜类提供蛋白质约 4 克，碳水化合物约 18 克，热量 90 千卡。

食　　品	1份的重量（克）
莴笋、生菜、大白菜、小白菜、黄瓜	600
圆白菜	500
韭菜、茼蒿	500
西葫芦、番茄	500
芥蓝、瓢菜、塌棵菜	500
青椒、茭白、冬笋、油菜	400
豇豆、扁豆、洋葱、丝瓜	250
黄豆芽	200
慈菇、百合	100
水发海带	500
空心菜、苋菜、龙须菜	500
苤蓝、油菜薹	500
绿豆芽	500
鲜蘑菇、芹菜、白萝卜、水萝卜、茄子	400
南瓜、菜花、菠菜、雪里红	350
胡萝卜、蒜薹	200
山药、荸荠、莲藕	150
毛豆、鲜豌豆	85

等值奶类食品交换表

每份奶类提供蛋白质约 4 克，脂肪约 5 克，碳水化合物约 7 克，热量 90 千卡。

食　　品	1份的重量（克）
鲜牛奶	160
无糖酸奶	130
炼乳	25
羊奶	150
脱脂奶粉	25
奶粉	17

等值水果类交换表

每份水果类提供蛋白质约 4 克，碳水化合物约 18 克，热量 90 千卡。

食　品	1份的重量（克）
草莓、西瓜	300
李子、杏	200
橘子、橙子、柚子	200
柿子、鲜荔枝、猕猴桃	150
鲜枣、山楂	80
香蕉	100
哈密瓜	260
鸭梨、桃、苹果、樱桃	200
葡萄、柑橘、菠萝	200

等值油脂类食品交换表

每份油脂类提供脂肪约 10 克，热量 90 千卡。

食　品	1份的重量（克）
炒南瓜子（带壳）	16
炒葵花子（带壳）	15
炒松子（带壳）	13
豆油、红花油	10
花生油	10
玉米油、菜子油	10
炒西瓜子（带壳）	16
黑芝麻、鲜花生仁	15
牛油、羊油	10
黄油、奶油	10
猪油	10
核桃、杏仁	15

防治糖尿病的药膳常用中药速查表

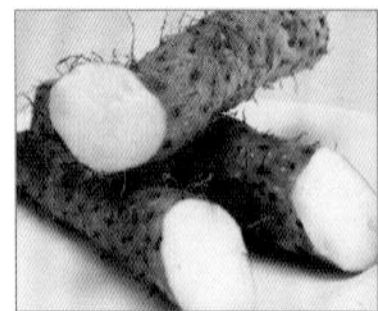

山药 味甘，性平，入脾、肺、肾经。可补脾养胃，生津益肺，补肾涩精。用于脾虚或气阴两虚、消瘦乏力、便溏泄泻。

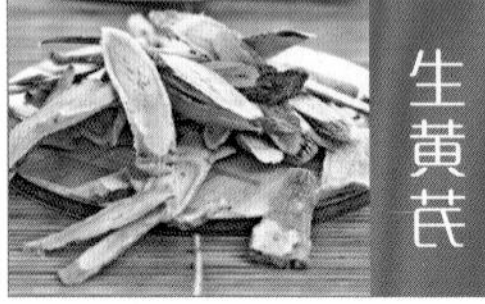

生黄芪 味甘，性温，入脾、肺经。可健脾补中，益气生津。用于脾气虚弱、倦怠乏力、津亏消渴、食少便溏、气虚水肿。

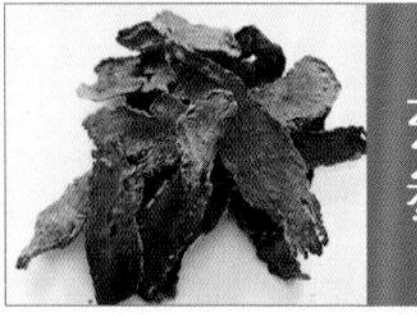

玄参 味甘、苦、咸，性微寒，入肺、胃、肾经。可清热凉血，泻火解毒，滋阴润燥。用于热病伤阴、津伤便秘、目赤咽痛。

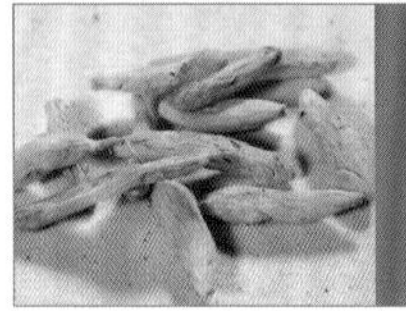

麦冬 味甘、微苦，性微寒，入胃、肺、心经。可养阴生津，润肺清心。用于阴虚胃热、舌干口渴、消渴、便秘。

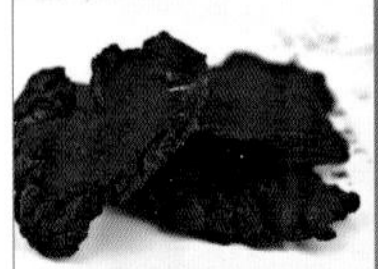

生地黄 味甘、苦，性寒，入心、肝、肾经。可清热凉血，养阴生津。用于阴虚内热、津伤口渴、内热消渴、肠燥便秘。

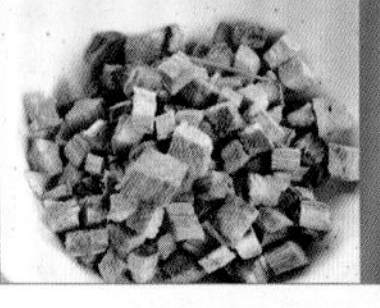

葛根 味甘、辛，性凉，入脾、胃经。可解肌退热，生津止渴，升阳止泻。用于口渴多饮、内热消渴、高血压、脾虚泄泻。

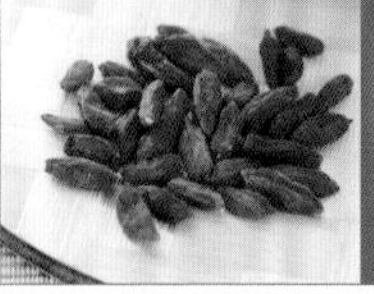

枸杞子 味甘，性平，入肝、肾经。可滋补肝肾，益精明目。用于肝肾阴虚、消渴、视力减退、内障目昏、腰膝酸软。

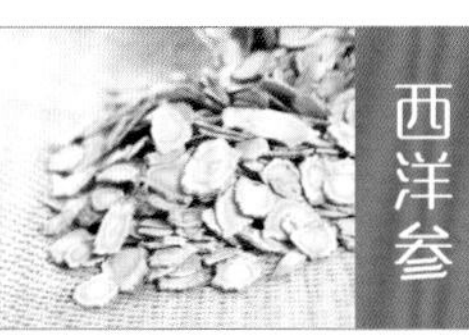

西洋参 味甘、微苦，性凉，入肺、心、肾、脾经。可补气养阴，清热生津。用于气阴两虚、热病心烦、津伤口渴。

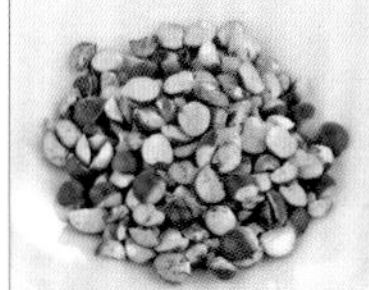

芡实 味甘、涩，性平，入脾、肾经。可益肾固精，健脾止泻，除湿止带。用于脾虚久泻、腰膝酸软、遗精。

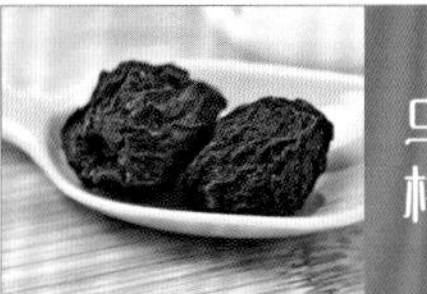

乌梅 味酸、涩，性平，入肝、脾、肺、大肠经。可敛肺止咳，涩肠止泻，生津止渴。用于虚热消渴、肺虚久咳、久泻。

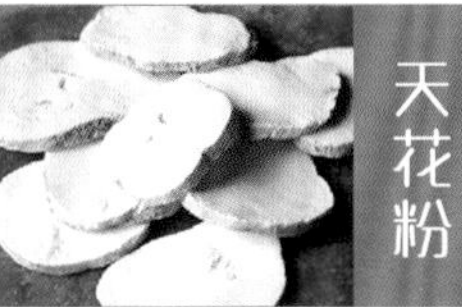

天花粉 味甘、微苦，性微寒，入肺、胃经。可清热生津，消肿排脓。用于热病烦渴、肺热燥咳、内热消渴、疮疡肿毒。

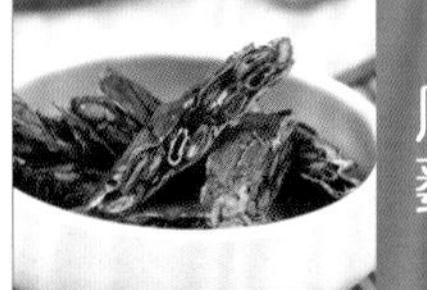

瓜蒌 味甘、微苦，性寒，入肺、胃、大肠经。可清肺化痰，宽胸散结，润肠通便。用于胸痹、肺痈热咳、肠燥便秘。

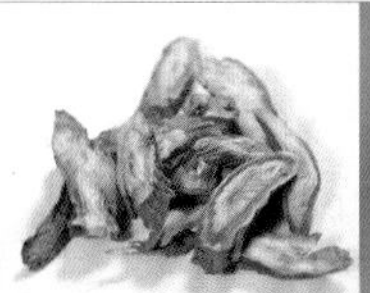

丹参 味苦，性微寒，入心、心包、肝经。可活血祛瘀，除烦安神。用于热病烦躁、神昏及心悸失眠、心绞痛。

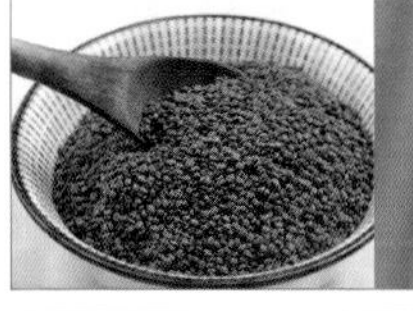

沙苑子 味甘，性温，入肝、肾经。可补肾固精，养肝明目。用于目暗不明、头昏目花、遗尿尿频、阳痿遗精、肾虚腰痛。

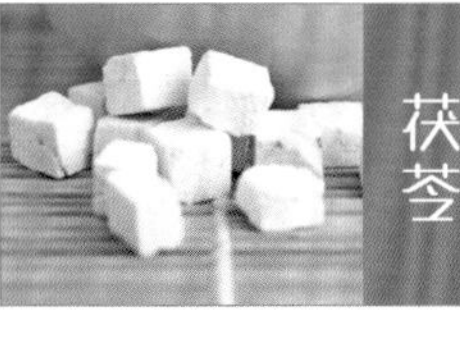

茯苓 味甘、淡，性平，入心、肝、脾、肾经。可利水，渗湿，健脾，宁心。用于水肿、痰饮、脾虚泄泻、心悸、失眠。

图书在版编目（CIP）数据

让糖友血糖平稳心情好的饮食调养书 / 余瀛鳌，陈思燕编著 .—北京：中国中医药出版社，2018.4

（一家人的小食方丛书）

ISBN 978 – 7 – 5132 – 4709 – 2

Ⅰ . ①让…　Ⅱ . ①余… ②陈…　Ⅲ . ①糖尿病 – 食物疗法 – 食谱

Ⅳ . ① R247.1 ② TS972.161

中国版本图书馆 CIP 数据核字（2017）第 311792 号

中国中医药出版社出版

北京市朝阳区北三环东路 28 号易亨大厦 16 层

邮政编码　100013

传真　010-64405750

山东临沂新华印刷物流集团有限责任公司印刷

各地新华书店经销

开本 710×1000　1/16　印张 13　字数 168 千字

2018 年 4 月第 1 版　2018 年 4 月第 1 次印刷

书号　ISBN 978 – 7 – 5132 – 4709 – 2

定价　48.00 元

网址　www.cptcm.com

社长热线　010–64405720

购书热线　010–89535836

维权打假　010–64405753

微信服务号　zgzyycbs

微商城网址　https：//kdt.im/LIdUGr

官 方 微 博　http：//e.weibo.com/cptcm

天猫旗舰店网址　https：//zgzyycbs.tmall.com

如有印装质量问题请与本社出版部联系（010-64405510）